U0111156

香港好走　怎照顧？

繼續報導
JOURNALIST STUDIO

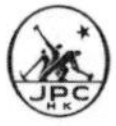

總序

準備最壞　一路平安——陳曉蕾

當醫生說出壞消息一刻，勉強把所有忐忑都壓下去，接受更多檢驗、選擇不同的療程、聯絡不同的醫生、醫院……然而當壞消息一個接一個，跟著會如何？

香港人對死亡不是沒準備的，否則不會幾乎一開始工作就購買各種醫療和人壽保險，然而當生命真的開始倒數，只有金錢足夠嗎？——大病時，誰來照顧？這可能是香港人比死亡更害怕的處境。

政府亦開始著緊：二零一四年香港死亡人數接近四萬六千人，當中超過九成都是在公立醫院去世，二零三五年死亡人數將會增加一半至六萬九千人，二零四六年更增加一倍達到九萬二千人。假如繼續超過九成人死在醫院，目前的醫療護理服務承受得了嗎？

並且在臨終前的一年，公立醫療的使用率比起出院病人平均高十倍。資源用多了，卻不等於有生活質素，長年臥床、插著滿身管子、縱使各樣器官已經衰竭依然不斷「急救」……這對病人、家人都是折騰；隨著人口老化，對醫療系統、資源分配更是沉重壓力。

「臨終」在醫療上有時間定義，在美國是半年。「如果病人半年後已經不是活著，你會驚訝嗎？」這是著名的「驚訝問題」，當醫生答：「不會驚訝。」病人就開始步入臨終階段，需要不同的護理和準備。

而在英國，「臨終」時間長達一年，除了更適切病人的需要，也是現實資源的考量。二零零四年瑪麗居里癌症護理中心啟動 Delivering Choice Programme 幫助病人在選擇的地方接受醫療和護理，研究發現，使用計劃的人比那些沒有使用該計劃的，在醫院離世、緊急住院治療、或到急診室救治的機會減少了三成。英國一張床位每週平均成本接近二千英鎊，家庭護理的每週平均成本則是五百五十英鎊、居家護理每週平均成本大約三百五十英鎊。在最後的日子裡，走得好，亦善用資源。

香港將會如何制定臨終護理政策？食物衞生局在二零一五年底委任香港中文大學公共衞生及基層醫療學院展開研究；醫院管理局在二零一六年開始研究紓緩治療服務策略；香港賽馬會亦注資大學及五間非政府團體推行為期三年的「安寧頌」計劃；李嘉誠基金會正策劃未來第四期的寧養計劃。

轉變之際，公眾了解人生最後一程的醫護需要，不但希望讓自己和親友減少遺憾，同樣重要是能夠討論參與改變政策的過程，監察未來政策發展和資源分配。

二零一三年編著《死在香港　見棺材》、《死在香港　流眼淚》，分別報導殯葬和喪親哀傷，深覺臨終這最後一程，對病人和家人影響相當大，處理不好，留下的遺憾和內疚可以糾結很久。這次出版的《香港好走　有選擇？》和《香港好走　怎照顧？》是後續報導，也是關注臨終階段的「前傳」。

《怎照顧？》檢視香港現有的服務：第一篇「同病唔同命」：同樣患上癌症，在英國或台灣得到的照顧，會和香港有什麼不同？老病死沒法避免，可是得到的治療和護理，是和所處的社會有關的。第二篇「重要的旅程」：介紹香港不同醫院聯網，提供不同特色的紓緩治療服務。第三篇「可以留在家嗎？」探討病人留在家中的支援，以及在家離世的空間和改善方向。第四篇「社區一張安全網」檢視基層醫療服務、社福界、院舍等各種先導試驗計劃。

《有選擇？》報導香港不同的醫護選擇：預設醫療指示、預設照顧計劃、不作心肺復甦法文件、持久授權書等等，深入探討病人、家人、醫護人員在各種醫護決定背後的想法和分歧；亦嘗試從病人自主權，梳理「安樂死」、「醫助死亡」、「終止無效治療」、「拒絕治療」等在香港的討論和實踐。

醫療是讓人活得更好，並不是帶來更大痛苦，我們可能是第一代香港人，需要就不同的醫療選擇作出艱難決定。

這次同時出版的，還有《平安紙》，「平安紙」是香港人對「遺囑」的俗稱，早有準備，確保安心，一切平安。

有朋友半夜突然感觸，誰能肯定明天會否是人生最後一天？每一日都得當是最後一天，那不如寫定遺書，免得有些話沒機會說，於是他為小女兒寫下「遺書」。

「第一句要說的，是爸爸真的很愛你。」朋友訴說對女兒的愛，解釋若有天走了，「愛是不會走的」。然後他交代女兒要把握時間，把他所有能用的器官都捐掉；安息禮拜不用大搞、骨灰要撒海，訃聞就在臉書簡單交代：「爸爸說他已學懂了愛與珍惜，可以畢業返天家了。」有幾個要通知的沒上臉書，請女兒記下名字。朋友接著叮囑女兒，他的信念、他的理想、他對世界的體會，還有對女兒的期望……

文章在臉書登出來，有人看到眼濕濕，也有人反問：「為什麼要這樣早寫這些」？其實這在台灣可以是小學功課，老師在「生死教育課」會指導學生寫「遺書」，當小朋友看到生命中什麼是重要的，人生態度也會隨之改變。曾經採訪聽到的例子是：小女孩向姐姐寫遺書，突然發現原來很不捨得姐姐，那平時為什麼要一直吵架？做完這份功課，女孩和家人關係也親近了。

思索死亡，更珍惜當下。

填寫《平安紙》需要不少背景資料，《香港好走　有選擇？》、《香港好走　怎照顧？》、《死在香港　見棺材》、《死在香港　流眼淚》這四本書，就是由最後一程的照顧一直報導到葬禮與喪親後的哀傷，提供香港的參考。

這次也是「繼續報導」第一個出版項目。「繼續報導」（Journalist Studio）支持深度採訪，推動報導議題，引發社會討論。《香港好走　有選擇？》、《香港好走　怎照顧？》的香港版是「繼續報導」與「三聯書店」聯合出版及銷售，希望開拓更大空間，讓記者可以得到資源獨立採訪。

請往「繼續報導」網頁journaliststudio.com，留意其他香港記者的報導。

三年來，我完全自費採訪，衷心感謝每一位被訪者的信任。特別謝謝生死教育學會創會會長謝建泉醫生和在靈實護養院工作的朱偉正醫生協助《香港好走　怎照顧？》的審稿工作，中文大學公共衞生學院助理教授鍾一諾指正第十五章。本書部份延伸閱讀由聖公會聖匠堂安寧服務部「DeathRead讀死書」提供。

還有在閱讀這書的你，讓我可以繼續報導。

我們透過疾病與死亡，了解香港如何看待生命，合力使最後一程，好走。

目錄

第二篇　重要的旅程

第一篇——同病唔同命？

同樣是病人，如果不在香港，
處境可會不一樣？

這也許是所有香港人的噩夢：突然生重病，以為有買保險，可以去最貴的私家醫院；亦有人際網絡，能夠找到醫術聲譽最高的醫生，然而卻不斷碰壁——香港醫學達到國際水平，可是當現代醫學去到盡頭，最後一程得到的，是怎樣的醫療和護理照顧？

第一章

香港人的噩夢

J的妹妹經常經痛，二零一四年二月看醫生發現卵巢有腫瘤，醫生排期三星期後做手術，那腫瘤突然增大，由六厘米急速長到九厘米，醫生馬上再檢查，證實是卵巢癌，已經第三期。

J拿著獎學金正在英國唸書，馬上回來香港照顧妹妹。那一年，J剛四十出頭，妹妹三十八歲。

私家還是公立？

妹妹有買保險，加上公司亦有員工醫療保險，於是選了一般香港人眼中最高級的私家醫院，希望得到最好的照顧。

醫生建議立即做手術，切掉惡性腫瘤，隨即進行化療，一切都要快，妹妹聽從。J當時四處問朋友，得到很多不同意見，有的建議先做化療再做手術，有的說私家醫院為了賺錢才一定要開刀。「可是妹妹相信這私家醫院是全港最好的，沒理會這些建議。」J說。

妹妹三月做手術割掉腫瘤，等候化療期間，J的朋友聯絡到一間公立醫院的高級醫生，這間公立醫院有很多教授，也是一般香港人認為醫術最高的——沒想到醫生的看法截然兩樣。

「這是整件事的轉捩點。」J引述這公立醫院的醫生說：「你也知道這癌症是末期，其實我們不建議化療。」

「那刻我和妹妹非常愕然，因為之前私家醫院是催著趕快做手術、做化療，完全沒提過就算做了，也只是多幾個月時間？」J吃驚地問醫生：「如果不做化療，會怎樣？」

「你有什麼未做的？去做吧。」醫生答。

「那我什麼都不做，還能活多久？」妹妹問。

「一個月。」這是醫生當時的答案。

J說起依然激動：「我整個人瘋掉！不斷打電話給不同的醫生朋友！」她追問替妹妹做手術的私家醫院醫生，對方改變語氣：「所有醫療都不是100%可行，如果你不做，就完全沒有機會，現在都是買一個機會。」

這一刻，私家醫院醫生忽然讓妹妹選擇：「你自己決定吧，做了化療，可能還有quality of life（生活質素）。」

「你在說什麼？」J按捺不住：「做完化療會掉頭髮、這樣那樣很辛苦，怎會還有quality of life？」「不是的，化療可能可以控制病情，加上止痛藥，就可以做『未做的事情』。」醫生解釋。

西醫還是另類療法？

不同醫生有不同建議，病人如何是好？尤其是治療方案來自不同制度的醫院，更難下決定。

J非常苦惱：「我所有在公立醫院工作的醫生

朋友，似乎都說同一番話：私家醫院為了賺錢，要做更多手術和治療，他們會說用的藥物比較好，治療費用比較貴，可是如果拿出來比較，都是同一樣的藥。」

J和妹妹再去看另一間私家醫院，約見部門的主管醫生。主管醫生說：「我會樂觀一點。我明白為何公立醫院不做化療，因為你妹妹的成功率相對低的，公立醫院的藥有限量，寧願給成功率較高的病人。那些教授也不想病人離世，影響自己的名聲。」他仍然建議化療，還列出藥名，指出那些是公立醫院不會有的，並且當場計算出醫藥費約幾十萬，問能否負擔。

「錢不是問題，如果有用，我借也會借回來。」J這樣答，主管醫生便說：「如果不用考慮錢，可以積極一點。」

J原話覆述給公立醫院的醫生朋友，醫生朋友很生氣：「講大話！首先政府醫院的藥並沒有規定限量，也不是由成功率決定，你妹妹還沒到四十歲，在任何一間醫院都一定會盡力試！」

這時候，J和妹妹開始對醫生失去信任：「為什麼公立醫院和私家醫院的分別那樣大？同一個病人，為什麼診斷這樣不同？醫生不是給最好的決定？真正考慮的是什麼呢？」

震驚之下，妹妹決定不做化療，改為接受另類療法，最初臉色和精神都好了，但很快病情急轉直下。

如何找到支援？

每道門，都好像關上了。

J打電話給支援癌症病人的組織。整個求醫過程中，她們都沒有收到任何關於這組織的資訊，J是偶然想起廣告界的朋友曾經幫這組織做宣傳工作，才記起可以求助。組織有護士接聽電話，護士問妹妹有沒有做化療，知道是選擇了另類療法，就說：「我們是跟西醫的做法給意見，你妹妹若有做化療，可以參加一些紓緩小組，也有病友小組，但沒有接受化療很難給意見。」

「不是我們不想做，是公立醫院不建議做化療啊。」J嘗試解釋。

「但這樣，其實我們也幫不到。」護士在電話答。

J不知如何是好，改為問：「現在她的腳好腫、好痛，每一步都好痛，你有什麼建議？」

護士反問：「有吃止痛藥嗎？止痛藥已經最能幫忙。」

J收線，感覺依然無助。

J再打電話給那間醫術最有名的公立醫院，醫生說可以選擇紓緩治療：「紓緩治療科的醫生可以給病人適當的治療，會有比較好的安排，讓你妹妹可以舒服一點去面對。」

「於是我和妹妹很辛苦地撐住去那公立醫院，來的是另一間醫院的紓緩治療科醫生，是一個『靚仔』（年輕人）。」J憶述整個過程：「我妹妹的腳好腫，好痛。」

「沒辦法喎，吃止痛藥吧，開『勁』一點的止痛藥給你啦。」年輕醫生說，態度在J看來，非常敷衍，重重覆覆都只是說止痛藥。

「除了止痛藥，還可以有什麼？有院舍讓她住嗎？」J追問，他回答：「那些要幫你再看……現在這樣，要等很久。」

「總之，那天我們一肚氣！」J想起看紓緩治療科的經驗依然憤怒，她感謝當日還有一位五十多歲的護士，態度比較好：「那護士看見我們兩個年輕女子這樣生氣，就再補充：到了這個階段，止痛藥也是一個辦法，會再幫忙看看有沒有別的支持，她提我多一點陪妹妹。護士其實也沒有做到什麼，可是她的說話，對我已經是安慰。」

還要搶救嗎？

五月，妹妹再進醫院，考慮到探病時間方便家人，並且可使用保險金，還是進到第一家做手術的私家醫院。

私家醫院的醫生說，如果不想打化療針，可以改用比較溫和的化療口服藥，三十日等於一針的療效。「但已經到了這種時候，如果化療針也未必有用，口服的有用嗎？」J和妹妹依舊決定不做化療。

J強忍情緒：「妹妹那次入院，以為可以出院的，我也還在找其他醫生……可是第二個星期，醫生已經說不行了，問我如果有生命危險，會否搶救。」J很愕然，醫生才問要否吃三十日的化療口服藥，妹妹剛拒絕，問題就變成還要否搶救？發生什麼事？

妹妹開始不清醒，說話混亂。J跟妹妹比較親近，可以猜到妹妹的意思去照顧，其他家人都聽不明白。對於醫生的問題，由於妹妹不能表態，變成

J要作決定。「我沒有多考慮，就說不用搶救。」J解釋妹妹很開朗積極，可是決定不做化療後，已經決定順其自然。再加上前一年，爸爸在醫院失去心跳，當時急救無效，也是妹妹開口叫停醫生。

私立醫院要求兩位家人簽字同意不做心肺復甦術，J跟媽媽提起昔日爸爸出事時，也是妹妹叫停醫生無效的急救，她相信這是妹妹的意願。「妹妹是你照顧的，你決定吧。」媽媽說，J答：「由我決定，就不搶救，讓她舒服一點吧。」媽媽流著淚簽字。

決定不搶救，私立醫院仍然不斷做檢驗。「妹妹已經不太清醒，醫生仍然做了三次掃描，每一次做完，都說沒事，我很想罵：不是有事才掃描嗎？真的有必要嗎？妹妹每次都痛到叫救命！最後那次，她已經陷入昏迷，醫生還說要掃描怕腎臟出問題，當時我也掙扎，但不做又怕有事，我完全不知道醫生是為她好，還是想保持每日有收入。」

妹妹不斷被抽血輸血，很不舒服。每次輸血前，護士都循例先抽血，最後那次，J氣了：「剛剛輸血前才抽了血，現在再輸血，為什麼不可以用之前的驗血結果？」護士說程序上每次輸血前都要重新抽血——妹妹突然醒來：「現在不是你不抽，是我不再抽啦，我好累，你唔好再搞我。」

J連忙阻止抽血，護士離開，轉頭又說可以用回之前的紀錄，再次輸血。

可以回家嗎？

「我想過帶妹妹回家，她會希望死在自己熟悉的地方。」J打電話問那五十出頭的紓緩治療科護士，對方反問她可否處理？J想請私家看護，可是私家醫院的兩位醫生都反對，指有看護也不能二十四小時工作，有事要送上救護車，救護員會照樣搶救，其中一位醫生竟然說在家裡離世要報警，會影響樓價！

J還在想辦法，希望帶妹妹回家，可是妹妹的情況一直惡化。

入院三個星期，J每晚都在妹妹的病床旁邊睡。有一晚，一個護士怯生生地拍醒J，細細聲說：「哎，唔該……她好像沒有呼吸……她是這樣的嗎？」J馬上起來，看見妹妹的呼吸罩鬆了，她摸摸妹妹的鼻子，沒有呼吸，又摸摸妹妹的心口，沒有心跳。「你去叫醫生吧。」J說，護士這才懂得去找醫生。

妹妹被推去另一房間，家人親戚紛紛趕到，牧師祈禱，然後，送走了。

三月確診，六月初離世，還不足三個月時間。公立醫生提過：「有什麼未做的？去做吧。」私家醫生也說：「化療可能可以控制病情，加上止痛藥，就可以做『未做的東西』。」——妹妹有做一些自己想做的事嗎？

J的眼睛剎那通紅：「沒有……」

「如果我們第一間就去公立醫院，事情會不一樣嗎？做化療會好嗎？好了，會否復發？末期癌症，到底各種方法可以幫到多久？……我不懂答案。」J的表情，既是錐心，也是迷茫，她不時想像如果自己患上癌症，會怎樣？答案一時一樣，說不清。

這訪問，她怕媽媽讀到會傷心，選擇使用英文名字縮寫J。

第二章

理念與現實的鴻溝

也許，我們沒法逃避死亡。

然而這最後一程，可否不那麼痛苦？

這問題，謝建泉醫生問了一輩子。他在七零年代加入伊利沙伯醫院治療癌症病人，經常感到挫敗：「不開心，當時醫治癌症的方法也許比較局限，很多病人去世。」他怪自己醫術不好，再去英國進修，才發現就算英國醫院最好的腫瘤科，病人死亡率也相當高。

可是在英國，醫護界開始有不同的方向去面對。

痛苦不僅是身體

英國護士Cicely Saunders在三零年代開始看到病人的痛楚不止來自身體器官，還有心靈和情緒需要，尤其臨終病人面對的是「total pain」——對死亡感到焦慮、抑鬱，擔心家人、擔心經濟……等等，醫護人員不能只是處理身體病徵，還要關顧這些心理、靈性、社交需要。這對當時的醫生護士來說，是非常「革命」的理念。一九六七年Cicely Saunders已是醫生兼社工，在倫敦創辦全球第一間現代寧養院St Christopher's Hospice，專門照顧臨終病人。

一九七四年謝建泉從英國接觸到紓緩治療的概念後，回到伊利沙伯醫院腫瘤科，想法變得不同：「首先是少了罪惡感，原來不是自己『做錯嘢』，可是依然要面對醫不好的病人。醫得好，病人回來多謝我，好開心；可是醫不好，也要照顧——我去完英國後發覺如果可以讓病人舒服少少，他會開心好多。有時只是多幾句問候：『你今日胃口點啊？』『女兒來看你？真好！』病人會露出感謝的神情：『醫生關心我。』十足十像你給了藥，效果大到令我驚奇。當然七零年代的醫生病人關係跟今天並不一樣的，可是給多少少時間，關心聆聽，對病人依然重要。」

不僅照顧病人的身體器官，還顧及心理、靈性、社交等的需要，這種讓病人善終的治療和照顧方法，漸漸在香港醫學界得到關注。

護士鍾淑子是香港首位醫護人員往英國正式接受紓緩治療訓練；一九八二年黃大仙聖母醫院成立第一隊「善終服務關懷小組」，由一些神職人員和醫護人員主導；一九八六年一班醫生和專業人士成立「善終服務會」，積極推廣善終服務的公眾教育。灣仔律敦治醫院、將軍澳靈實醫院、觀塘聯合醫院、香港仔南朗醫院、沙田白普理寧養中心……在八九十年代相繼提供善終服務。

紓緩治療不止善終

「善終服務」Hospice Care逐漸發展擴大為「紓緩治療」Palliative Care：英國歐美都主張癌症病人不再是到了晚期才轉介到善終服務，而是一開始接受治療時，已經同時有腫瘤科醫生和紓緩治療科醫生跟進。

善終服務致力讓病人在生命最後半年到一年減輕症狀，病人和家人都可以接受死亡，而紓緩治療的範圍闊得多，病人不一定面臨死亡。當病人接受化療等各種積極根治式的治療，同時也有紓緩治療替病人止痛，支援心理、社交等需要，有助病人減低面對病情的壓力，較易適應生活改變。

有別於積極根治式治療的焦點在於疾病，紓緩治療的焦點在於病人，希望病人可以舒適一點。積極根治式治療為了「清除」疾病，過程中不惜面對較大副作用的風險；而紓緩治療的目標則是改善病人與家人的生活品質。病人對治療有反應，漸漸就不再需要紓緩治療；可是當疾病無法痊癒，紓緩治療的角色就會加重，到了晚期完全接手，治療照顧病人臨終身體、情緒、靈性、社交的各種需要。

紓緩治療並且講求團隊合作，除了醫生、護士，還有臨床心理學家、物理治療師、職業治療師、營養師、護理員、社工、義工、院牧院侍、甚至寵物醫生。有研究曾經診斷為末期的癌症病人分成兩組，一組被送往腫瘤科作一般腫瘤科的治療，另一組除了去腫瘤科，同時也被送到紓緩治療科，報告發現同時接受紓緩治療科的病人有較少的抑鬱病徵，而生活的質素也比較好，中位生存期相對長了三個月。

由於證實有效，紓緩治療亦進一步擴大到非癌症病人：腎衰竭、肺氣腫、心臟病、甚至柏金遜症、認知障礙症等等患者，連同家人，都可以在不同階段得到紓緩治療的幫助和支援。世界衞生組織並且為「紓緩治療」設計出新模式。（圖一）

亞洲第一專科

在香港，善終服務跟隨國際改名為「紓緩治療」，除了避免善終的「終」字長期令市民抗拒，醫學界亦提倡更早支援患有嚴重疾病的病人。九龍東醫院聯網基層及社區醫療服務總監陳健生醫生在立法會特別會議指出疾病所帶來的身體上帶來的痛苦，以及心理社交和靈性問題，並不局限於疾病的末期，紓緩治療在疾病的較早期，已經適用，也可以和一些延續生命的治療相輔相成。

最後一任港督彭定康尤其重視紓緩治療醫學，一九九三年正式納入公共醫療系統，他在施政報告中指出：「儘管醫學進步，但仍然有些人要面對無法治癒的疾病。一個文明社會，是有責任確保這些人士盡量獲得安寧及維持尊嚴……現在是政府對這

圖一　世界衞生組織「紓緩治療」新模式

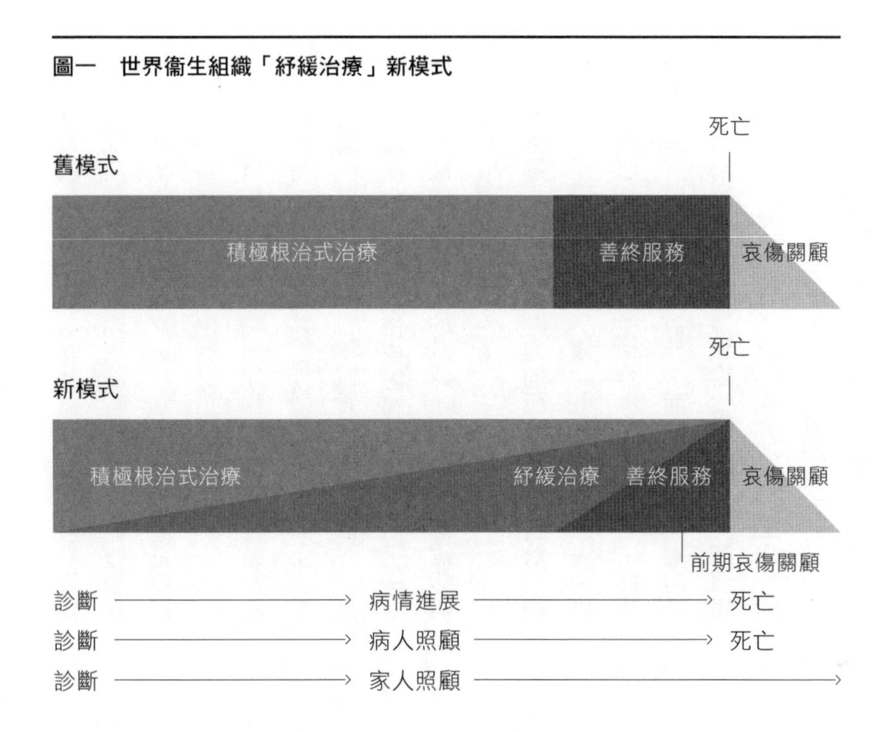

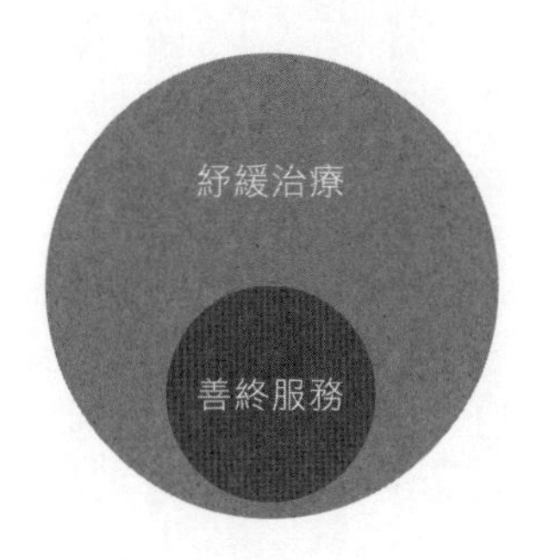

善終服務只是紓緩治療的其中一部份

項迅速擴展的服務給與支援的時候。」一九九五年醫管局開辦紓緩治療的護士證書課程，紓緩醫學會和紓緩護士學會先後成立，一九九八年香港是亞洲第一個地區承認紓緩治療的專科資格。

——可是，為什麼時至今日，香港人普遍的最後一程，並沒有得到紓緩治療理念預期的全人照顧？根據二零一二至一三年醫管局進行的檢討，公立醫院癌症病人的紓緩治療服務覆蓋率大約六成，低於世界衛生組織建議的八成，而大部份非癌症病人更沒有機會接受服務。

帶香港入門的英國，目前已被譽為全球最「好死」，在二零一零年和二零一五年《經濟學人》研究的「死亡品質指數」，都獲得全球第一名，紓緩治療質素更取得滿分一百分。而台灣近年大幅超越香港，不但領先亞洲地區，二零一五年《經濟學人》研究的「死亡品質指數」裡全球排行第六。因為人口老化，世界各地無論從人道或經濟立場，都愈來愈重視臨終質素，新加坡也因而制定了國家政策。

香港發生什麼事？

政策不進反退

第一點是政府政策。

在特區政府管治下，紓緩護理服務不進反退。

香港仔葛量洪醫院紓緩醫學部前顧問醫生主管沈茂光指出：「很少醫院專科的發展是開倒車的。」二零零三年醫院管理局關閉香港仔南朗醫院，這是當時最大的寧養醫院，有二百張紓緩治療病床，佔全港一半數目，沈茂光帶著醫護團隊被調到葛量洪醫院，病床數目急跌到五十七張。

香港每年死亡人數因為人口老化持續上升，每年已超過四萬人，二千年醫管局轄下醫院大約有三百張紓緩治療病床，到了二零一五年僅增加到三百六十張，雖然這病床比例和英國等地比較並不特別低，但考慮到香港絕大部份人都在醫院離世，實際提供的服務相當有限。白普理寧養中心的麥懿活醫生透露，白普理醫護人員上門的「家居寧養護理服務」，早期四個兩人小組負責八十位病人，現在同樣人數要負責三百六十位病人。

而除了醫管局，食物及衛生局、勞工及福利局、社會福利署和一些民間團體都分別在醫療和社會服務層面，提供不同的類型的善終服務，美其名跨專業合作，實際卻沒有政策令各部門合作，服務相當零碎。

二零一五年《經濟學人》研究的「死亡品質指數」，點名批評香港：「鑒於其財富水準，某些國家的表現並未達到預期……香港在指數中只排在第二十二位。」（表一）

主要失分的環節有二，其中「紓緩治療與醫療環境」，香港只得五十分，最高分的英國有八十五分，台灣八十分。（表二）報告再一次點名香港「在整體醫療支出、基於研究的政策評估的可用性，以及提供紓緩治療服務的能力方面得分相對較低。」香港排名第二十八位，甚至低於中等收入國家巴拿馬（第二十五位）和低收入國家蒙古國（第二十四位）。

報告指香港可以提供紓緩治療能力的估算值（接收病人並在家庭和醫療設施中提供服務，除以特定年份的死亡人數），更低至百分之七。（表三）換言之，香港一年離世的四萬人當中，醫生、護士、臨床心理學家、醫務社工及其他相關的專業人員，只有能力向大約三十人提供紓緩治療。

公眾參與甚低

第二點是公眾參與。

《經濟學人》報告裡另一項香港失分的，是「公眾參與」，香港甚至「不合格」，三十二點五分排名低至第三十八位。香港和大部份未發展國家處於第四等：「公眾對於紓緩治療服務的了解和認識有限。可以從政府網站和社區機構中獲得有關紓緩治療的資訊很少或沒有。」

市民普遍不認識紓緩治療，也相對較少主動要求服務，甚至當醫生提出轉介，部份病人和家人會抗拒。靈實醫院紓緩治療科醫生林偉民說現在一些市民被轉介到來，就算來看一般疾病，亦誤會已經病到末期。香港提供的紓緩治療服務，相對每年離世人數如杯水車薪，然而輪候服務時間相對其他公立醫院服務並不長，香港大學社會工作及社會行政學系副教授周燕雯曾在立法會會議上透露，香港唯一公營的白普理寧養中心，等候時間一般不超過兩星期。

還有，一般市民可能仍然相對熟悉「善終」這

表一　2015《經濟學人》「死亡品質指數」部份排名及得分

全球排名	地區	死亡品質指數總得分
1	英國	93.3
2	澳洲	91.6
3	新西蘭	87.6
4	愛爾蘭	85.8
5	比利時	84.5
6	台灣	83.1
7	德國	82
8	荷蘭	80.9
9	美國	80.8
10	法國	79.4
11	加拿大	77.8
12	新加坡	77.6
13	挪威	77.4
14	日本	76.3
15	瑞士	76.1
16	瑞典	75.4
17	奧地利	74.8
18	韓國	73.7
19	丹麥	73.5
20	芬蘭	73.3
21	意大利	71.1
22	**香港**	66.6

表二　2015《經濟學人》「死亡品質指數」報告部份地區的紓緩治療與醫療環境得分

全球排名	地區	紓緩治療與醫療環境
1	英國	85.2
2	荷蘭	84.8
3	澳洲	84.1
4	愛爾蘭	81.7
5	台灣	79.6
6	美國	78.9
7	奧地利	77.8
8	新西蘭	76.7
9	挪威	71
10	比利時	69.4
12	新加坡	66.4
14	日本	62.2
20	韓國	55.5
28	**香港**	50.4

表三　2015《經濟學人》「死亡品質指數」報告部份地區提供紓緩治療能力的估算值

全球排名	地區	提供紓緩治療能力的估算值
1	奧地利	63.6%
2	美國	52%
3	英國	46.6%
4	澳洲	44.2%
5	荷蘭	42.8%
6	挪威	42.6%
7	哥斯達黎加	42.3%
8	加拿大	40.8%
9	愛爾蘭	40.2%
10	德國	39.7%
12	台灣	39%
20	新加坡	19.6%
23	馬來西亞	16.4%
27	日本	11%
30	**香港**	**7%**

字眼，當九零年代「善終服務」擴大至希望全程關顧的「紓緩治療」，公眾教育並沒有隨之推廣，尤其不同機構捐款，似乎都喜歡創立新名字，更容易令公眾混淆。例如李嘉誠基金會資助的紓緩治療用「寧」字：「香港寧養服務」、「寧舍」、「寧養中心」；近年由賽馬會慈善基金贊助的，一律用「安」字，「安寧頌」、「安寧在家」、「安好居家寧養服務」……

華文地區使用的字眼亦不一樣，台灣正式名稱譯作「安寧療護」，香港一些文章有時會用了台灣的名稱；大陸正名是「姑息治療」，但亦會使用「緩和治療」、「寧養照護」，甚至不時和「尊嚴死」、「安樂死」混為一談。

醫護不看重

第三點尤其難堪是：香港醫護界普遍對紓緩治療認識不深，甚至存有誤會。

律師任建峰在二零一六年在報章專欄撰文紀念剛離世的母親，其中特別提及善終服務：

「我媽媽離世前大概七個星期時，病情已令她存在得十分痛苦，而我們家人亦到了一個再沒有能力在家照顧她的地步。那時，我開始與媽媽的腫瘤科醫生及身邊認識的各路公立及私立醫生溝通，看看能否把媽媽安置於一家類似在西方國家常見的末期病人療養院。

我得來的回應令我驚訝。在公立那邊，他們有很有心機去做的紓緩治療團隊，但人數不夠。至於為末期病人而設的『療養院』，公立制度是十分欠缺，只有一些在普通醫院撥出來的所謂『療養病床』，還要排期好一段時間，我媽媽應該等不到了。至於私立，原來香港只有很少專為末期病人而設的療養院，就算是四人房都要每天大概九百至一千五百元，而且地點相對偏遠。

我們最終送了媽媽入私立療養院，她得到十分好的照顧，亦算是在一個很有尊嚴的環境下離世。但我不禁在想，如果我這位在社會上算是高收入的人士在這情況下都覺得有點吃力，普羅大眾面對同樣情況所受的困難、痛苦實在難以想像。這就是資源不足、用來做醫療用途的土地不足所衍生的問題吧。」

任建峰特地把文章電郵給我。我解釋葛量洪醫院、明愛醫院、靈實醫院等都有專門的紓緩病房，不止是病床；白普理寧養中心就是公立專為晚期病人而設的療養院，等候時間一般不超過兩週；而且幾乎所有紓緩治療專科醫生都在公立醫院，私家醫院反而不重視。

任建峰回覆沒有使用公立紓緩治療服務，主要原因是遇到的醫護人員都不推薦：「不太多人想入住那三百多張病床的一個大理由，就是永遠回來的feedback（至少我周圍問時）都是說這些病床的實際服務水平與普通病床分別不大，但其實臨終病人是很需要很密集式的照顧的。如果病人家屬從各方問的feedback都是這樣，你又何必把垂死的家人由一個得到不足照顧的環境搬去（聽說是）另一個得到不足照顧的環境？」

事實上紓緩治療強調病徵處理，專責處理疼痛、氣促、腹脹、水腫、失眠等種種不適，醫護人員亦需要額外關注心理、靈性、社交需要。而公立醫院的紓緩治療病房與一般病房是有分別的，例如葛量洪的紓緩治療病房有更長的探病時間，家人日間都可以待在病房陪伴；明愛醫院紓緩治療病房的病床數目比一般病房少一半，即是多一倍空間；屯門醫院腫瘤科有六間寧養病房，全部是闊落的單人房，有明亮開揚的大窗，還有給家人使用的沙發床。

「那就先要從醫學界開始，我們病人家屬都是要靠醫生（我當時問的有公立有私立醫生）給我們資料……」任建峰最後簡短地回應。

不是醫生首選

香港醫護人員對紓緩治療的重視程度，也可從人數反映出來：香港的紓緩治療醫學專科醫生部份已退休及移民，截至在二零一六年只有十九位，當中五位還集中在靈實醫院。

其中一位紓緩治療專科醫生在護慰天使二零一五年主辦的生死教育活動DeathFest上坦言，目前香港醫生最受歡迎的專科是放射科、眼科、麻醉科、皮膚科，這四科是醫生「成功之路」。至於不受歡迎的三科，他說起一個小故事：「我遇過一班新醫生要選擇自己專科訓練，當中有一個年輕的醫生酷似梁朝偉，我看他那麼英俊就問他想不想進紓緩治療，他答了我一個答案，令我至今難忘。他說他的女友是醫生，準外父也是醫生，所以他『絕對不會』選擇紓緩治療、老人科和復康這三科，原因是『未來外父不喜歡』。」

在香港成為紓緩治療醫生有兩個途徑：一是要到腫瘤科受訓後成為腫瘤科專科醫生，再進修紓緩治療；另一個方法是成為內科醫生，再專修紓緩治療。截至二零一五年二月，一千位內科醫生裡，只有二十六人選擇紓緩治療科。「這背後反映是一個怎樣的價值、對生死怎樣的態度？這是需要反思的。」這醫生反問。

全港在公營紓緩治療病房及寧養中心工作的護士，則一共有二百人。

除了紓緩治療作為專科，其他醫護人員一樣會在工作崗位上遇上病人死亡，醫院裡最高死亡率可能是急症室。雖然醫管局和善寧會等不斷為醫護人員提供紓緩治療和臨終服務培訓，但醫護人員普遍難以面對末期和臨終病人。

這一點在《香港好走　有選擇》第四章「醫生最怕」和第八章「醫生也醫死」，有詳細報導。

改變就在眼前

現在是香港改變的關鍵時刻：

《經濟學人》的死亡質素報告公佈後，食物及衞生局在二零一五年底委任香港中文大學公共衞生及基層醫療學院院長楊永強展開研究，調查目前臨終護理的服務漏洞和改善方向，並提供在院舍及在家離世的法律、運作模式建議。

香港賽馬會亦在二零一五年注資一億三千一百萬，與大學及五間非政府團體，包括香港老年學會、基督教靈實協會、香港復康會、聖公會聖匠堂長者地區中心、聖雅各福群會推行為期三年的「安寧頌」計劃；李嘉誠基金會亦正策劃未來第四期的寧養計劃。

醫管局亦開始研究紓緩治療服務的策略計劃，報告將會在二零一七、一八年公佈。行政總裁梁栢賢醫生在二零一六年五月醫管局研討大會上，罕有地詳細談及紓緩治療。

他的致辭題為「生命旅途，守護每一步」，指出二零一四年香港四分三長者都患有一種或以上的慢性疾病，長者入院的機會較年輕人大約高四倍，離世那年長者病人的服務使用率，更較出院病人平均高十倍。隨著人口老化需求大增，二零一四年六十五歲以上長者佔人口百分之十五，五十年後會增加到三分一，再加上香港人愈來愈長壽、年輕人口比例下降，肯定需要更多醫療和護理服務。

梁栢賢解釋現行公共醫療體系較為著重急症服

務和各種病症治療，可是未來要著眼「全人醫治」，包括讓病人、病人家屬及其他持份者參與健康管理，讓晚期病人擁有更大的健康管理自主權：「我們探討從短期治療轉型至長期護理的影響時，必須時時撫心自問：『我們有沒有聽到持份者的意願？又是否有依其願而行？』我們也得避免只關心可以做什麼，而忽略了什麼才可行、病人有何意願。我們的決策要讓人『活得有質素、死得有尊嚴』。」

他提出醫管局必須加強紓緩治療服務，以應對慢性疾病管理的需求增長，為病人及其照顧者提供健康和情緒支援，善用有限資源達致最理想的療效。

針對一些醫護人員誤以為紓緩治療等於「別無他法的最終治療」，他解釋紓緩治療是專科住院、門診、社區護理等不同範疇服務所結合而成的持續身心護理：「在人生的最後階段，紓緩治療能減少不必要的急症護理、創傷性介入和其他無效用的治療程序。以病人及社區為本的新服務模式，著重給予病人更多選擇，貫徹關愛精神的服務，就是本著愛心和尊重，服務晚期病人。」

關懷理念背後，有現實考量：二零一四年香港死亡人數接近四萬六千人，當中高達九成都是在公立醫院去世，二零三五年死亡人數將會增加一半至六萬九千人，二零四六年更增加一倍達到九萬二千人——如果繼續有九成人死在公立醫院，目前的醫療護理服務承受得了嗎？

梁栢賢表示基礎設施和人力資源都遠遠不敷需求外，並有研究指香港人亦希望「回到社區，在熟悉的環境下接受護理，走完人生最後一程。」

「我們必須加強非住院及外展服務，鼓勵紓緩治療人員與其他醫療專業人員緊密合作，並切實支援社區的非醫療照顧者，以達致『持續護理』的整體目標，為末期或晚期病人提供更具自主性和令人明確心安的服務。」他特別提到在醫管局醫院離世的長者當中，約有四成是護老院舍的院友，相信可以透過培訓、技術和外展措施，「支援」這些長者。

最後梁栢賢透露個人的意願：「我衷心希望自己踏上人生最後旅途之際，可以自主決定如何、何地、與何人一起，度過最後時刻。與世長辭之前，我希望可以在敬愛的母校球場上踢一場足球（儘管跑步速度將遠遜於少壯之年），以及到茶餐廳吃我最喜歡的菠蘿包。」

「人生在世，我們為追求更大的滿足、快樂和安全感，作出不同的選擇。同樣地，走上人生最後一段路程，我們 亦應該能夠自己選擇，在充滿愛與回憶的環境下有尊嚴地安詳離去。」他希望「善終」規劃可以讓香港人減少未知與恐懼，活得更舒心，並在臨別之時得以經歷五福之中的善終，為一生劃上「完美句號」。

需要定義的紓緩治療

明愛醫院紓緩治療科胡金榮醫生曾經在一場公眾教育講座指出：「沒有人會介紹什麼是腸胃科的，一班醫生看病人的腸胃就是腸胃科，同樣一班醫生看心臟就是心臟科，但惟有紓緩治療是需要世界衞生組織去替我們定義。」

二零零二年世界衞生組織指出當病人患上致命疾病，一些積極延續生命的治療反而會導致更大傷害，病人有權接受紓緩治療，盡量保持生活質素。台灣紓緩醫學權威趙可式教授用中文解釋世衞的定義，在台灣，Palliative Care被翻譯為「安寧療護」：

「安寧療護肯定生命的意義，但同時也承認死亡為自然過程。人不可加速死亡，也不需無所不用其極或英雄式地拖延死亡過程。醫療團隊協助病人緩解身體上痛苦的症狀，同時提供病人及家人心理及靈性上的支持照顧，使病人達到最佳生活品質，並使家人順利度過哀傷期。」

包括以下九點：

- 緩解疼痛和其他令人痛苦的症狀；
- 維護生命並將死亡視為一個正常過程；
- 既不加速也不延遲死亡；
- 整合患者護理的心理和精神內容；
- 提供支援系統，協助患者盡可能過上積極的生活，直至死亡；
- 提供支援系統，協助家庭應對患者患病期間及他們喪失親人的痛苦；
- 利用團隊方法，處理患者及其家庭的需求，包括在必要情況下提供居喪輔導；
- 將提升生活品質，還可能對病程產生積極影響；
- 可以在病程早期，與其他旨在延長生命的治療手段一起應用，包括化療或放療，還包括需要開展的調查，從而更好的了解和管理令人痛苦的臨床併發症。

二零一四年世界衛生組織屬下的Worldwide Palliative Care Alliance WPCA進一步補充紓緩的三個定義：

一、紓緩治療不止是生命受到威脅時用，慢性疾病一樣可以從中得益。需要紓緩治療的疾病包括認知障礙、癌症、心臟病、肝硬化、慢性阻塞性肺病、糖尿病、愛滋病、腎衰竭、多發性硬化症、柏金遜病、類風濕性關節炎、抗藥性肺病。

二、紓緩治療的時間或預後限制。只要病人覺得有需要，就可以接受紓緩治療，而不是根據生命還有多少時間，甚至可以在疾病早期就開始紓緩治療。

三、紓緩治療不止是專科醫療，在基層和一般醫療服務都可以有。所有醫護專業人士都應有機會受訓認識紓緩治療，基層的醫護人員也會治療病重的病人，要有紓緩治療的基本知識；而紓緩治療專科醫生和護士，就可以專注更複雜的個案。

WPCA亦強調紓緩治療關乎人權：一九六六年經濟、社會與文化權利國際公約(ICESCR) 第十二條「本公約締約國確認人人有權享受可能達到之最高標準之身體與精神健康。」

延伸閱讀

Atul Gawande:《Being Mortal: Medicine and What Matters in the End》, New York: Metropolitan Books, Henry Holt and Company, 2014.

台灣安寧照顧基金會著：《如果有一天，我們說再見》，台灣：天下生活，2014。

臺灣安寧緩和醫學學會編著：《安寧緩和醫療理論與實務》，台灣：合記，2013。

Claud Regnard, Mervyn Dean著，王英偉、謝至鏗譯：《緩和醫療症狀舒緩指引》，台灣：合記，2015。

Neil Macdonald著、臺灣安寧緩和醫學學會編譯：《安寧緩和醫學手冊：以個案為基礎》，台灣：合記，2011。

鍾昌宏：《安寧療護暨緩和醫學：簡要理論與實踐》，台灣：財團法人中華民國安寧照顧基金會，1995。

第三章

世界級好死

政府和醫管局對紓緩治療和臨終服務政策醞釀改變，醫護人員、社工、護理員、甚至義工開始接受更多訓練，香港市民此刻需要更多知識——了解人生最後一程的醫療和護理需要，除了讓自己和親友減少遺憾，同樣重要是能夠討論參與改變政策的過程，監察未來政策發展和資源分配。

同樣患上末期癌症，如果不在香港，處境如何不一樣？

如果在英國

在《經濟學人》「死亡品質指數」全球第一名的英國——病人第一個可去求助的是負責基層醫療的家庭醫生，而不是在私家醫院和公立醫院之間跌撞。

英國約有三萬多位家庭醫生（General Practitioner，GP），負責不同地區的醫療服務，每位居民都有所屬地區的家庭醫生，醫生發現不妥，會轉介去國民保健服務（National Health Service NHS）轄下的醫院接受檢驗，知道檢驗結果後，再按需要轉介到腫瘤科，或者到外科醫院做手術。

治療期間家庭醫生一直跟進，病人相對熟悉家庭醫生，英國家庭醫生的訓練亦強調溝通技巧，病人可以有基本的信任討論病情：「我的病有多嚴重？」、「有什麼治療方案可以選擇？」、「會好轉嗎？」

由於善終服務（Hospice Care），已擴大發展為紓緩治療（Palliative Care），更早地介入治療。英國的家庭醫生作為醫護第一站，亦需受訓懂得紓緩治療，除了各大醫學院、寧養中心等會為家庭醫生提供課程，二零一三年瑪麗居里癌症護理中心（Marie Curie Cancer Care）亦與Royal College of General Pracitioners提供三年的合作計劃，致力改善家庭醫生的紓緩治療及臨終照顧技巧，並且設計了網上的Palliative and End of Life Care Toolkit，不斷更新最新理論和資源，讓家庭醫生可以得到支援。

不過，現實是英國的家庭醫生見病人的時間很短，轉介到專科的等候時間很長。英國國民保健服務一直面對嚴峻挑戰，在一些人口不斷增加的地區，醫生拒絕接受新症，二零一五年十月甚至出現兩萬名醫護人員大規模示威。

《The D-Word: Talking About Dying》作者Sue Brayne訪問英國不同的醫護人員如何照顧病人的「死亡問題」，受訪的家庭醫生坦言工作極繁忙，只能抽出大約十至十五分鐘鼓勵病人與家人和朋友討論臨終事宜，並且主要提供實際的資訊：「除了要提醒病人他們可獲得的社會福利外，也必須讓他們意識到訂立遺囑的重要，包括是否願意接受急救或者送醫院，或是不需要任何治療，寧願在家中等候離世等。」

紓緩治療護士

第二位會支援病人的，是紓緩治療臨床專科護士，又稱為麥美倫護士（Macmillan Nurses）。

無論經家庭醫生轉介去在醫院的腫瘤科、外科等不同的專科部門，在醫院，或者家裡、院舍等接受護理，病人都有機會接觸到麥美倫護士，有機會開口問：「若然是最壞的情況，會怎樣？」

麥美倫護士最初受聘於麥美倫癌症救助基金會Macmillan Cancer Relief，後來隸屬於英國國民保健服務。目前約有四十名麥美倫護士，這些註冊護士起碼有五年資歷，並且有兩年從事癌症或紓緩治療的專科照顧，受訓後懂得替病人止痛、紓緩病徵、提供心理支援；並且負責評估病人的需要，再聯合其他醫護人員、病人、照顧者、家人等一起談出適合的照顧方案，對財務法律事宜也能提供意。

如果病人不想去醫院，希望留在家裡，麥美倫護士會和家庭醫生以及社康護士(community nurse)、定期開會，跟進照顧。麥美倫護士除了會上門照顧病人，還會幫忙處理實際問題，例如支援家人面對和照顧病人、為病人的子女安排照顧服務等等。

如果病人沒有親友可以照顧，還可以安排護理員上門，包括晚間陪伴。而救護車也會得到家庭醫生資料，若接到求救電話，可以致電家庭醫生知道病人意願，如果病人已簽署預設醫療指示拒絕急救，救護員和當值醫生會執行病人的決定。

寧養院上門支援

還有，病人可以選擇去寧養院。

自一九六七年第一間現代寧養院St Christopher's Hospice全面照顧臨終病人，二零一五年英國已有超過二百二十間寧養院，照顧大約十二萬病人，連同病人家屬大約支援三十六萬人，除了癌症病人，還包括長期病患如腎衰竭、肺氣腫，以至晚期較長的柏金遜症和認知障礙症。

寧養院提供院舍照顧，但高達九成的服務，是支援病人待在家裡。醫護人員主要幫病人穩定病情，讓他們能夠回家，然後提供上門家居護理；亦有日間中心，讓病人除了接受治療和輔導，還有社交活動。一些中心逢週五下午是Drop-in Day，不需預約，不需醫生轉介，只要是初步診斷癌症的病人，有身、心、靈、社會等不同需要都可以來尋求支持，中心的醫護團隊、社工、義工等可以照顧三個月，發現問題會回報給病人的主診醫生，成為病人和醫院之間的橋樑。

世界衞生組織屬下的Worldwide Palliative Care Alliance在二零一四年發表Global Atlas of Palliative Care at the End of Life，描繪全球臨終紓緩治療的現況和未來發展，其中一個展示案例，就是英國其中一間寧養院St. Giles Hospice。St. Giles Hospice視乎病人需要，提供多元化的服務，包括院舍、日間中心、門診服務、家居上門服務、培訓及教育課程、支援家屬及哀傷輔導服務等，其中最特別是積極教育社區，例如向一間學校和一所監獄進行生死教育，讓人們更懂得面對家人患病離世，減少日後向專業人士求助的需要。

目前英國寧養院主要由慈善機構運作，只有約三成費用由政府支付，靠的是市民捐款，每年更多達十二萬五千人會去做義工。

更多待在家

英國提供的紓緩治療，未來會更著重家居支援。目前英國每年約有五十萬人死亡，少過六成死於醫院，兩成人在護理院，近兩成人在家裡離世，百分之四在寧養院裡。Hospice UK並且希望可以把在醫院離世的人數減少至兩成，首席主管David Praill接受《經濟學人》訪問時表示：「這件事非常簡單。證據顯示，大多數在醫院去世的人不想待在那裡。」他形容為「沉默的候補名單」，人們寧願死在家裡或社區護理機構。

瑪麗居里癌症護理中心專門提供家居紓緩治療，二零零四年中心啟動Delivering Choice Programme 幫助病人在選擇的地方接受醫療和護理，研究發現，使用計劃的人比那些沒有使用該計劃的，死在醫院、緊急住院治療或到急診室救治的機會減少了三成。

在最後的日子裡，待在自己熟悉的地方，由親友陪伴，這不但是英國人的期望，同時也節省了政府開支：讓出醫院床位給有需要急救的病人、從嚴格的積極治療式治療，變成更加綜合的疼痛和症狀管理、限制使用成本高昂但無效的治療手段。Age UK研究指出，國民保健服務（NHS）床位的成本平均為每週一千九百二十五英鎊，而家庭護理的費用平均為每週五百五十八英鎊、居家護理的費用是三百五十七英鎊。

六大野心目標

英國目前擁有國際間最高的死亡品質，但亦有改善空間，尤其曾經鬧出國際醜聞式的Liverpool Care Pathway事件。九零年代利物浦大學與利物浦瑪麗居里療養院一同發展出一套照顧癌症臨終病人的模式，在千禧年間備受推崇，政府亦採納並擴大到照顧所有臨終病人，然而二零一零年開始傳媒不斷揭發醜聞：醫護人員以病人已經用利物浦模式為名，實際疏忽照顧病人的需要，甚至有臨終病人口渴到去喝花瓶裡的水，一些沒有家人和照顧者的病人，尤其被冷待。

二零一三年政府委託的獨立調查委員會發表報告，提出四十多項改善建議。二十一個團體組成關注組織，要求政府更尊重臨終病人的意願，盡量讓病人和家人參與臨終的醫護決定。

二零一五年衛生服務監察專員議會亦調查對臨終護理的投訴，公開列舉出十二個案例，顯示病人較常遇到的問題：病症控制欠佳、溝通和計劃不足，病危者的需求無法得到回應，非辦公時間的服務不充足，延遲診斷和轉診等等。

二十七個關注死亡質素的單位，包括政府部門、專業組織、民間團體聯手制定Ambitions for Palliative and End of Life Care: A national framework for local action 2015-2020，希望在二零二零年，繼續改善英國臨終照顧，六大目標極具野心：

一、每個人都是獨立的個體：

都有機會得到誠實、資料充足、時間充裕的對談機會，可以知道自己可能快要離世。會有人問我：這刻什麼是最重要？照顧我的人，會知道我的意願，並且盡量和我一起達成。

二、每一個人都能公平地得到照顧：

不論我是怎樣的人，住在那裡，在生活裡是怎樣的狀況，這個社會都可以讓我得到好的晚期照顧。

三、盡可能地感到舒服和幸福：

我的照顧會定期檢討，使我得到支援，治療和護理盡可能讓我舒適，不用恐懼。

四、與照顧單位好好合作：

我可以在對的時間，得到對的人幫助。我有一個團隊知道我的需要、我的計劃，會幫我達成。無

一

病人

（病了生活也消失）

二

人

（病了依舊是自己）

論日與晚，我有需要時，就可以找到人聆聽和回應。

五、所有員工都準備好照顧：

不論我在什麼地方，醫療和護理人員都有同理心，技術和專業，可以給我有信心、有感情的全面照顧

六、每一個社區都準備好幫忙：

我住在的社區，每個人都知道我們可以在危機和挫敗裡，互相支持。人們準備好，願意，且有信心可以談生與死，也可以實際和情緒上彼此支持。

如果在台灣

在《經濟學人》「死亡品質指數」亞洲第一的台灣——在家裡離世的觀念普遍受到支持，政府、醫護人員、宗教團體等都願意配合。

台灣人一般仍然視在家離世是傳統文化裡的「壽終正寢」，台大醫院金山分院醫生施至遠在二零一五年調查百分之六十六零五的受訪者表示選擇在家離世，雖然實際在家死亡的人數一直減少：二零一三年百分之四十三、二零一四年百分之三十九、二零一五年百分之三十八，再者當中不少是瀕死階段趕忙由醫院送回家，並不是一直在家照顧，可是台灣在家離世的比例仍然相當高（表一），自然死亡亦不會被視為「凶宅」影響樓價。

健保署也在一九九六年開始支付「安寧居家照護」，最初只是末期癌症和運動神經元病人，二零零九年已經擴大到八種非癌症末期病：「老年期及初老期器質性精神病態」例如認知障礙症、「其他大腦變質」例如中風、心臟衰竭、慢性氣道阻塞疾病、肺部其他疾病、慢性肝病及肝硬化、急性腎衰竭、慢性腎衰竭，時間以四個月為限，亦可申請延長照護。

施至遠解釋病人要有兩位醫生證明是末期，並且簽署文件不作心肺復甦術，就可以接受「安寧居家照護」，在病情相對穩定時，醫生、護士、社工可以隔個星期，或者一星期兩次上門看病人，協助病人改善自我照顧能力，處理身、心、靈各方需要。而到了瀕死階段，醫生可以每天上門，提供二十四小時電話諮詢，並且在緊急時上門看病人。

金山分院的前院長黃勝堅是台灣推動家居安寧服務的先驅，二零零七年在台大醫院雲林分院擔任外科主任時，已經在雲林地區試辦社區安寧照護；

二零一一年接任金山分院院長，全力推廣「在家善終」，三年之間支援超過一百名病人在家離世。金山和雲林都是相對偏遠的地區，病人去醫院不易，但黃勝堅在二零一五年出任台北市立聯合醫院總院長，亦推動社區安寧計劃，讓病人可以選擇留在家中直到離世。二零一五年台北市接受社區安寧照護的病人超過五百人，其中近六成是癌期末期。

這除了讓病人可以待在熟悉的環境，更多時間和家人一起，也替政府節省資源。台灣人普遍期望在臨終時可以進深切治療部搶救，黃勝堅接受《安寧照顧會訊》訪問指出，深切治療部一天的健保費用是三萬台幣，但「安寧居家照護」一月不到五萬台幣，每次家訪病人負擔不用一千台幣，台北市政府估計「安寧居家照護」一年可節下兩百至三百億台幣健保費用。

社區安寧在地善終

台灣的紓緩治療服務發展較遲，一九九零年才在馬偕紀念醫院開始第一家紓緩治療病房，但發展迅速，二零零四至二零一二年期間，服務項目增加一半，二零一四年有超過四萬人接受各種紓緩治療服務，佔當年死亡人數大約三成。

截至二零一五年十月，全台有五十二家醫院提供「安寧病房」，共有大約七百張病床，一百三十家醫院有「安寧共同照護」，即是紓緩治療專科醫生會和其他專科醫生會診。有別於香港，在台灣病人入住紓緩治療病床是有時間限制的，最初病人入住超過十六日，政府就會審查病歷，目前放寬至以病房計，若有一半以上的病人入住超過三十日，就要審查。病人經醫生轉介入住，用健保支付費用，但二人房或單人房要額外付款。醫療改革基金會調查發現一些醫院不開設紓緩治療病床，因為利潤較低，就算有病床的，也寧願空著不收病人。

台灣的紓緩治療主要特色在於社區，除了有八十四家醫院提供「安寧居家照護」，還有八十一個單位可以提供「社區安寧」。這是二零一四年健保署施行的制度，讓基層衛生所、診所、居家護理所的醫生和護理人員提供上門服務，支援病人在家。

「社區安寧」增長極快，傳媒報導截至二零一五年底，已經增加到一百二十所。「居家安寧」的醫生、護士、社工各需要接受八十小時的培訓，包括四十小時病房見習，每年培訓二十小時；而

表一　二零一五年台灣死亡人口場所比例

死亡場所	人數（%）
醫院	75,933 （46.4%）
診所	270 （0.16%）
長期照顧或安養機構	3,124 （2%）
住所	62,098 （38%）
其他	22,149 （13.5%）
總數	163,574

資料來源：
台灣衛生福利部統計數字

「社區安寧」的醫護人員和護理員在醫院支援下，只需接受十項十三小時的訓練，臨床見習八小時，培訓時間短，短期便可以增加大量人手。

例如當地的弘道老人福利基金會，亦可把紓緩治療服務納入「All in One照顧模式」。二零一三年台灣實施新的外傭服務模式，有別於香港外傭限制受僱於一個家庭，弘道基金會本身便可以聘請一批外傭，直接培訓兩週。基金會照顧團隊有二百多人，包括由外傭擔任照顧助理，平均十四個外傭可以負責二十個家庭的家務；台灣人主要擔任照顧秘書，負責比較複雜的照顧工作，例如復健和認知訓練；還有十五位護士，其中一位護士專門受訓紓緩治療服務，可以去不同家庭支援。

宗教力量精神支持

在台灣，還有宗教力量推動紓緩治療服務，改變人們的死亡觀念。

一九九四年佛教蓮花臨終關懷基金會成立，二零零七年改名蓮花臨終關懷基金會，由臨終關懷擴大到全人關懷照顧和生命教育。

基金會一直協助醫院成立安寧病房、贊助洗澡機、培訓義工。二零零三年開設居家療護輔具租借中心，免費借出氣墊床、氧氣製造機、噴霧器、抽痰機等等，讓病人可以回家；二零零五年開辦「安寧志工學苑」，是台灣首個系統化培訓臨終關懷和哀傷輔導的義工；二零零六年設立「蓮花臨終關懷諮詢專線」，由受訓並在病房實習十六至十八週的佛教「宗教師」提供電話諮詢服務，為病人和家人提供精神支持。

這些宗教人士相信，精神護理可以比病徵管理更重要，而且也有助改變人們對死亡的態度和醫護選擇。基金會主席陳榮基醫生接受《經濟學人》訪問時表示：「病人的家人會覺得不用心肺復甦術就讓病人離世是不孝的，但我們正在努力讓人們了解，孝道和關愛的表達應該是讓病人在臨終時與家人在一起，鼓勵病人接受疾病並安然離世。」

佛教慈濟大學醫院也開創科技推動紓緩治療服務，用智能手機和平板電腦追蹤病人的情況，護理人員和醫療專業人員可以通過 Skype 溝通。這電子平台還包括線上護理指導和社區資源，而且支持六種語言，確保外籍健康助理也可以使用。

使用電子平台的背景，還因為台灣城鄉以及各縣市醫療資源不均：醫療改革基金會二零一四年公佈全台十九縣市的安寧資源調查，有九個地區沒有紓緩治療病床、專科醫生會診、居家團隊都沒有，大約四十七萬人完全得不到服務。

善用政治修改法例

二零一五年台灣舉行第十一屆亞洲及太平洋區安寧療護會議（香港曾經主辦第一屆），主辦單位安寧照顧基金會董事長兼台北馬偕醫院院長楊育正解釋，台灣推動紓緩治療服務的經驗，是推動公眾教育以及政府參與，發展成「全民運動」。

「只是在醫院點火是不足夠的。」楊育正透露紓緩治療服務的專家像趙可式，均與立法院議員相熟，每次活動都邀請不同政要出席，並且積極與衞生福利部、國民健康局等政府部門「打交道」，令政府和立法院議員認識紓緩治療服務，投入參與推動。

台灣不斷用立法方式引進紓緩治療觀念，包括二千年的「安寧緩和醫療條例」和二零一五年的「病人自主權利法」。一些在香港長期實行的做法，例如病人有對疾病的知情權、有權拒絕治療，醫生有權終止無效治療，在台灣都因為原先法例或觀念問題，需要立法或修訂法例才能實施。

然而每次立法都是公眾教育的機會，醫護人員和傳媒每每以「亞洲第一」以示法例先進，令公眾認識拒絕治療和終止無效治療。反觀香港雖然不用像台灣修改法例，但一般市民普遍不知道自己有這些醫護選擇和自主權，連醫護人員亦會把終止無效治療與安樂死混淆，誤以為非法。

台灣還有兩項做法在香港是有爭議的：

一、病人決定接受紓緩治療，就要拒絕心肺復甦術。

二、「病人自主權利法」規定，年滿二十歲的就可以預設醫療指示，無需醫生簽署，可以決定拒絕人工餵飼、拒絕維持生命治療、不作心肺復甦術等，並會寫入健保咭。

有關香港的做法和理念，請閱《香港好走　有選擇？》。但在台灣的好處，是待二零一八年「病人自主權利法」落實施行後，人人都可以預先為自己表達意願，不會像香港家人在病人瀕死時，還要難堪地面對醫生詢問：「要進行心肺復甦術嗎？」

回到香港。

香港基層醫療多達九成由私家醫生提供，如何可以真正成為市民的「家庭醫生」，而不只是看傷風咳嗽頻頻轉換？可否參考澳洲公私營合作模式？

私家醫院收費欠缺透明、難以判斷醫療質素，是否可以像新加坡公私醫院的收費都要呈交衞生部門並且在網頁公佈？或者像美國要求私家醫院呈質素指標，根據表現調整收費？

仿傚英國增加紓緩治療專科護士、設計個人化的紓緩治療服務；抑或參考台灣培訓護理員，進一步普及社區紓緩治療服務？

不同的宗教團體，都可以更有系統地培訓義工？香港眾多的非政府社福機構，可以如何支援病人和家人？

還有，一系列的法律事宜：預設醫療指示正式立法、擴大持久授權書包括醫療代理人、釐清在家離世的程序、修改法例讓院舍離世不用呈報、修例容許救護員不作心肺復甦術……

這些在香港，都不乏有心人在推動，而醫院管理局、食物及衞生局、衞生署、社會福利署、消防處等等都不得不展開討論。無論出自良好意願，還是人口老化形勢所變，改變即將在香港發生。

關於J，其中一樣令人遺憾的，是她們遇到的紓緩治療科醫生，幫不上忙。

那一間醫院的紓緩治療科——其實也是公認做得好的，我除了採訪部門主管，還訪問了三位年輕醫生，並且在病房留了半天，眼見醫護人員和社工都是專業的，有醫生還和家屬談了超過一小時。

「唔，很可能剛好遇上年輕醫生輪流實習，不是自己有心想到紓緩治療科的。」有紓緩治療專科醫生特地了解J遇到的醫生外表和對談後回答。在另一個醫院講座上我提到J的例子，有醫院院長直言：「她唔好彩！」

運氣不好——病人究竟要有怎樣的「醫緣」，才會遇上好醫生？

如果一個地方病人的「醫緣」，普遍比另一個地方差，那就不是「緣分」，而是政策和制度。

延伸閱讀

Sue Brayne 著、吳梓明譯：《談論死亡：親友、照顧者和醫護人員手冊》，香港：基督教文藝出版社，2012。

趙可式著：《安寧伴行》，台灣：天下文化，2007。

黃勝堅口述，二泉印月整理：《生死謎藏：善終，和大家想的不一樣》，台灣：大塊文化，2010。

黃勝堅口述、二泉印月整理：《生死謎藏2：夕陽山外山》，台灣：大塊文化，2011。

許禮安著：《人生，求個安寧並不難》，台灣：華成圖書，2013。

邱泰源：《春草年年綠：你不能不知道的安寧緩和醫療》，台灣：大塊文化，2011。

張明志著：《安寧的藝術》，台灣：天下雜誌，2008。

第二篇——

重要的旅程。

治癒、穩定病情、還是最緊要舒服？
這是三個不同目的地

康復的病人是「勇士」，可是不幸病逝的就是「失敗者」嗎？隨著健康走下坡，醫療決定變得複雜，當醫療改善有限、副作用磨人，是豁出去希望治癒？還是穩定病情為主？抑或，希望減輕症狀，最重要是舒服有生活質素？

第二三種都可以屬於紓緩治療的範圍。

香港紓緩治療服務在亞洲區排名不斷墜後，但有兩項仍然是強項：由醫管局提供的紓緩治療昰達到國際水平，而且費用低廉可負擔，然而各個聯網資源和文化不同，亦提供不同的紓緩治療服務。

第四章

出發前先計劃

癌症什麼時候變成一場戰爭？

一九七一年美國總統尼克森宣告要向癌症開戰「War on Cancer」，傳媒以及各種公眾教育開始廣泛以「戰爭」比喻治病過程，癌症病人往往被形容為「勇士」。在香港，同樣可以發現這種「戰意」：醫院管理局出版的《認識常見的癌症病徵》小冊子，封面便印著：「癌病不等於絕症　及早治療可戰勝」；傳媒亦不斷在報導中使用「抗癌勇士」的稱號。

治病不是打仗

問題是：康復的病人是「勇士」，是勝利者，可是不幸病逝的就成了「失敗者」？人來到世上，唯一可以肯定，就是終有一日離世，難道每一個人走到終點都是「打敗仗」？

要戰鬥，就會「陣亡」，這實在沉重而不合理。Leo. M. Ellis醫生二零一五年二月在國際醫學期刊jamaoncology.com發表文章《Losing the Battle with Cancer》指出這說法有損病人的尊嚴：「用戰爭作比喻，意味如果病人夠勇敢、夠聰明，就可以打勝仗。但無論多努力，有些癌症是沒法治好的。沒有任何病人應該被視為失敗者。」亦因為這比喻，一些病人知道患癌後，堅決全力以赴，拒絕任何退路。不過Leo.M. Ellis醫生坦言，戰爭和癌症並不存在同等的控制權，病人每天都得勇敢地面對生活的困難，不能以結局論輸贏。

比喻背後也許是希望鼓勵病人，不要太早放棄，然而面對只有輸或贏，付出的代價是漸漸不懂得放手。文章裡引述有研究發現一些腫瘤科醫生為符合作戰的期望，傾向更長時間使用激進的治療方案，病人亦少了機會實現自己的真正醫療意願。

台灣書籍《新手癌友》作者許中華醫師則用了另一個比喻：治療癌症就像要去爬一座山。山路不免有曲折起伏，天氣也會瞬間變化，病情和環境都未必如人願，但爬山可以有嚮導、同行的山友，面對岔路時能夠指點方向，也有山下的朋友一直打氣，可以注意營養、儲蓄體力、調整腳步，增加爬山的實力。

值得注意是：「山路」並不止一條，有時走那一條路，不僅是客觀條件，也是個人本身的選擇。

三個目的地

癌症基金會有一份小冊子《決定癌症治療的五個步驟》（表一）列出很多選擇，第一步驟定下多個基本原則，病人可以有不同的想法：希望知道詳細的治療方案，與醫生一同設計合適的方案？還是不需要知道太多，交由醫生決定？醫生負責評估每一種治療可能的優點和缺點，但副作用和影響由病人承受，也就由病人決定。

小冊子建議列出不同治療方案的優次，會見醫生前先寫下，再與醫生交流。步驟二就是決定「目的地」：通過治療，你想要得到什麼效果？治療？穩定病情？抑或只是減輕症狀？了解你想要的治療結果，可以幫助你縮小選擇治療的範圍。由於每個人的癌症類型和階段不同，你的治療目的可能是：

一、治癒：當你第一次診斷患癌，會更集中如何治療癌症，可能願意承受更多短期的副作用，換來治療的機會。

二、控制：如果你的癌症已經處於晚期，或者你已經厭倦不成功的治療，不願意承受治療帶來痛苦的副作用，你可能改變目的，只希望控制癌症。有不同的治療方法可以暫時控制，或者暫時停止癌的增長。

三、舒適：如果你的癌症已經處於末期，或者治療毫不見效，你可能認為舒適才是最重要的。和醫生一起討論，可以減輕你的痛苦和其他症狀的折磨。

不同病人不同決定

病人有不同的人生觀和實際生活需要，也就有不同的治療方案。一些長者可能選擇不做手術，醫生就會嘗試用其他方法控制病情，盡量讓病人減少痛苦。謝建泉醫生舉例：「有一個獨居長者本來要做化療，他拒絕：『醫生，我一個人住，化療期間誰來照顧我呢？』我覺得這是很理性的考慮，也就尊重他的決定。」屯門醫院腫瘤科施永健醫生也有一位中年病人評估過標靶藥的成效，寧願把錢留給仍在讀書的孩子，於是他替病人穩住病情，讓一家人可以去旅行。

第二、第三個目的地主要是紓緩治療醫學的範圍，而治療的手段亦可以包括電療、化療等。例如一位病人可能因為癌症擴散痛得無法行路，化療不能把所有腫瘤清除，但可以縮小範圍讓病人不用坐輪椅，盡量保持生活質素。

香港紓緩治療服務是達到國際水平的，而且主要由醫院管理局提供，收費和其他公立醫院服務一樣，所需藥物如嗎啡也不需要額外付款。

這三個目的地，未必是三種截然不同的方向，而是不斷因應實際效果和個人需要變化。也許積極的積極治療副作用太劇烈，於是改變治療計劃，減輕痛苦；也許原本決定舒適為主，就算肺炎亦拒絕抗生素以免延長死亡過程，然而真的感染時，亦可選擇服用以減低不適。

每個人爬上一座山，會看到不同的風景。山上

表一　癌症基金會《決定癌症治療的五個步驟》

步驟一 定下基本規則	・決定要知道多少 ・決定在作出治療時扮演的角色 ・期望要實際 ・不要讓任何人給壓力 ・接受幫助
步驟二 決定目的	・治療 ・控制 ・舒適
步驟三 研究你的治療選擇	
步驟四 分析對比優點和風險	・副作用是否值得忍受 ・如何影響生活 ・治療的經濟負擔 ・整體的健康情況
步驟五 與醫生交流	・不明白時請說出來 ・事先把問題寫下來 ・記錄與醫生的談話 ・請一個人同去 ・複製醫療記錄存底
其他注意事項	・用足夠時間作決定 ・可以改變主意 ・可以多方諮詢 ・不一定要介入治療決定 ・不一定要接受治療

每一棵樹，都是從一粒種子長大，成為山林裡的一部份，也有一天樹木倒下，讓小樹苗再長。

整體國際水平

無論是那一個目的地：根據紓緩醫學的理念，在確診初期便同時接受紓緩治療的支援；病人意願，希望以舒適為主；還是面對無法根治，開始步入晚期照顧——在香港會得到怎樣的紓緩治療服務？

根據《經濟學人》「死亡品質指數」報告，香港的總排名在富裕地區中差強人意，但有兩項排名較高：香港目前提供的紓緩服務質素有八十分，在世界排名二十，而服務收費也是絕大部份市民可以負擔的。（表六、七）

二零零七年發表的本港醫學報告「The impact of palliative care on cancer deaths in Hong Kong: a retrospective study of 494 cancer deaths」調查了近五百名末期癌症患者，當中三分之二曾接受本地紓緩治療服務，約半數在紓緩病房逝世。結果顯示，曾經接受紓緩治療的較其餘患者：

- 在臨終前兩星期，接受較少入侵性治療項目，例如插胃喉、靜脈注射、呼吸機；
- 在臨終前半年，入住急症病房的時間較短，入住深切治療病房的次數較少；
- 在臨終前兩星期，能被醫生確認的徵狀較多；
- 在臨終前兩星期，醫生處方的鎮痛劑（如嗎啡類止痛藥）份量較多，但有較多病者於臨終前七十二小時神志清醒。

然而實際上一個香港人可以得到怎樣的紓緩服務？回答這問題，首先要知道所住的地區。

香港的紓緩治療有別於台灣，「火把」主要在醫院，目前絕大部份都由公立醫院提供（表二）。醫院管理局轄下四十多間公立醫院和醫療機構，分為七個地區聯網：港島西、港島東、九龍東、九龍中、九龍西、新界東、新界西，為全港七百二十萬名市民提供超過二萬七千張病床。其中有提供紓緩護理的有十六間醫院，只有三百七十九張紓緩病床（表三）。各個聯網的歷史、文化、資源都不同，所提供紓緩護理服務亦各有定位和「特色」。

一

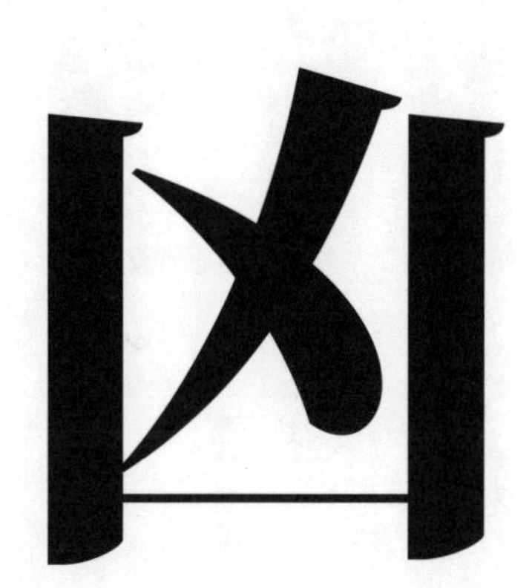

（自然離世不好嗎？）

二

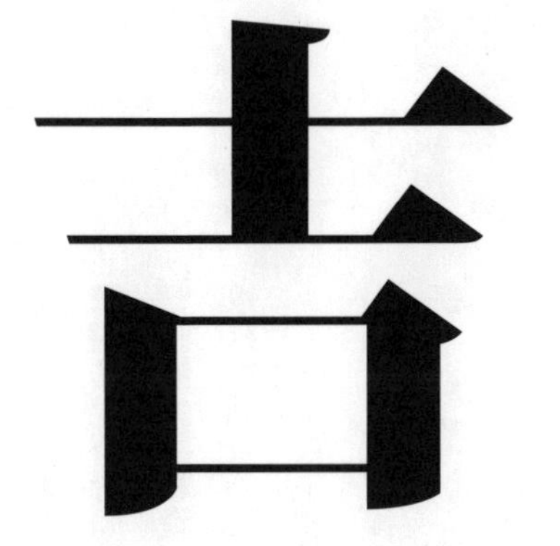

（善終在家好福氣）

服務視乎地區

每個聯網裡的醫院，基本分為急症醫院和復康醫院，部份急症醫院也會照顧紓緩治療病人，例如九龍西明愛醫院相對重視紓緩治療醫學，不但有三位專科醫生、四十張紓緩治療病床，連急症病房、急症室和深切治療部都可以提供紓緩治療服務，並且有醫護團隊提供家居服務。

大部份急症醫院就會盡量轉介到復康醫院，例如港島西瑪麗醫院、九龍中伊利沙伯醫院、新界東威爾斯醫院都是急症醫院，需要紓緩治療住院服務的病人會經主診醫生，分別轉介到該聯網內的復康葛量洪醫院、佛教醫院、沙田醫院。

醫管局提供的紓緩治療服務有不同模式：病人若在原本的專科，有機會接受紓緩治療科的醫生會診；需要處理病徵，可能會住院；而可以回家或院舍的，按需要得到門診、日間服務、家居護理服務，各有規定的接收準則（表四）。

這些不同服務如何轉介，不同醫院亦因資源和理念有不同的實際安排，有些紓緩護理部門接受病人自行致電要求服務，所有醫院包括私家醫院或診療所都可以轉介，但有一些則只接受本身醫院或聯網內其他醫管局醫院的轉介。這些安排會隨著醫院當時的人手和資源變化，需要服務的病人和家人可以打電話查詢。

除了醫生和護士，紓緩治療講求團隊合作，還有臨床心理學家、物理治療師、職業治療師、營養師、社工、義工、院牧院侍、甚至寵物醫生，病人能否得到這些不同的支援，同樣是視乎不同醫院的資源和文化。

綜觀而言，很少香港病人可以在確診初期就接受到紓緩治療，絕大部份都是到了末期，根據九龍中聯網伊利沙伯醫院寧養中心的資料：香港約有一半癌症病人的癌病不能根治。香港去世的癌症病人，約有六成有機會接觸到不同的紓緩治療服務（表五）。

港島資源最多

紓緩治療的目標是「五全」：

全人：不止治療身體，還顧及心理、心靈、社交等需要；

全家：不止照顧病人，還支援家人；

全程：由確診患病，與不同專科合作治療，一直陪伴到臨終，以及離世後向家人提供哀傷輔導；

全隊：除了醫生、護士，還有臨床心理學家、物理治療師、職業治療師、社工、義工等，跨專業團隊才能提供多元化及度身定造的服務。

全社區：死亡不止發生在醫院，無論在院舍和住家，社區都有資源照顧病人。

香港島的居民，比其他地區都有機會得到這「五全」照顧。例如一位港島西的癌症病人，一般先去瑪麗醫院看腫瘤科，然後在不同階段得到不同的紓緩治療服務，並且還可以選擇：

- 在瑪麗醫院接受腫瘤科治療，同時有葛量洪醫院的紓緩治療科醫生會診；
- 入住瑪麗醫院腫瘤科的五張紓緩病床；
- 不需即時住院的，可以去瑪麗醫院內李嘉誠基金會贊助的日間寧養中心定期覆診，還有社工、營養師、物理治療師等，病人可以來參加活動。
- 病人希望留在家裡，寧養中心可以有家居護士上門。
- 病人還可以主動打電話給葛量洪醫院紓緩治療科，要求紓緩治療專科護士上門，必要時甚至可以每日上門，支援在家過身。
- 入住葛量洪醫院的紓緩治療病房，男女病房各有二十四張床位。
- 選擇醫管局以外，非牟利組織防癌會的癌症康復中心院舍服務。

醫護人員和社工、物理治療師等跨專業人士都強調「全團隊」合作，為病人提供「全人」、「全家」、「全程」照顧，而港島區還有條件嘗試「全社區」：賽馬會「安寧頌計劃」裡三間社福組織，有兩間都在港島區提供優先試驗服務。港島居民在二零一六年起有機會獲得聖雅各福群會社工「一站式」的支援照顧，除了陪診、家居紓緩護理，還有「圓夢行動」、年輕人上門「cheer up」，並且支持家人直到其後的哀傷輔導。

九龍新界要分工

只是過了大海，醫療資源便不一樣。

每年冬季服務高峰期，醫院管理局都公佈公立醫院急症服務及內科住院病床使用率，香港島的醫院一般達到九成多，但其他醫院往往超額一兩成，繁忙如明愛醫院更會「逼爆」超過百分之一百三十。臉書上頗受歡迎的「Dr. Ray 的急症室迎送生涯」醫生寫了一個小故事：病人搬家後看醫生，才發現當「皇后」(瑪麗醫院)變成「女皇」(伊利沙伯醫院)，每次覆診醫生可以開的特效藥數量由五十粒大減到十五粒，需要自己買藥。

至於紓緩治療，雖然目標也是「全人」、「全家」、「全程」，但由於不同醫院定位和資源不同，病人可能要去不同醫院，例如九龍東一位病人在將軍澳醫院接受婦科治療乳癌，會去靈實醫院接受紓緩治療門診或家居服務，需要去日間中心，就要去聯合醫院。葛量洪醫院的家居紓緩治療護士一人照顧四、五十人，但在靈實醫院一位家居紓緩治療護士，大約要照顧七十位病人。

九龍中的癌症病人在伊利沙伯醫院的腫瘤科可以得到紓緩治療服務，亦有日間寧中心，除了醫生護士、還有臨床心理學家、社工、物理治療師、職業治療師，以及義工的提供綜合和全人的服務。需要紓緩治療住院和家居服務的病人，會轉介到佛教醫院。腫瘤科以外的病人在伊利沙伯醫院接受治療期間，有機會得到紓緩治療醫護團體來探望，而伊利沙伯醫院所有護士都要接受三小時紓緩治療訓練，專屬小組會接受三週培訓，去所有部門探望病人。

李嘉誠基金會曾經資助聖匠堂護慰天使「居家寧養照顧服務」，由社工和義工支援伊利沙伯醫院出院的癌症病人和家人，但二零一六年六月計劃已經完結，暫時沒有新的資助。

九龍西的病人會由急症的瑪嘉烈醫院，轉介到黃大仙或聖母醫院。明愛醫院相對重視紓緩治療，除了醫院本身有紓緩治療病房，還會支援仁濟醫院，病人視乎需要亦可入住黃大仙和聖母醫院。

新界西資源最少

新界東的病人會先去有急症室的威爾斯醫院，再入沙田醫院，沙田醫院照顧較多非癌症病人，癌症病人則進入白普理寧養中心，這也是全港唯一公立的寧養中心，其他聯網的居民也有機會入住。

而新界西的醫療資源是最緊絀的，全港七個聯網平均每一千香港人有四張病床，但屯門、天水圍、元朗整個地區每一千人分配到不足兩張病床。新界西的居民主要靠屯門醫院，急症醫院同時也要兼顧復康醫院的功能，但屯門醫院腫瘤科也努力提供「一條龍」服務，病房額外有六間寧養病房、日間寧養中心、並且相對注重心理學家支援。

接著以下來的章節，會展示不同醫院的做法和經驗：瑪麗醫院腫瘤科和寧養中心的分工；葛量洪醫院紓緩治療科病房專心替病人處理病徵；屯門醫院腫瘤科強調照顧病人全程和全家；靈實醫院開展非癌症病人的紓緩治療服務，明愛醫院作為急症醫院亦重視病人臨終護理，還有目前全港唯一公立的寧養院白普理。

受訪的醫護人員展示的，可能都是相對「圓滿」的個案，展示了當香港紓緩治療服務可以最大發揮時，香港人在醫院的最後一程可以得到怎樣的照顧。

表二　醫管局轄下提供紓緩治療的醫院

醫院聯網	公立醫院	地址	查詢電話	住院服務	日間服務	家居服務	接受轉介指引
港島東	東區尤德夫人那打素醫院	柴灣樂民道 3 號東座地庫 2 層	2595 4051	✓	✓	✓	所有轉介需先見腫瘤科醫生
	律敦治及鄧肇堅醫院	灣仔皇后大道東 266 及 282 號	7328 7911	✓	✓	✓	所有醫院、私家診所及自我轉介
港島西	葛量洪醫院	香港仔黃竹坑道 125 號	2518 2100	✓	✓	✓	所有醫院、私家診所及自我轉介
	瑪麗醫院	薄扶林道 102 號	2255 3881 2255 4649 （腫瘤科）	✓	✓	✓	所有醫院、私家診所及自我轉介，需先見腫瘤科醫生
九龍中	香港佛教醫院	樂富杏林街 10 號 A1 病房	2339 6111	✓	無	✓	所有醫院、私家診所及自我轉介
	伊利沙伯醫院	九龍加士居道 30 號	3506 8428	✓	✓	無	按需要轉介到佛教醫院
九龍東	靈實醫院	將軍澳靈實路 8 號	2703 8888 （住院服務）	✓	無		所有醫院、私家診所及自我轉介
	基督教聯合醫院	觀塘協和街 130 號	2379 9611	✓	✓	✓	只接受內部轉介

九龍西	明愛醫院	深水埗永康街111號	3408 7802（住院服務）3408 7110（家居服務）	✓	無	✓	所有醫院、私家診所及自我轉介
	聖母醫院	黃大仙沙田坳道118號	2354 2458	✓	✓	✓	所有醫院、私家診所及自我轉介
	瑪嘉烈醫院	瑪嘉烈醫院道2-10號	2990 2111	✓	無	無	按需要轉介到黃大仙及聖母醫院
	東華三院黃大仙醫院	黃大仙沙田坳道124號	3517 3825 3517 3845	✓	✓	無	所有醫院、私家診所及自我轉介
新界東	白普理寧養中心	新界沙田亞公角山路17號	2636 0167（住院服務）2651 3788（家居服務）	✓	✓	✓	所有醫院、私家診所及自我轉介
	威爾斯親王醫院	沙田銀城街30-32號	2632 2130	✓	無	無	按需要轉介到沙田醫院和白普理寧養中心
	沙田醫院	沙田馬鞍山亞公角街33號	2636 7611（日間中心）	✓	✓	✓	威爾斯親王醫院轉介
新界西	屯門醫院	屯門青松觀路23號	2468 5278	✓	✓	✓	所有醫院及私家診所轉介

表三　香港紓緩治療病床數目

公立醫院		院舍		私家醫院
律敦治醫院	18	靈實寧養院	46	
葛量洪醫院	48	癌症復康中心	34	
佛教醫院	65	善寧之家	30	
靈實醫院	24			
聯合醫院	20			
明愛醫院	30			
聖母醫院	29			
白普理寧養中心	26			
黃大仙醫院	26			
沙田醫院	50			
屯門醫院	43			
總數	379		110	0

表四　醫管局為晚期病人提供各類紓緩治療服務的準則

住院紓緩服務	・病人有中度至嚴重徵狀，均需每天醫療護理 ・病情不穩定而需要住院紓緩治療 ・病人有嚴重心靈困擾問題，需要深切的紓緩治療 ・患晚期疾病的病人，需要接受復康治療，以改善日常活動 ・需要臨終療護 ・為照顧病人的家屬提供小休
門診紓緩治療	以下情況可作出初步轉介： ・病人疾病已屆晚期，而症狀需要專科紓緩治療 ・與晚期疾病有關而未解決的心靈困擾 ・已出院的病人而需接受持續紓緩治療
家居紓緩治療	・病人的症狀治理需要比門診紓緩治療更深切的監測，而必須由家居紓緩治療組提供 ・病人體弱而不能到門診就診 ・病人和家屬需要接受輕度至中度的心靈輔導／協助 ・家人在家中照顧病人需要協助、支援和統籌 ・已出院的病人而需接受持續紓緩治療 ・哀傷期前和哀傷期的輔導 ・按照病人／家人意願，協助病人留在家中直至離世
紓緩醫學診症組 **（只服務住院病人）**	・急症部門的住院病人，患晚期疾病而有重度症狀或心靈困擾，需要及早紓緩治療 ・急症部門的住院病人，有重度症狀卻不適合住院紓緩治療服務 ・病人需要紓緩治療，但心理上未作好準備接受住院紓緩治療轉介

日間紓緩治療	・病人臨床情況穩定，但有些症狀／問題需要日間醫療護理 ・病人身體狀況需要日間照料，而夜間可由家人照顧 ・病人／家屬希望病人留在家中照顧 ・為照顧病人的家屬提供小休 ・病人需要社交活動，以改善生活素質 ・病人需要集體或個人的心理社群輔導，但不需要住院 ・設有資源中心，提供醫療器材及病人／家屬教育資料

表五　醫管局紓緩護理服務使用情況

	2013/14	2014/15
紓緩護理住院服務 （住院病人／日間住院病人出院人次及死亡人數）	6,186	8,254
紓緩護理專科門診服務	6,937	9,449
紓緩護理家居探訪	25,049	33,199
日間紓緩護理服務	9,431	12,275
哀傷輔導	3,044	3,034

表六　2015《經濟學人》「死亡品質指數」報告部份地區紓緩治療的品質排名

全球排名	地區	提供紓緩治療的品質
1	英國	100
2	瑞典	97.5
3	澳洲	90.0
4	新西蘭	95
5	法國	93.8
6	加拿大	92.5
7	比利時	91.3
8	台灣	90
8	新加坡	90
8	荷蘭	90
8	瑞士	90
8	美國	90
16	日本	83.8
20	韓國	81.3
20	**香港**	81.3

表七　2015《經濟學人》「死亡品質指數」報告部份地區紓緩治療可負擔的程度

全球排名	地區	紓緩治療可負擔的程度
1	英國	100
1	愛爾蘭	100
1	比利時	100
1	澳洲	100
1	丹麥	100
6	台灣	87.5
6	新加坡	87.5
6	韓國	87.5
6	古巴	87.5
6	芬蘭	87.5
6	德國	87.5
6	意大利	87.5
6	荷蘭	87.5
6	新西蘭	87.5
6	巴拿馬	87.5
6	瑞典	87.5
17	日本	85
18	智利	82.5
18	瑞士	82.5
18	美國	82.5
18	**香港**	82.5

十問十答快速入門

Q　**為何時需要接受「紓緩治療服務」?**

A　末期病患者若有痛楚不適，或因病引至情緒、心靈或家庭困擾，病者或家屬可主動跟醫護人員查詢紓緩治療服務，商討申請轉介事宜，醫生會按照病者的需要，轉介至紓緩治療服務。

Q　**末期病人是否必須住院？**

A　不是。當病人受不適困擾時才需要入院醫理，否則病人是可以留在家裡的。現時紓緩治療服務鼓勵病人盡量如常過活，病者可以在自己熟悉的環境中與親人共度日子，可為病人及家屬帶來安慰。而「家居紓緩服務」的醫護人員亦會定期探訪病者，提供適當的指導和協助，有需要時便會安排病者入住紓緩治療病房。

Q　**如何轉介「紓緩照顧服務」?**

A　有意接受紓緩治療服務的末期病患者可由醫生填寫轉介表格傳真至相關醫院的紓緩治療部，有些醫院則可接受病者或家屬直接申請。

Q　**接受紓緩治療服務是否就是「放棄」、「等死」?**

A　絕對不是，反之紓緩治療尊重生命並看死亡是自然過程，以人為本，提高病者的生活質素為目標。紓緩治療著重於病人在世時的生活質素，通常令病者飽受痛苦煎熬的，是肉身的疼痛未受控制，心靈重擔(如恐懼，憂傷、掛慮家人等)未能卸下所致。紓緩醫療團隊積極關顧末期病者，務求使病者能在生命的最後旅程，得到合適的專科醫護服務，活得舒適安寧和有意義。

Q　**「紓緩治療服務」等於安樂死嗎？**

A　不等同！註冊醫生專業守則對安樂死的定義是「用直接方法刻意去結束病人的生命，作為提供治療的一部份」。病人尋求安樂死是因為病者的症狀不受控制，或備受社會、心理或靈性問題困擾，希望早日解脫困苦。而紓緩治療服務絕不會刻意完結病人的生命。服務是協助末期病人紓緩心靈及肉體上的痛苦，讓病人在最後階段度過舒適、有意義和有質素的生活，讓他們平和地活到最後一刻。

Q **「紓緩治療服務」對紓緩痛症的成功率有多高？**

A 極高。「紓緩治療服務」關注病人在精神與肉體所受的痛苦，透過不同藥物的使用、心理輔導及靈性的方法紓緩各種痛楚。

Q **「紓緩照顧服務」提供什麼援助予留在家中的病人？**

A 所有接受紓緩照顧的病人背後均有一隊專業醫護人員，如醫生、護士、醫務社工、輔導員、治療師及義工等支援照顧。探訪的醫護人員是團隊的代表，以他們的專業知識按病人的需要提供適合的協助，除了透過定期家居探訪服務外，亦會提供醫藥、病人用品、器材、轉介入住病房及其他服務。

Q **臨終的病人是否需要有親人在旁朝夕陪伴？**

A 病者在家的初期並不需要。但若病者選擇在家中離世，「紓緩照顧服務」人員會建議家人在旁陪伴，支持病者至最後一刻，為病者帶來安慰。

Q **在家照顧一個臨終病人是否很困難？**

A 有時可能很吃力，但亦為一些家屬帶來安慰，因為能尊重並滿足病者的要求，讓病者可以在自己熟悉的環境中與親人共渡餘下的日子。家居紓緩服務亦會提供適當的協助。

Q **在病人離世後，「紓緩治療服務」會否提供任何幫助予家人？**

A 「紓緩治療服務」包括為家屬提供善別輔導，家屬可向醫院裡的醫務社工尋求協助。

第五章

瑪麗醫院寧養中心：最壞會如何？

瑪麗醫院的癌症中心，幾乎每一層都擠滿病人：等候覆診、等候化療、等候電療……往往一等就是一整天。病人化療，通常上午十點預約，九點就要到達，等到下午一兩點才能見醫生，四點開始化療，六點天都黑了才結束，期間廣播吵耳、人聲嘈雜，有時擠得座位也不夠，連病人亦得站著等等。

唯獨是五樓，窗明几淨，裝修像是住宅樓盤的示範單位，這是李嘉誠基金會贊助的「寧養中心」。

顧及病人心理需要

臨床腫瘤科部門主管梁道偉醫生解釋：「如果兩個病人同一個地方來看病，兩年後一個好了，一個擴散，再在同一個地方覆診，那擴散的病人感受如何？」

一樓腫瘤科門診部每天可以多達三百位病人來看症，在寧養中心的病人接受紓緩治療，一年則約有八百位新症。中心佔地二千五百呎，有客廳、開放式廚房，聽診室和廁所都刻意不貼上指示牌。病人和家屬來這裡覆診，不是待在一張張椅子呆等，而是坐在沙發、圍在桌子，有機會聊天，社工和護士有機會熟落，能夠叫得出名字，醫生看病時間也相對長一點，一般有二十至三十分鐘。除了醫生護士，還有營養師、物理治療師、臨床心理專家、社工、義工等。

「我們希望有回家的感覺。因為到來覆診的病人，壓力不小，可能沒有壞消息，便是好消息。」梁道偉推開寧養中心每一間房間：「這一間可以讓病人打麻雀，可是好像沒試過，大家最常在這裡開派對、唱卡拉ＯＫ……這間在二零一三年七月前是放射治療師的休息室，我們看中這海景，用地下一間房交換，現在音樂治療師在這裡和病人一起創作音樂，抒發情緒……這間呢，二零一四年才改建的，原本是放射治療女技師的更衣室，但兩間診斷室不夠用，改裝多一間……還有這間本來是儲物室，騰出來給社工做辦公室，社工再劃分一半空間，成為輔導兒童的小小遊戲角，很多孩子最先畫的畫灰灰沉沉，社工跟進才漸漸回復色彩。」

瑪麗醫院將近八十年歷史，舊建築最難騰出地方，寧養中心是難得的空間。整層地方在二零零七年得到李嘉誠基金會支持而改建，設計師來自長江地產，風格有點像示範單位。「我們刻意放多一些資源在這裡。」梁道偉再三強調這裡希望照顧病人多方面的需要：「外界可能以為醫院會集中資源搶救能治癒的病人，可是實際上生老病死大家都要經過，萬一『唔好彩』，都有不錯的服務，病人以前貢獻社會，也希望得到回饋。」

冬日陽光的形象

年近八十的張標是寧養中心的病人，多次代表中心接受傳媒訪問，李嘉誠基金會並且請導演張經緯拍下紀錄片《冬日陽光》：

鏡頭一開始，張標精神奕奕在天台做體操，四周高樓大廈鏡子閃閃，折射清晨的陽光。接著他唱著粵曲，和太太拖手散步。「零六年我發現自己瘦了十三磅，身體檢查才發現患上前列腺癌，並且轉到去骨。」張標二零零七年就在瑪麗醫院寧養中心接受治療，拍攝時已是二零一一年，依然一臉坦然，帶著太太、兒子、女兒一起去寧養中心覆診。「人生我要求不多，仔女沒給什麼麻煩，有時還令我歡喜，星期日和我去吃飯，有家庭溫暖。太太也是輔助，但我都是以自己做到為榮。我癌症七年，都覺得好似若無其事，對我的生活都沒有影響。」他臉上流露自豪的神情。

梁道偉是張標的主診醫生，也有在紀錄片裡現身說：「最緊要有張太，沒有張太，你都未必有今日的肥肥白白。」張太笑了，張標亦笑得咔咔聲。

張標還接受《明報》訪問，坦言很明白寧養中心是怎樣的地方：「以前呢……進了南朗醫院好難出院，他們是末期（癌症患者）嘛。現在我不覺得自己是末期病患，我還是很輕鬆。」他還可以開玩笑：「在山頂拍攝《冬日陽光》張導演問我：『張伯，你仲有幾耐？』我話我唔知喎，我唔識講喎，醫生冇講話我仲有幾耐喎！」。張標在記者面前，隨手拿出一張醫生給他的化療藥副作用中文說明，他說之前看私家醫生，只靠藥盒裡的英文說明了解副作用，雖然他退休前是銀行分行經理，也要逐字查字典。但在寧養中心就有一份安全感，醫護人員比較有時間傾談。他這樣形容「寧養」：好安寧的養生之道，也是一個生存空間。

紀錄片的結尾，張標唱了幾句粵曲，對太太說：「有困難不用怕，國家亡了也可以復興。」

「不要灰心，堅持下去。」太太趁機說。

「不要灰心。首歌好抒情的，再唱給你聽。」他又開始唱。

治療方案有選擇

寧養中心在張標眼中是「安寧的養生」，可是，會否有病人想法不同忌諱拒絕？梁道偉坦言：「這要跟病人談，是有些病人仍然堅持在一樓覆診，通常我會先帶他參觀，再解釋，有些始終不想見到『寧養』兩個字，那最重要是病人心安。」他說有一些病人擴散了仍然繼續上班：「醫生你叫我二點來，最好二點四十分拿到藥可以返工，在醫院停留的時

一

紓緩

（最緊要舒服）

二

根治

（不惜任何代價）

間愈短愈好。但寧養中心提供的紓緩治療需時間，覆診時『滾水淥腳』就用不到服務，像賭王說的『唔怕你精，唔怕你呆，最怕你唔來』，如果病人不想給時間，社工多有心機辦活動也沒用。」

他解釋治療方案是醫生、病人、家屬的共識：「有時醫生說出來很簡單，可是承受的是病人，治療方案可能一次比一次沒有效果。最有力的藥用了，沒有效，再用二線的藥，仍然沒有效，用到第三線，就算副作用不一定更多，但體質下降，受到的折磨也大。」

「所以去到最後，不是想像中這樣難叫停，有時病人也千多萬謝，原先見醫生那樣盡力，不好意思不配合，可能自己都想停一停。那我就會說：『你今天想停，就停吧。幾個星期後如果身體好一點，到時再談？』這刻停止一些療程，不等於永遠不做，有時就是需要反反覆覆地談，這是沒法省時間的。」梁道偉指出香港醫護界在大約二千年初，開始重視病人知情權，讓病人掌握情況，明白自己的遠景、要付出的代價，就知道如何做決定，這樣「對醫院的投訴也會減少」。

有時病人想停止，但家人堅持，那就要靠社工和護士和家人溝通，這也是寧養中心的作用，除了是覆診的地方，還不斷主辦活動，增加病人、家屬和醫護人員之間交流的機會。

細圈變大圈

李嘉誠基金資助瑪麗醫院腫瘤科額外增聘三十多位醫護人員及臨床心理專家，除了寧養中心提供門診和日間中心紓緩治療服務，還在腫瘤科二十六張病床外，增加多五張紓緩治療病床。梁道偉期待瑪麗醫院重建後可以增加病床：「紓緩治療五張病床並不足應付需求，最好有十張，我們很期待重建後在二零一七、一八年可以有更多床位，目前唯有靠home care家居支援，護士甚至社工會按需要去病人的家。」

目前一些病人跨區來看病，半夜不舒服，救護車可能會按其居住地點送去其他急症醫院，原有的醫護團隊沒法繼續照顧，有上門服務，病人就可以選擇等到早上，再打電話到寧養中心安排護士。「其實無論病床多好，最舒服還是在家裡，上門服務也讓病人有信心出院，知道護士會來照顧。」他說家屬的心裡，也會踏實一點，不太危急，就不必打電話九九九叫救護車。

寧養中心的護士補充，一般醫院也會派社康護上門，但有指定的工作例如洗傷口、換紗布，而寧養中心的護士會更多時間和病人家人談，可能會一個小時討論如何照顧，病人和家人的意願都會聽。

社工有時也會上門家訪，可以和病人回顧人生，深入去理解病人的需要，甚至幫病人做一本相簿寫故事；病人離世，亦為家人提供哀傷服務，時間可長達兩年，目前大約跟進三十個家庭。

梁道偉相信私家醫院很難有這樣的紓緩治療服務，極其量是院牧關顧病人心靈需要。「我們的醫生可以和病人談四十五分鐘，這在私家醫院怎收費？也不可能有這樣額外的地方做寧養中心。」他指出未來要「細圈變大圈」，瑪麗醫院腫瘤科的紓緩治療團隊，現正支援東華醫院的腫瘤科，紓緩治療醫生每週會去東華醫院病房看症，也會訓練護士掌握照顧技巧。「對住院病人來說，護士是二十四小時對住，護士知道紓緩治療如何止痛、一些病徵如何控制，是提升護理的層面。」他很明白，不是所有醫護人員都能照顧末期病人：「因為好像做不到什麼，例如四天前病人說很痛，加了藥，還是痛，昨天再看，更痛了，那你今天想見到他嗎？每天都要面對自己的失敗、不足，沒有人想的。」他希望透過增加護醫人員的知識和技巧，更懂得處理。

未來紓緩大需求

梁道偉認為紓緩治療的需要未來會持續增加：「幾十年前癌症病人不是個個都醫得好，醫不好的，就需要善終服務；而現在癌症病人的壽命愈來愈長，我有一位肺癌病人，從二零零五年開始接受治療，九年來還在吃標靶藥。也許十多二十年後癌症變成糖尿病等的長期病，需要的是紓緩治療：長期止痛，以紓緩病徵。還有，人口老化一些病人可能亦年過九十，家人也不想病人太辛苦，希望可以舒服一點。」

紓緩治療亦會用到電療、化療，但目標不是痊癒，而是控制病徵，減輕病人不適。例如當癌症擴散到骨頭，可以用電療止痛，也可以利用化療縮細腫瘤，減少影響行動。「香港病人最基本的需要，就是兩樣：晚上能睡覺；早上能看電視，如果連電視也看不到，就談不上生活質素。」他說。

李嘉誠基金寧養服務計劃

紓緩治療服務在特區政府管治期間，最大發展是二零零七年得到李嘉誠基金支持，在十間醫院開設「寧養服務」，這亦改變了以前公立醫院主要由紓緩治療專科部門提供服務，一些醫院的腫瘤科醫生亦有資源進行紓緩治療，還有非癌症病人亦開始受惠。

香港首富李嘉誠對癌症病人的捐款，首先在內地：一九九八年捐助內地汕頭大學醫學院第一附屬醫院，創辦全國第一家寧養院，為基層晚期病人提供免費的紓緩治療，包括鎮痛治療、心理輔導、護理指導等。截至二零一五年四月，李嘉誠基金會捐了超過五億人民幣，在內地持續運作的寧養院共三十二家，分佈全國二十六個省市，總共服務超過十五萬人，每年大約一萬六千人。

二零零七年基金會開始資助香港的紓緩治療服務，稱為「寧養服務」，與醫管局合作在八家公立醫院開設寧養中心，第一間開幕的，就是瑪麗醫院。基金會贊助三年一期，第二期推廣到十間公立醫院，目標是培訓更多醫護人員認識紓緩治療，第三期希望推廣到社區，計劃在二零一六年完成。公立醫院內的紓緩治療服務預計會由醫管局接手，第四期計劃在本書截稿時仍在商議。

香港寧養服務計劃	主要資助項目	義工訓練／公眾教育	哀傷輔導服務
第一期 (2007–2010)	一、設立八間公立醫院寧養中心：東區醫院、瑪麗醫院、葛量洪醫院、伊利沙伯醫院、聯合醫院／靈實醫院、瑪嘉烈醫院、威爾斯親王醫院、屯門醫院	培訓超過 300 名寧養服務大使	超過 600 個家庭 超過 900 名兒童
第二期 (2010–2013)	一、新增兩間寧養中心：佛教醫院寧養中心、北區醫院寧養中心 二、東區醫院將服務擴展至非腫瘤科的末期癌症病人 三、瑪麗醫院將服務伸延至其他臨床部門的病人 四、基督教聯合醫院／靈實醫院加強哀傷輔導服務	一、培訓超過200名寧養服務大使 二、一站式的寧養資訊網站「寧舍」www.hospicehome.hk	超過 700 個家庭 超過 900 名兒童
第三期目標 (2013–2016)	一、培訓 80 間安老院舍員工 二、培訓 300 名醫管局員工	一、培訓 1,200 名寧養服務大使及 500 名義工 二、開發「寧舍」手機應用程式	300 個家庭 約 400 名兒童

香港寧養服務計劃	日間寧養服務	社交心理支援	家居護理服務	專科門診服務	捐款	受惠人數
第一期 (2007-2010)	超過 80,000 人次	超過 16,000 節	超過 18,000 次	超過 26,000 人次	4,200 萬元 （醫管局 2,300 萬元）	8,000 名 末期癌症 病人
第二期 (2010-2013)	超過 145, 000 人次	超過 31,000 節	超過 42,000 次	超過 50,000 人次	4,200 萬元 （醫管局 2,300 萬元）	超過 16,000 名 末期癌症 病人
第三期目標 (2013-2016)	約 45, 000 人次	約 9,000 節	約 17,000 次	約 15,000 人次	3,600 萬元 （醫管局 2,287 萬元）	6,000 名 末期癌症 病人

第六章

葛量洪醫院紓緩治療科病房：可以不痛嗎？

鄧師傅五十歲，平時傷風感冒也沒有，突然脖子起了幾顆硬塊，有點痛。「我以為是『痰火核』，去藥材舖看中醫師，吃了一劑涼茶降火，完全沒效果。」他去看西醫，醫生叫他去看耳鼻喉專科，那專科醫生一摸，馬上叫他驗血，幾天後就打電話叫他進醫院。

他選了私家醫院希望較快得到治療：「醫生很快便驗出是急性淋巴血癌，但住了八天便用了十二萬！問心，我只是『打工仔』，有錢也留給太太吧！」他一直跟親戚買保險，可是這時才知道長期買的只是意外和儲蓄，並不包括住院費，連忙轉到公立的瑪麗醫院。

「瑪麗醫院也驗出是淋巴血癌，但醫生說亦有機會因為細菌，為了爭取時間，同一時間替我插兩條管，一條做化療、一條輸入抗生素。『我也是博一鋪，如果按不住，都沒辦法。』醫生這樣說，我聽了心裡寒了一截。」鄧師傅馬上做了五期化療，然後在六天內做了十二次電療，分別是頭部和全身：「最後那次電療我站不穩。護士還說：『你都算好嘢，到第十二次才失禁。』然後再落重藥做大化療，好壞細胞都死光，再做骨髓移植，骨髓是我弟弟的。」

血癌可算是最兇險的癌症，突然就來，病情緊急，醫生往往會用最激進的治療方安，分秒必爭。

可是，如果治療沒效果？

只能打到死？

目前香港大部份血癌病人，都被轉介去瑪麗醫院。血科在醫院二十樓，病床數目有限，病人幾乎是爭著進去，因為在好些人眼中，這裡就是最好的治療、最好的醫生。「有些病人進不了二十樓會不高興，如果要轉去其他病房，甚至離開瑪麗醫院，可能會生氣。」葛量洪醫院紓緩醫學部顧問醫生主管沈茂光坦言：「可是如果我們什麼都不做，那病人就只能夠一路撐到死為止？」

沈茂光在二零一六年中退休，受訪時仍是部門主管，他年輕時在瑪麗醫院受訓工作，也曾醫治血癌病人。「作為一個醫生，見到一個個後生仔、後生女，快要死掉，是很難過的，他真的要死了，打多少化療也沒有用，不禁心酸。」他一直記得一件事：有次下班，病人的丈夫剛探完病，順道載他去中環：「那程車，他坐在我旁邊不斷說不斷說，不斷問不斷問，我在車裡不能離開，一直要開車到中環，很辛苦！我不知道怎樣安慰他，那時真的不懂。我就發覺這不行，我原來是不懂怎樣處理的。」

「所以我們是全香港唯一一個單位會幫血癌病人提供紓緩治療服務，因為這是我一個心結，就算無法醫得好，也要好好支持病人和家屬。」

醫生預早合作

抱著最好的希望，也準備最壞的打算。從一開始，瑪麗醫院血科和葛量洪醫院紓緩治療科的醫生就會合作，不是病人情況轉差，才由一個科轉到另一個科，而是兩個科的醫生一起合作照顧病人，各自發揮專長。病人情況好轉，紓緩治療科醫生淡出，可是當化療效果不大，骨髓移植苦等不果，情況漸差，便會由紓緩治療科接手。

「我們的醫生和護士都去瑪麗醫院巡房看病人，血科醫生會介紹：『這兩位是紓緩科的。』病人就會認識兩邊的醫護人員，我們幫忙止痛，病人有什麼憂慮，我們也會嘗試去了解。直到真的要轉介過來葛量洪醫院，我們會說：『你這麼痛，又有氣喘……過來讓我們幫你吧，這裡可以快一點控制這些病徵。』」

他解釋在英國，傳統上紓緩治療科比較少插喉、照X光、輸血等，因為當時英國的醫護專家就是覺得已經到了生命最後一程，全身插著管子有失尊嚴，刻意減少醫療設施。可是發展至今，一些專家尤其是美國的醫護團體，希望更早介入，例如癌症，負責做手術的外科，化療電療的腫瘤科、控制病徵的紓緩治療科等各科醫生一起合作，按著病人不同階段的需要，有不同程度的合作。紓緩醫學收到的不再只是臨終病人，治療方案也就更多元化。

血癌病人來到葛量洪醫院，除了心理和靈性上的照顧，也會打點滴、輸血，給抗生素，抗霉菌的藥，有些吃不到東西，會做靜脈注射輸入營養。「病人來到我們這裡，身心靈都有治療，我們亦會和瑪麗醫院的醫生保持聯絡，血科的醫生很好，會來看病人，希望病人不覺得自己被遺棄。」他說最初血科醫生曾經抗拒把病人送過來，擔心病人很快過身，然而現在看到病人也有輸血等的照顧，變得樂意合作：「如果紓緩治療等於放棄，當然沒有醫生願意送病人來！然而化療可能沒有效，骨髓移植又未必成功，如果病人和家屬的心理需要一直得到照顧，就比較容易面對。」

止痛有辦法

葛量洪醫院的紓緩治療科不止照顧血癌病人，除了和瑪麗醫院的血科外，還有和腫瘤科、內科、婦科等都有合作。例如一些乳癌病人，腫瘤可能治不好，但起碼要止痛；若有傷口，要控制感染不要發炎；病人也許感到絕望，需要心理支持；也許感到女性形象受損，需要關顧……紓緩治療科的團隊還會支援家屬，有需要可以幫忙申請政府各類津助，家人情緒和環境好一點，病人放心一點，也就比較能夠接受未來的變化。

正如十九世紀一位美國醫生著名的墓志銘：

「Cure sometimes, treat often, comfort always」，醫生有時能夠治好病人，經常只是幫助醫治，但總是要安慰。「有些病人聽到『無得醫』，很無助，什麼希望也沒有了，但其實還是有得醫，雖然不能完全治癒，但仍然可以治療和照顧。」沈茂光輕輕說。

例如一些癌症病人到了晚期，感得非常疼痛，紓緩醫學其中一個主要範疇，就是為病人止痛。沈茂光解釋這不是開止痛藥這麼簡單，而是要先仔細評估：「止痛不同糖尿病、血壓高，那些有數字的，我看著那些數字就知道病人的情況：『你血壓很高呢，這可不行。』『你不用怕，血壓正常，不用緊張。』可是痛就沒有的，病人很痛，我不可以說：「看你樣子不是太痛呢。」不行的，因為他痛我就要信他。但是當然，我又不是很天真地完全相信，需要觀察，如果一邊叫痛，一邊卻活動自如，未必是真痛，可能是以為沒人理，以為喊痛才有人理？」

他解釋得極之仔細：「痛很受心理，社交，靈性等影響，很害怕，覺得很痛；很痛苦，就更痛了，這不是說病人僅僅是心理作用，而是不處理心理是不能止痛的。到底有多痛？可以評分嗎？零分不痛到十分『全世界最痛』，是多少分的痛？現在痛嗎？一日多少時間痛？全日最痛多少分，最不痛時又多少分？感覺是扯住痛？火燒般痛？像刀割一樣痛？還是痠痛？這是『痛的質素』。還有痛的影響：痛到無法走路？不能坐下？大小便都痛？吃東西也痛？……有些痛是另有意思的，例如乳癌病人覺得很痛，是因為影響了女性的形象嗎？

我們知道了，才可能適當地治療。而且針對骨痛或神經痛，有不同藥物，如果未弄清楚就隨便處方止痛藥，不單未能止痛，還會引起不良副作用。」沈茂光強調紓緩醫學講求「平衡」。有些病人吃了止痛藥，會感到疲倦，就要選擇：「那你還疲累還是痛呢？這不容易決定，要慢慢跟病人談。」

好好睡一覺

現代醫學日漸尊重病人的意願，例如普遍接受病人尋求第二意見，紓緩醫學更是重視病人的想法，因為來到這個階段，已經不是能否康復的醫療決定，而是如何平安走完最後一程。這關係不同的價值觀：要用盡方法延長壽命，就算非常疼痛或者失去意識？還是拒絕拖長時間從痛苦中解脫？這兩

一

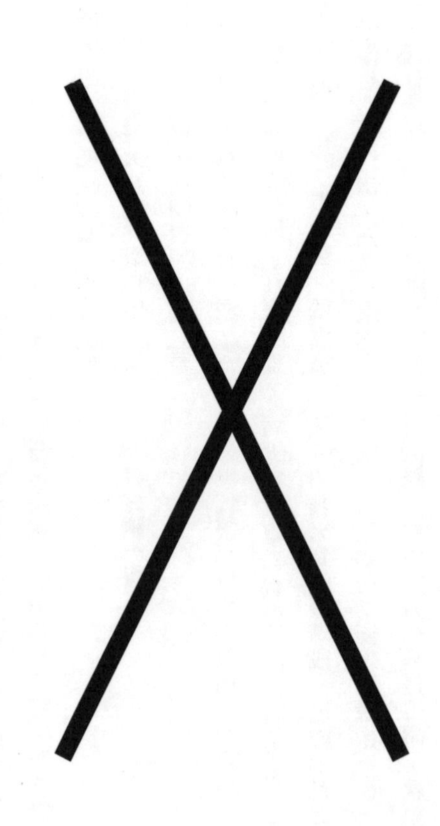

二

痛

（紓緩治療擅長止痛）

者的選擇，不是醫學範疇，而是個人的價值觀和生活態度。

紓緩治療科的醫生護士也就需要更良好的溝通技巧，可以幫助病人和家人作決定。「這很視乎醫護人員怎說，如果只是把問題拋給病人，病人可能呆了，不知道怎回答。『有沒有搞錯？要我揀?!』有些病人會反感。」沈茂光以疼痛和疲倦的選擇作示範，一步步問清楚病人意願：「你好像好累？我見到你很辛苦，而且你很喜歡和家人談天，如果吃了止痛藥，昏昏欲睡什麼也談不了，那不給這麼多止痛藥好嗎？」

沈茂光也有一些底線，希望可以最基本為病人做到：入院的第一晚，要讓病人能夠好好睡覺。好些病人因為疼痛、氣喘，或者心理因素已經長期失眠，起碼要讓病人能夠睡覺，才有精神想事情。

由南朗到葛量洪

時光回到近三十年前，沈茂光坐在那架汽車裡，被病人丈夫不斷追問，卻什麼話都說不出來。那患有血癌的太太，最終過身。

所以選擇紓緩治療科？沈茂光搖頭，他在瑪麗醫院接受訓練的，是胸肺科，當年香港窮人最多肺病。灣仔的律敦治醫院尤其收了很多肺病病人，醫生護士不少是修女，而修女院長剛好過身，有修女便打電話給沈茂光，因為宗教的原因，他離開瑪麗醫院，加入律敦治醫院。「八零年代，肺癆病人愈來愈少，可是肺癌病人愈來愈多，於是在律敦治開始善終服務。」他也是香港首批醫生到英國受訓，學習紓緩醫學。接著離開律敦治醫院，在一九九二年有份成立香港第一間獨立的善終中心——白普理寧養中心。

在白普理工作兩年，沈茂光轉去醫管局轄下的南朗醫院。南朗醫院專為末期癌症病人而設，有二百張病床提供紓緩治療服務，佔當時全港總數的一半。然而在二零零三年，醫管局關閉南朗醫院。沈茂光帶著醫護團隊，被調到葛量洪醫院，新開設的紓緩治療科，只四十八張病床。

「那時有點慘，葛量洪只有兩間病房，沒有什麼設備，我們只能靠『軟件』，但也不是所有南朗的同事轉過來，有些去了瑪麗醫院其他部門。整個團隊元氣大傷，用了好些時間重新建立。」他說直到二零零七年李嘉誠基金會撥款裝修寧養中心，才差不多可以有回南朗醫院的設施和人手水平。

南朗醫院當時的特色之一，是有很多活動給病人，家人和朋友來探望，可以一起參加不同的興趣班，例如畫畫、做手工等。有時探病，大家都不知道可以說什麼，有一些活動，可以留下回憶，甚至一起做紀念品。「以前南朗還有地方可以種植，不過現在葛量洪的花園更好，以前南朗有很多斜路，病人很難走下去，但這裡病房外就是花園。所以，很多以前在做的，都回來了。」沈茂光也盛讚近年加入的年輕醫生十分有心，整個團隊關係很好。

人情味有生氣

葛量洪醫院紓緩治療科現在有兩間病房，一間男，一間女，各有二十四張病床，有需要還會額外加床。這裡超過六十年歷史，地方雖然比其他醫院都要舊，卻也因而帶點懷舊的感覺，古典窗框、舊式時鐘……窗外一片綠油油，病房外面就是花園，草地伴著大樹，遠望是海洋公園的纜車，緩緩爬上山。

比起一般醫院病房，意外地有生氣——沒有限制探病時間，家人隨時都可以來，每天還有不同的義工來探望，兩間病房中間的寧養中心，幾乎天天都有活動，剛剛「藝術在醫院」的藝術治療師來到，幾個病人和家屬一起畫畫，明天又有陶藝小手工。小小的自助茶水部，人們不斷用微波爐翻熱食物。

「今天剛好天氣好，氣氛也好一點。如果下雨，天氣差，心情就差，冬天沒有陽光，天昏地暗，心情也就灰灰黑黑。」社工梁淑敏說，環境對病人影響很大，如果整天不能下床，甚至被綁住，情緒就差很遠。

她從二零零八年開始在這工作，最大感受是「生命有限」：病人什麼年紀都有，有些二十幾歲，才剛讀完大學，很不甘心；有的四十多歲，一直以為退休後可以和家人去旅行，同樣很不甘心。

生命不再恨

「我們可以做的，就是讓病人和家人看到當下，這一刻有什麼可以做？有些想補拍婚紗相，義工借衣服、幫忙化妝，就在花園拍照。有一個說一輩子沒吃過龍蝦，義工去街市買，再帶來中心煮。」梁淑敏最深印象是一位婆婆，這裡八成的病人都是癌症，也有小部份是器官衰竭，婆婆便是腎衰竭，全身發癢，抓得一身傷痕。義工們知道她喜歡種花，就買種子和她一起種，並且拍照。

婆婆只有一個兒子，在外國從事電子科技工作，一早講明沒法請假，不會回來。梁淑敏和義工不忍，問婆婆要了兒子的電郵，把婆婆的相片傳給他。結果兒子看到相片，馬上辭工飛回香港，陪媽媽度過最後一程。

「以前我也是顧住工作，不很多時間跟父母一起，現在會緊張一點。」梁淑敏有點感觸，坦言不時會自問：還可以替病人做什麼？而自己的生命，又可以做什麼？

她也組織義工替病人做「生命回顧」的圖文書，她拿出一本，那病人四十出頭，開頭每一頁都在罵醫生，充滿憤恨，後面開始謝謝丈夫照顧，人生不再只有恨。

點心師傅的美意

本文最初提到的鄧師傅，二零零八年在瑪麗醫院住了八個月，然後再在葛量洪紓緩治療科住了七個月——這七個月，只有他和另一位在警察學堂做教官的病人能夠出院。

「當時經常有人去世，有時一晚走兩三個，睡覺也會被家屬的哭聲吵醒。」鄧師傅倒也處之泰然：「害怕也沒用，那麼多醫生、教授在幫我，就別想得太負面吧。」

梁淑敏常來找鄧師傅談天，知道他原來是點心師傅，從小學師，大小酒樓都做過，甚至一手負責點心連鎖店的廚房部。那些日子，葛量洪寧養中心每逢週二就香噴噴，鄧師傅用中心的焗爐和蒸爐，教義工和一些病人家人做點心。「蝦餃、燒賣、鳳冠餃、皮蛋酥、叉燒酥、水晶包、豆沙鍋餅、香芒斑戟……我都忘記做過多少種了，次次做過百件。」病人和醫護人員都吃得很開心。鄧師傅現在身體完全康復了，偶然還會回去葛量洪做點心。

嗎啡的誤解

前南朗醫院曾經研究處理癌痛的成效，發現百分之九十三病人可以在一星期內得到控制，很多病人之前一直痛，通常因為以下的誤解：

- 病人不願告訴醫生診治下仍然疼痛，怕得罪醫生；
- 病人怕過多申訴不適，會分散醫生治癌的專注力；
- 誤會癌症一定會痛，沒有期望可以止痛；
- 心理有包袱，以為服用嗎啡，病情就已經惡化；
- 恐懼藥物的副作用；
- 誤解嗎啡會成癮；
- 擔心長期服用嗎啡，就會失效；

紓緩治療經常會使用嗎啡，但一般病人甚至其他專科醫生會較為抗拒。謝建泉醫生曾經在伊利沙伯醫院日間醫療中心創辦「痛症診所」，這診所目前為所有九龍中聯網病人提供服務。他指出就算一些醫護人員，亦對嗎啡有誤解。

「很多醫生今時今日都有錯誤觀念——以為嗎啡是強烈的止痛藥，不要太早給，往往到了病人臨終才用。」他解釋嗎啡的用法是慢慢地加上去的，有清楚的指示，可是臨終時間緊迫，醫生就沒法調藥：「病人叫痛，加還是不加？好『騰雞』。而且用得少，不夠經驗掌握副作用，例如服用後呼吸慢了一點點，是正常的，因為痛會刺激呼吸加劇，止痛，呼吸就緩和，但用多過需要止痛的，就會影響呼吸。醫生不熟，一是不用，一是過量，很可惜。」

謝建泉說嗎啡非常有效，他以前在痛症診所經常用，但過程需要慢慢「試藥」：「例如有一位三十歲的病人，給一點嗎啡就可止痛，但副作用是不斷嘔吐，我就減去大半，慢慢再增加，病人習慣了不再嘔吐，又能止痛。又例如另一個病人說吃藥很疲倦，但還是覺得痛，我就收他進醫院，先增加嗎啡的份量，看到更加疲倦，仍然沒法止痛，然後停半天藥，精神回來了，那就是說嗎啡對他沒有效，反而有副作用，換了另一種止痛藥，就又止痛又不會累。只是兩三日，就可以試到。病人一止痛，就可以行街、睇波，做什麼都行。」

他說早期律敦治還沒有紓緩醫學的年代，肺氣腫病人沒法呼吸，也是用嗎啡處理吸呼困難。「我覺得嗎啡好有用，並且最便宜！」

明愛醫院紓緩治療科顧問醫生郭愛玲引述世界衛生組織一九八四年制定的「三階梯止痛法」，進一步解釋醫生會按照患者的疼痛程度處方不同種類的藥物：

第一級：必理痛等一般止痛藥；

第二級：弱嗎啡類藥物，例如Codeine、Tramadol等，有一些副作用，需要限制每日劑量；

第三級：鴉片類藥物如嗎啡、美沙酮、吩太尼等受管制藥物，必須由醫生處方。

郭愛玲指出嗎啡的確會引致便秘、嘔吐、嗜睡、口乾等症狀，但某些副作用只出現在吃藥初期，有些亦可透過其他藥物紓緩情況。

她也補充香港研究指出四至七成晚期癌症患者會有疼痛問題，但患癌不一定會疼痛，而後期癌症也不一定比初期更痛，有時腫瘤生長在神經線附近，即使體積很小，也可以造成很大的痛楚。所以痛楚程度、需要的止痛藥劑量等增加，也不等於癌症惡化。

第七章

屯門醫院腫瘤科：全程都陪伴？

幾個醫生一字排開坐一邊，一個伯伯由女兒陪著進來，在對面坐下。屯門醫院腫瘤科顧問醫生施永健解釋病情，介紹在座不同專科的醫生，說了大概的治療方案。伯伯靜靜地聽著，表情恍惚：「你們說什麼，就是什麼吧。」女兒簡單地問了一兩條問題，醫生簡單地回答，整個會診不到十分鐘。

「病人見到我們有這麼多醫生在對面，會感覺得我們是真心幫他的。病人也會額外有信心。」施永健自信滿滿地說。下一位癌症病人感染了傳染病，待在小房間坐在輪椅上，施永健和所有醫生戴上口罩去見她和家人。「就算不能做化療、電療，也要談談紓緩治療的安排。不是無得醫的。」施永健出了房間後留下一句話，又回到原先的大房和其他不同的專科醫生見病人，整個早上，病人一個接一個。

不同病人不同需要

「癌症管理不是單一的，外科、腫瘤科、紓緩治療……如果一個科看完才到另一個科，時間夾得不好，很多問題，拖得 頭半個月就由生變死。」施永健指出就算紓緩治療，也不是「開頭冷淡後尾溫情」，而是一開始就是綜合的醫療方案，除了不同的專科醫生，還有臨床心理學家和社工，顧及病人不同需要和變化，他希望病人一開始，就有不同專科醫生一同會診，並且盡量「度身訂造」治療方案。

「生命除了活下去，還有生活質素。」病人對生活的想法，未必和醫生一樣，施永健說了兩個例子：

有位女病人年近五十，知道患癌後說：「我人生無玩過，只是儲了一些錢，治病前我想去一次希臘。」會否先醫治，穩定一點？如果在希臘有問題點算？認真討論後，病人還是很想一世人可以去多幾個地方，寧願先去旅遊。去了希臘，她又想去澳洲，從澳洲回到香港才開始治療。「可能她心情好，鬥志好，內外配合，也康復得好好。」施永健說。

另一位七十歲的男病人，很坦白：「不要搞我，讓我舒舒服服吧。」醫生於是使用放射治療，目標是紓緩病況，病人仍然可以和孫兒飲茶，嘻嘻哈哈。「再頂唔住，我們出一些招數，讓病情穩定一點，病人又繼續維持正常的生活質素。」施永健說：「每一個人的選擇都不同，我不介意幫病人『搏』，但我絕對不會逼病人『搏』。病人也要合理，大家一齊選擇最合適的醫療方案，事後也別說『早知點點點』。」

屯門更需要資源

屯門醫院在香港名聲不算好，不時被投訴鬧上報章；醫管局《手術成效監測計劃》報告裡，屯門醫院在預約手術和緊急手術中，亦分別連續第二年和第五年被評「表現遜色」；醫生則在報章反駁醫院所在的新界西聯網如「困獸鬥」，覆蓋超過一百一十萬人口，卻只得屯門醫院和博愛醫院提供急症及普通科服務，居民收入偏低不會選擇私家醫療，亦較少跨區接受治療，醫院負擔相當沉重——新界西聯網醫生與每千名人口比例為零點六，是各聯網中最低的，相比九龍中的每一千名人口有一點三位醫生和港島西有一點一位相差近倍。

施永健受訪時亦有點激動：「到今日仍然有人驕傲地對我說：『我從來沒去過屯門，都不知道屯門醫院在哪裡！』可是我敢講我們的腫瘤科，比私家醫院還要做得好。」他強調部門採用歐洲的integrated model，綜合並且是「一條龍」服務，由病人確診，多個專科會診，臨床心理學家支援，多方面協助病人康復，而就算走到最後一程，也不會「放棄」病人。

香港醫院聯網內的醫院各有分工，急症醫院裡需要紓緩治療的病人，一般會轉介到該聯網內的復康醫院，但新界西聯網裡的屯門醫院既要負責急症，亦要照顧晚期病人。

施永健很記得九零年代初一對八十多歲的夫婦：太太到癌症晚期，施永健轉介她去香港仔專門提供紓緩治療的南朗醫院。後來遇到丈夫，才知道他每天都用八小時交通來回去看太太——「我自己開汽車，由屯門去香港仔只是一個小時，可是當時屯門還沒鐵路，伯伯要轉幾程巴士。『嘩，你真的那麼愛她？』我那時太年輕，不明白長者的感情，也很後悔：『早知道，怎麼樣我也留她在屯門醫院！』」

不是無錢就無人理

沒有資源，就去籌，施永健一直落力籌款，在腫瘤科增設紓緩治療服務。一九九三年屯門醫院得到一間報業集團支持，四年後建成日間寧養中心，佈置像是漂亮的大客廳。「我要讓病人知道，不是無錢就無人理！」施永健特地用古典的中式家具，那家具老闆知道用途，著意拿出鎮店好貨，畫框都用上珍貴的黑檀木。

每一個角落，都是回憶：太太患了婦科癌，一直擴散，丈夫是粗人，不懂說話，默默照顧，她心情不好時常挑剔，他靜靜地，但其實心裡很想告訴她：「我很愛你。」

晚期病情反覆，往往拖上一段時間，若然大家都避而不談，沒有溝通，反而更多磨擦，醫生、護士、社工、臨床心理學家都得幫忙。這家人後來在日間寧養中心開派對，太太一直希望孩子懂得煮飯，自己不在，也可以照顧自己，那天九歲的兒子和四、五歲的女兒，就在日間寧養中心的廚房煮可樂雞翼、蒸水蛋。木訥丈夫居然拿出結他，和兒子女兒一起唱《月亮代表我的心》，小女兒不害羞，大大聲唱。太太什麼都沒有說，只是微笑。

醫護人員拍下片段和相片，讓這一家人記住這份甜蜜。

病房裡的婚禮

離開古式古香的日間寧養中心大客廳，向前走就是腫瘤科住院的病房。二零零零年這裡才籌到錢完成裝修，光猛大窗，圖畫是掛在天花板上的，讓病人躺在病床上也可看見。「生命去到終結，可以平靜，有盼望，就算體弱到只望到天花板，也希望帶來生命的盼望。」施永健解釋。

繼續走，長長走廊有六間闊落的獨立病房，每間只有一張病床，玻璃窗外是開揚風景，有沙發讓家人休息。這六間房亦是幾經籌款和磋商，直到二零一二年落成。腫瘤科的紓緩病床就是這樣慢慢地由最初八張增加到五十一張。「我們沒有用什麼『晚晴房』，什麼名字都不用，只要設身處地：如果有需要，就會想有這樣一間房。」施永健說：「北歐的研究說醫護人員很重要，但環境也是重要的，尤其是中國人不懂得表達，感情都收起來，要有空間讓彼此感受。」

六間房的病人，平均只是住三天，讓家人有地方，把握最後時間陪伴。

病房裡，曾經有一場婚禮：男人是癌症康復者，當年在屯門醫院醫治，女友不離不棄；女友後來也患癌，堅持另類治療不肯去醫院，終於倒下，男友馬上請救護車送她到屯門醫院。他重見施永健醫生，開口就說想結婚。

「好啊，下星期看那一天。」施永健回答，男人不肯：「我想現在。」當時是星期六，施永健檢查後知道他女友的癌細胞已擴散全身，也許留不到星期一，馬上總動員。院牧不在，連忙找同區的牧師，再請律師簽發文件，醫護人員亦盡量佈置病房，掛上氣球彩帶，兩小時內就行禮。媽媽把女兒的手，交到男人手上，簽字，兩人就有了名份。

星期一護士借到婚紗，讓一對新人拍照，女醫生還特地用自己的唇膏幫忙化妝。婚紗是剪開套上去的，旁邊還有氧氣儀器，拍照時除下氧氣罩，拍完馬上戴上，相片即時用手提電腦整理，讓新娘子看到。這天晚上，她就走了，但心滿意足。媽媽也帶笑說：「我女兒終於有歸宿。」

六間病房外的長長走廊，鋪上溫暖的深色木條，一幅幅相片，更多更多的感人故事：丈夫生病前太太已經懷孕，丈夫知道自己時間無多，寧願不見孩子，醫護人員談了又談，他才願意見嬰兒，一見就抱著不肯放，相片把這感人的一刻凝住。

另一張，病的是三十多歲的兒子，六十多歲的媽媽天天來，很想煮東西給兒子食，可是兒子已經吃不到。在這獨立的病房，兒子握著媽媽的手，說：「阿媽，我知啦。」媽媽放聲哭出來。

生命也許留不住，愛永遠在。

這條滿是相片的走廊，盡頭有一扇門，施永健正在說相片故事，有病人剛好經過，推開門衝口而出：「真係幾靚喎！」外面是天台花園，種滿了各色花樹果樹，陽光燦爛。

而紓緩病房的地下，還有進心會兒童及家庭哀傷輔導中心，支持患病的兒童。這裡的臨床心理學家受過訓練，會用沙盤遊戲（Sand Play）輔導孩子。中心播了一段短片：孩子十二歲，在沙盤上放了幾個人物公仔，都孩子眼中不健康的，例如老年人、坐輪椅的，就算有個小男孩，旁邊也放了墳墓和鬼怪。裡面也有一些有生氣的東西，例如一顆雞蛋，可是整個沙盤都放滿障礙，沒路走出來，小男孩也沒有朋友。

「如果你開口問，孩子只會說：『醫囉，繼續醫囉。』不會說出這些內心的東西。」輔導員解釋。香港大學出版的《Social Work Intervention in Health Care》第一章就舉出實例：八歲的女孩因為癌症需要截肢，手術後亦裝上義肢，學習重新走路，然而離開醫院回到家裡的第一天，她上天台跳樓自殺——醫生顧住手術是否成功、社工忙著申請義肢的費用、職業治療師要讓她復健，卻沒人留意她的情緒。

孩子有支援

施永健強調要發展一個系統，讓所有病人得到全人的照顧，腫瘤科病人無論年齡，都會得到心理支援需要，而病人的孩子，也會得到輔導，喪親後也有哀傷輔導。

同樣又是一個沙盤，小女孩的媽媽三個月前因為肝癌過身。媽媽還在醫院留醫時，女孩除了可以來探媽媽，還會來輔導中心「玩沙」，經常拿起一個女人公仔當媽媽，一個嬰兒公仔當作自己。這一天，女孩對著女人公仔有點生氣：「我唔要佢。」可是一

一

遺憾

（也許無法避免）

二

圓夢

（盡力的句號）

會兒又請輔導員拿來：「我想要佢，你幫我拿。」

女孩把女人公仔用沙埋起來，接著又把嬰兒公仔埋起：「佢哋見唔到啦。」她再要輔導員幫忙：「我拿不起來，你幫我。」公仔拿起來，女孩一度玩得很開心，把公仔放椅子上，請公仔吃雪糕……可是最後鯊魚過來，吃掉公仔，大堆兇惡的東西丟過來，一片混亂。

「我一定不會叫停，讓她自己玩，但我就在旁邊，讓她知道隨時有人幫忙。公仔拿不起，因為那是『死亡』，她控制不到。中間找回媽媽，最後又失去，這段路是要經過的，有死亡，才有重生。」輔導員說：「最錯就是叫停：不要哭！不要怕！她的情緒反而不能抒發出來。」

過來人份外明白

施永健在旁邊看短片，很明白女孩的心情：「這些年我們照顧了超過三千個小孩。最初是一九九七年當作教育項目去申請優質教育基金，給了一百萬元，兩年後又再讓我們換個名義申請，給了五百萬元。大家都同意喪親的孩子需要幫助。」

時光倒流，施永健還是中五學生，爸爸突然發現患上胰臟癌。

「那個年代，絕對是『無錢無得醫』，連基本的止痛也沒有，我記得他在病房吐血……咁叻的一個人，咁好的一個人，dying like an animal。」爸爸由患病到離開，只是短短幾個月，施永健發憤讀書，本來考第二十八，變成第二名，靈堂前他亮出會考成績，全部都是最高分。可是升上中六，完全沒法讀書，爸爸離去的哀傷這時才浮現，撐到學期最後三個月才開始可以看書，幸好能夠以中五會考成績進到香港中文大學第一屆醫學院。

施永健曾經有一位病人已到晚期，考慮過標靶藥的成效，決定不接受，寧願把錢留給兩個仍在讀書的女兒，可是太太和兩個女兒都大力反對，堅持要他「不放棄」。

施永健就跟太太說：「我爸爸也過身了，但他繼續活在我身上，你的丈夫也會繼續在女兒身上活下去。」太太和女兒明白了，不再堅持試藥，改為全家去旅行，那病人很開心，最後走得很安詳。

「我很知道癌症那種無形的網羅，影響可以有多壞。」施永健坦言一九九零年加入心目中資源最缺的屯門醫院，並且一直拒絕私人執業，就是信守對爸爸的承諾。

第八章

靈實醫院：始終有盼望？

二十多歲的阿康全身都是潰瘍，傷口不停流出滲液，頭部的傷口令頭髮完全脫掉，細菌更入侵了腦袋，頭腦已經不太清醒，神情有點呆滯——他是靈實醫院第一個照顧的末期愛滋病病人。

醫護人員細心地每天替阿康洗傷口、洗澡，隨著藥物紓緩了種種不適，阿康的樣子愈來愈放鬆，有一晚他終於安然離世。阿康的家人帶了全新的衣服鞋襪來，還有一頂假髮，護士細心地為阿康最後一次清潔身體，用棉墊和紗布包裹滿頭的傷損，再戴上假髮，然後把衣服一一穿上，結上領帶，穿上外衣。

阿康的遺容平和、安詳。他的尊嚴還在。

同一間病房，又曾經出現六十多歲的末期肺癌病人，他一直在街上行乞，身邊大包小包的行李都帶到醫院，還用這些行李、床邊櫃、椅子把病床圍起來，彷彿要把自己和其他人分隔開來。

護理人員一次又一次替他清潔，洗去身上陳年累月的污垢。護士第一次看清楚他的面容，於是拿一面鏡子來：「黃伯，今天你的精神好好，來！看看你自己整齊的樣子。」黃伯很愕然，接到鏡子看了很久，很久，嘴角微微露出一絲微笑。

漸漸地，黃伯把大包小包行李一一挪開，不再把自己圍起來，並且終於和護士說話：「姑娘，我的大半生受盡鄙視，沒想到住醫院會有醫護人員這樣用心照顧我。我最高興是你們叫我『黃伯』，這麼多年，人們都是叫我『乞丐』、『老乞丐』……」

善終服務歷史悠久

這是靈實醫院的「盼望病房」，專門提供紓緩治療服務。雖然聖母醫院是香港第一家提供紓緩治療服務；南朗醫院亦曾經是香港唯一的公營寧養醫院，可是靈實在很多香港人心目中，幾乎和「善終」劃上等號。紓緩治療專科顧問醫生林偉民坦言直到今天，還有病人以為入住靈實醫院，就是到了臨終階段。

這是有歷史原因的，靈實由外國宣教士創立，照顧了大量調景嶺的肺癆病人，當時肺癆的死亡率相當高。一九八五年醫院開始接收來自伊利沙伯或威爾斯醫院的末期肺癌病人；一九八七年收到私人捐款，開設「盼望病房」提供善終服務，當時只有六張病床。一九八八年善終病床增加到十張，九零年有二十三張，九五年靈實醫院成為「善終服務護理專科課程臨床培訓中心」。

一九九六年靈實醫院為愛滋病人提供善終服務。九七年遷入新院舍，盼望病房一共有二十四張病床，包括六間單人房，一間雙人房，同年善終服務改名為「紓緩治療服務」，並獲得醫院管理局第一屆傑出團隊獎。

二千年起，醫院已經訓練義工協助病人家人安排殯葬事，並且組成喪親家人小組「彩虹約會」，互相支持。

還有，醫院有漂亮的小禮堂「安懷軒」，讓病人出殯；殮房也設在二樓，棺木和靈車不是像其他醫院由地牢或底層離開；象徵意義是——這裡並不不抗拒死亡。

由愛滋病到非癌症

「愛滋病因為藥物改善，二零零二年開始沒有病人轉介過來。我們一直都是照顧癌症末期病人，幾年前因為有李嘉誠基金的資助，開始照顧非癌症的晚期病人，例如慢阻肺病、腎衰竭、心臟等。」林偉民說，全院四百張病床，雖然只有二十四張是紓緩病床，但醫院每一間病房的醫護人員，都會重視臨終護理。目前醫院一個月大約有七十人過身，有一半是癌症病人，其中百分之九十三點八都接受過紓緩治療，這比九龍東聯網平均八成、全港公立醫院不足七成都要高。

其他一半去世的非癌症病人，六成是腎衰竭，當中九成半曾經接受紓緩治療；慢阻肺病人佔兩成，由於不是醫管局要求提供紓緩治療服務，並沒有收集數據，但估計大約三分一都會轉介得到紓緩治療服務。

另一位紓緩治療科副顧問醫生吳常青解釋不同疾病，晚期需要的照顧並不一樣（表一）：癌症病人一般都可以表現穩定，但可以在一、兩個月內急促變差。器官衰竭中，腎衰竭的時間軌跡比較像癌症，可以在幾個月內轉壞，但病徵有別於癌症，病人除非是痛風，很少會覺得痛，最常見的是疲倦、痕癢、氣喘、腳腫、發冷等等。

「我們和聯合醫院腎科合作，如果醫生見到病人只是為延長生命而洗腎，但生活質素變得極差，醫生會和病人、家人開『家庭會議』，有共識下一步怎樣做，不會讓病人臨終一刻都還在洗腎。當病人決定不再洗腎，就會轉介來我們的紓緩治療科。」他說有些七八十歲的長者，從科學數據來看，洗腎的風險可能比好處更大，這些病人就寧願接受紓緩治療。

肺氣腫難在家

癌症、腎衰竭都是政府給予資源提供紓緩治療，靈實醫院因為長期照顧胸肺科病人，亦為慢阻肺病人提供紓緩治療。慢阻肺病包括肺氣腫和慢性支氣管炎，並不會痊癒，病情上上落落地走向下坡，說不準時間。

醫護人員會為這些病人處理氣喘，用藥物、胸肺復康，用藥的技巧、如何呼吸等等，亦有物理治

表一　不同疾病可能出現的臨終情況

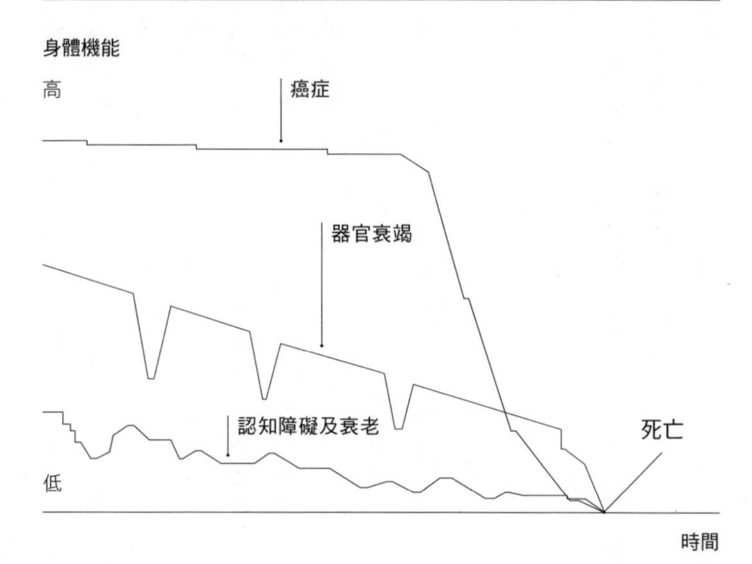

療師、職業治療師、社工、臨床心理學家等去教病人面對自己的病，如何處理氣喘。病人缺氧時可以用俗稱「貓鬚」的「鼻管」提供二至五氧氣濃度；接著再用面罩式的呼吸機，泵走二氧化碳。

很多醫院都有慢阻肺病的病人長期留院，像威爾斯醫院便有病人留院超過一年，可是在靈實醫院，醫生會主動和病人談，估評病人有心理準備，就可以轉介來紓緩治療科。

紓緩治療科像胸肺科一樣，也會首先控制徵狀。「其實會由胸肺科轉介過來的病人，能用的藥物都用過，我們會用嗎啡和鎮靜劑，亦會嘗試用藥物以外的方法，因為部份病人氣喘，是因為焦慮，需要從心理教病人面對。」吳常青坦言這些病人若希望回家，相對比癌症、腎衰竭病人難有家居紓緩治療服務：「戴著泵機，根本上不了救護車，回不了家，所以只有那些不需要二十四小時都依賴泵機的病人才能回家。而最終肺氣腫病人較難在家過身，因為他們病發得很急，很辛苦，需要立即送醫院，但如果接受紓緩治療的病人選擇不去醫院、不想插喉、不想再『泵』呼吸機，寧願留家裡，我們也會跟他們商量，尊重他們的意願。」

心臟儀器可叫停

靈實醫院離世的病人當中，還有一成是心臟病病人，情況跟肺氣腫一樣，可能病發時很容易死亡，但又有機會康復，末期上上落落維持一段長時間。由於治療心臟病常有機會使用機械，香港病人可以主動要求關掉。

吳常青解釋，例如心臟除顫器讓病人心跳維持正常，如果病人要求關上，下一次心臟亂跳，病人就會自然過身。

而有一種心臟起搏器需要長期開著，一關機就會過身，葛量洪醫院也試過有病人決定關機，醫護人員就到病人的家，解釋清楚，然後在病人同意下關機離世。這不是「安樂死」，而是合法的「拒絕治療」。（關於安樂死的討論，請閱《香港好走有選擇》第十二至十四章。）

綜觀非癌症的病人，病情反覆，怎知道是否準備好面對死亡？吳常青說癌症病人較易決定不再進行化療，紓緩治療科的醫護人員就會跟進談預設照顧計劃，例如不作心肺復甦術：「非癌症病人談預設照顧計劃就更詳盡一點，例如不洗腎、心臟病不要電擊、肺氣腫不插喉……病人的情況也較多變數，拒絕治療，是否連肺炎也不用抗生素？很複雜，不是那麼容易商量。」

所有九龍東的居民都可以轉介來靈實醫院，醫院並且會派醫護人員到九龍東負責接收急症的將軍澳醫院，提供紓緩治療服務；靈實醫院的五隊家居紓緩服務隊，亦會支援同一聯網聯合醫院的病人。

紓緩治療專科副顧問醫生林偉民估計一個家居護士大約照顧七十位病人，這數字比起葛量洪每位護士平均照顧四五十人為高。不過靈實醫院的文化有宗教特色，一些醫護人員頗有「奉獻」精神。

宗教信仰奉獻精神

紓緩治療科高級醫生杜雁碧（Anne Thorsen）是挪威人，小時候已在電視看到挪威宣教士在香港靈實的工作，後來嫁來香港，一九八八年加入靈實醫院。她是少數香港公立醫院醫生會上門看病人，自己開著一架老舊汽車到處去。二千年我曾經訪問杜醫生，她剛看完病人回來：「我從不覺得工作辛苦，人病了，不會再說車、樓，會對你說心裡最重要的，例如家人。這是禮物，讓我知道，唔，天下雨，麻麻地，但沒想過死。看到這麼多人比自己年輕都會死，要好好活下去。」

直到現在杜醫生仍然一星期三天上門看病，醫院安排了汽車和司機接送她。

靈實醫院胸肺科及紓緩治療科主管顧問醫生陳健生在一九九零年加入，坦言剛來時很「心酸」：「香港的醫院，急症病人得到的資源最多，慢性病的就像可有可無。我進到病房，二十八個病人全嚷著氣喘辛苦要生要死的。他們不肯回家，因為回到家沒有儀器就動也動不了，可是不出院又沒位子給新病人，很困難。病人一次又一次的進出醫院，情緒很壞。第一個月我經常被叫回醫院急救病人，把腰都弄傷了。」

陳健生於是開創「胸肺復康中心」，讓這些慢阻肺病人訓練肺部，讓病人改善病情，一些晚期病人也可以回家，不用長期待在醫院。

「人不是牛，不是搬不了東西便殺掉。老了，軟弱的生命就沒價值嗎？可能他對家人很重要，就算沒有力量再貢獻，但家人很想報答他，希望他活下去？」他說：「人的價值從出生到離世，都是尊重，身體再不行，也要有希望。靈實的英文名 Haven of Hope，就是要為沒希望的人帶來希望。人生最大不是生與死，而是生與死之間可以做什麼，就算一生不快樂，我們可以在最後幾個星期讓病人開心，把握時間和家人復和……也是美事。」

醫護受訓比例高

靈實醫院全院二十五名醫生，有五名都是紓緩治療專科，還有第六名醫生正接受專科訓練，這比例是香港其他醫院都比不上的。

而所有醫生加入靈實醫院前，都要接受醫院一系列的訓練，包括如何會見病人家人、如何商量預設照顧計劃、不作心肺復甦術、癌症及非癌症病人要接受的紓緩治療……「我們在想寫一個指引，提醒end of life care（臨終護理）要注重和監察的地方，可能會有一份清單讓同事清楚知道。」林偉民表示由於醫護人員受紓緩治療的比例高，亦會考慮更多外展服務，目前亦有一些計劃在構思中。

「我們的特色，就是不介意為病人多走幾步。」他淡然地舉了一些例子，例如社工會幫忙病人找失散了的兒子，並送上一本書《共譜生命休止符》，裡面全是盼望病房末期病人的故事，好些額外的關顧工作，在靈實卻似乎是理所當然。

對於政府、醫管局、社福機構開始注重紓緩治療服務，林偉民提醒：「最要緊是以病人的需要作出發點，那就不會弄錯。」

他舉例像認知障礙症病人，最好可以一早商量預設照顧計劃；病情比較複雜的，也要著重病人不同需要和意願。無論病人能否在紓緩治療病房，甚至在醫院之外過身，都要得到紓緩治療服務，這就需要其他病房醫生、院舍職員等都得到培訓。

「病人需要的，除了醫療還有護理，英國國民保健服務（NHS）會付款請護理員在晚上去病人家中照顧，醫生和護士的紓緩治療服務也是二十四小時運作，香港就有相當大距離。」他希望香港可以增加資源，並且互相配合。

而吳常青則希望兩間大學的醫學院可以加強紓緩治療專科教育：「現在醫學院連一位紓緩治療專科醫生教授都沒有，怎能讓準醫生明白這科有多重要？」

第九章

明愛醫院：尊重我的意願？

二零一五年在第十一屆The Asia Pacific Hospice Conference，明愛醫院紓緩醫學專科醫生郭愛玲發表她的研究報告：在香港急症醫院提供紓緩治療諮詢服務。台下來自各國的醫護人員沒有太大反應，在醫院不同部門提供紓緩治療的諮詢服務，似乎是理所當然的事——可是這在香港並不簡單。

不止用藥

明愛醫院是香港極少數急症醫院如此重視紓緩治療，行政總監謝文華醫生是香港紓緩醫學三十年來其中一位重要推手，醫院早在九三年已經成立紓緩治療科，謝文華亦重視學術研究，有份研究使香港政府把紓緩治療服務推擴到非癌症病人。目前明愛醫院除了有四十張紓緩治療病床，亦有向醫院其他部門、急症室、深切治療部等提供紓緩治療諮詢。

郭愛玲就是研究紓緩病房以外，病人接受的紓緩治療諮詢服務，發現最大分別是治療重點由用藥，改為面對病人的心理需要。研究裡的八十九位病人，大多數患有癌症，近四成感到沮喪、焦慮，十位表示想自殺、九位希望「快點死」、三位要求「安樂死」。

紓緩治療專科的團隊平均見了他們八至十日，除了像其他部門一樣開藥止痛、處理不同病徵，亦用相當多時間處理情緒需要，包括讓病人了解診斷和預期的效果、和家人溝通、討論撤除維生醫療、拒絕心肺復甦法、甚至安排葬禮。

不困一角

「香港急症醫院較少發展紓緩治療服務，這是因為最初七零年代大家認為應該去一個『寧靜』的地方、由專責的團隊照顧下去世，可是實際上所有醫院、每個部門都會有病人過身，死亡是一個過程，避不開的，那裡離世，那裡就要照顧。」行政總監謝文華醫生說話如刀，直中要害：「如果只是在特地一個部門負責照顧臨終的病人，那不但病人會抗拒，其他醫護人員亦不會知道臨終者的需要，一見到病人不行，就急急轉介。」

「而更大問題是：當其他醫護人員不知道紓緩醫學的具體運作，就會拒絕合作，甚至拒絕在體制內提供資源，誤以為找一些慈善家捐錢就可以。十年前我已經聽到其他部門的醫生說：『為什麼我要轉介病人給你？病人痛我不懂得醫嗎？』其實他們真的不懂，痛不是開止痛藥就可以處理。當他們發現紓緩治療科的醫生更懂得使用嗎啡、自有不同方法處理臨終複雜的病徵，又能夠面對一些想自殺、要求安樂死的病人，其他科的醫生才會願意轉介。」

不要光環

謝文華在明愛醫院三十年，在不同崗位亦沒停止推動病人善終服務。九零年代作為紓緩醫學專科醫生，她開始著力培訓團隊；出任內科和老人科主管時，讓不同部門的護士輪流去紓緩治療病房工作，親身體驗。

「以前紓緩治療的醫護人員有一個『習性』，喜歡有『光環』強調自己有愛心，我很記得有一位護士，收到特別多家屬的感謝信，可是同事很不喜歡她，因為她把所有時間去安撫個別病人。紓緩治療是沒有個人的，一個人做得多好，都是一對手。」謝文華形容當時用了「很傻」的方法，為了令全個紓緩治療團隊都有相近的水平，每個星期都一起上課，開組討論，為了吸引同事還送「叉燒飯」。

她堅持了幾個月，自此這成為明愛醫院的「傳統」：每月都有一個關於紓緩治療的講座，現在開放給所有部門同事，並且會送飯盒，除了燒味還有其他選擇。訪問翌日正好有講座，一位護士講述在非洲參與伊波拉的抗疫工作，雖然在臨時醫療站設備簡陋，他仍然嘗試為臨終病人開闢一個角落，讓家人可以陪伴。

二零一四年出任行政總監，謝文華更著意把紓緩服務「滲透」全間醫院：「醫院死亡率最高的，可能是急症室，能夠在紓緩治療病房過身的是少數，那有可能把紓緩治療的病床數目，增加到像急症病房一樣多嗎？不可能。可是醫療體系本身就有consultation諮詢制度，不同專科合作，例如腫瘤科醫生會把有需要的病人轉介給臨床心理學家，大家明白紓緩治療的重要，自然就會問紓緩治療科的醫生意見。最重要不是病人在哪裡過身，而是有沒有得到好的照顧。」

她再三強調病人時間無多，團隊不懂照顧，就會錯失最後的機會，令病人和家人都抱憾。

不要入老人院

在這樣的背景下，明愛醫院一些病人的待遇頗為難得。另一位紓緩醫學專科醫生胡金榮在一個公開講座，分享三個病人的故事。

「明愛醫院在深水埗，這是香港其中一個最貧窮的社區，就像一個社會的漏洞，很多人在他們的江湖不斷打滾，人生到了最後，慢慢流到這個洞裡。」胡金榮說第一個病人是九十多歲的獨居伯伯，患了腸癌，堅持不進老人院。伯伯不要任何社區服務，送飯、陪診、清潔家居……通通都不要，也不要任何人探訪，可是家裡一點也不『孤單』：蚊子、蟑螂、蜘蛛……環境很惡劣。伯伯經常因為貧血氣喘進醫院，醫生總是遊說伯伯進老人院，而伯伯每次都對醫生破口大罵。

「我們都知道伯伯總有一天會因為腸癌而過身。伯伯的呼喊，其實只是想在人生最後的階段，過著自主、有選擇的生活。醫生可以透過輸血去改變伯伯的貧血，用不同的方法改善伯伯身體上的不適，但這些都對應不了伯伯獨立自主的呼喊。」胡金榮說醫院派出團隊不同成員：社工上門探訪、護士上門整理藥物，伯伯身體愈來愈差，慢慢也接受這些上門服務：「有一次我上去探伯伯，終於明白他為什麼仍住在那裡。從走廊走過去，還未進家門，已經可以聞到他家裡傳出的臭味，再打開他的電飯煲，一圈都是蟑螂的糞便，煲裡有幾隻白蟻，伯伯的假牙也放在地下。但伯伯為什麼堅持要住在那裡？原來伯伯的房間，間中有陽光能夠照射進去，最緊要旁邊有一間學校，定時有校園的鐘聲提他起床，他覺得這些都是他人生自立繼續生活的一部份。」

明愛醫院不同的醫生和護士，都盡量努力維持伯伯家居的清潔，最後伯伯才進到紓緩治療病房，兩個星期後過身。「如果是別的專科，可能會『夾硬』把伯伯送到老人院，也許會少一些蟑螂，但這是否對他最好呢？我們能幫到他的就是，在他人生最後的階段，亦可維持自己的選擇和想法。」

不要戴氧氣罩

第二個病人是六十多歲的伯伯，晚期肺氣腫，患病超過十年。他在深水埗的護老院，不斷因為氣喘被送到醫院，醫生都很熟悉他，由於情況太差，經常都要用氣壓機直接泵氣到肺部。每次伯伯戴著氧氣罩出院，送回護老院，卻又自行除下氧氣罩，護老院的護理員每次看見都非常生氣，兩人吵起來，吵著吵著伯伯又因為缺氧再送去醫院。在醫院中，有些護士會把他綁起來，以免他除去氧氣罩，於是伯伯又吵著出院，就這樣吵吵鬧鬧來回院舍和醫院。伯伯見到家人，也是大吵大鬧。

為什麼伯伯不肯戴氧氣罩？胸肺科的醫生沒辦法，就請紓緩治療科醫生去看伯伯。

「是不是戴氧氣罩很辛苦？伯伯答不是；再問，是否已經不想再依賴這部機器去勉強維持生命？伯伯一樣否認。那為什麼這樣做呢？」胡金榮認真地問，伯伯於是說出十年的恩恩怨怨：原來伯伯長期吸煙，肺功能愈來愈差，五十多歲時患上肺氣腫，被迫退休，由原本一家之主變成要家人照顧。伯伯覺得失去了自尊，後來更因為要戴氧氣罩被送進院舍，這對伯伯是「奇恥大辱」。伯伯除下面罩，想告訴家人和院舍職員：他還是一個有自主能力的人，就算沒有面罩，還是可以自行呼吸，但當然現實中是不行的。伯伯堅持自主，令他和家人關係很壞，他不認女兒，因為女兒送他到老人院，連孫子也不能叫爺爺，只能叫叔叔。

「紓緩治療科可以做什麼？我們看到晚期肺氣腫的病人，最大的問題不是氣喘，而是『條氣唔順』，這不是生理上的肺活量，而是心理上、社交上、家庭上的仇恨有沒有得到紓緩。看得出伯伯還是很疼錫家人的，不過身為男人，不易開口道歉罷了。」胡金榮知道伯伯不戴氧氣罩的原因後，聯絡物理治療師和營養師替伯伯治療，找心理學家、社工、牧師開導，後來伯伯知道太太帶來的湯水，原來女兒也有份煮，不是遺棄了自己，終於肯見女兒，認回孫子。伯伯最後仍然因為肺氣腫過身，但至少不是帶著恨意。

不再要安樂死

第三個病人「風哥」只有五十多歲，患有末期癌症。胡金榮坦言印象很深，因為風哥一開口便要求安樂死：「我還來不及反應，他已經接著說：『但我知你不會幫我，因為香港做不了，如果你真的不能讓我安樂死，那就給我六個數字。』原來他想用來買六合彩。」

風哥曾經風光，「縱橫」澳門香港，但與妻女關係疏離，晚年「無人、無錢、無盼望」，癌症蔓延到骨頭非常疼痛，心裡更加痛苦。紓緩治療一貫用上整個團隊：除了醫生、護士，還有物理治療師，甚至寵物醫生來探望，社工還替他找到太太和女兒，亦有義工來聽他說「威水史」。

「風哥去世前，送了一首詩給我們：

明月西昇日落山，
愛侶相約河邊柳，
舒展日間辛勞苦，
緩緩細語解困憂，

科目繁多內科難，
好多名醫出內科。

很難想像，寫這首詩的作者在四個多星期前曾經要求安樂死。當我們處理了他身上、心上的痛後，他慢慢明白什麼是愛，什麼是陪伴，放下了尋死的念頭。這就是紓緩治療想做到的東西。」胡金榮坦言：「醫生多數是自大、自傲，又自負的生物，對一個病可能會有興趣，但對一個病人可能就沒有這樣的興趣。很多時候對著那三個病人：『你的肺活量OK，你的骨沒有擴散，走得啦』，而紓緩治療則可以令我們明白到病不止是實驗報告和X光的結果，病人背後有自己的故事，我們關心的不止是他身上白血球的多少，而是人性背後的一切。」

沒有時間

明愛醫院紓緩治療科的新症病人，看病時間可以長達四十五分鐘，會和家人討論晚期照顧方案，簽署預設醫療指示。部門亦強調團隊照顧，除了醫生、護士，還有物理治療師、職業治療師、營養師、臨床心理學家、社工、輔導員、護理員、院牧、院待、義工、家人、寵物醫生。

胡金榮認為紓緩治療的手法很重要：「如果只是關顧風哥的心靈，沒有止痛也不行的，而了解病人背後的想法也要有技巧和時間，男人有時很要面，但只要你願意開口、問多幾句，往往都願意說。問題卻在於在這樣繁忙的醫療工作環境中，很多時我們連問都沒有機會，可能這就是現時香港醫療制度中最大的問題。」

明愛醫院是香港其中一間最繁忙的醫院，急症室每天都會湧進大約四百人，流感高峰期病床佔有率更可超過百分之一百三十。胡金榮和團隊，長期都在加班。

第十章

白普理寧養中心：好好說再見

這次除了直接採訪十間醫院，亦有在網上公開邀請曾經接受過紓緩治療服務的市民接受訪問，當天就收到四個電郵，而三個都是曾經有家人入住白普理寧養中心。

白普理是香港唯一的公營寧養院，採用英國模式，服務範圍包括住院服務、家居寧養服務、醫院支援、日間寧養服務，一九九二年由善寧會創辦，一九九五年轉交醫管局管理，除兩張私家床，全部服務都按公立醫院標準收費。全院只有二十六張病床，有雙人房、五人房，全部都有大窗對著綠油油的風景。一般醫院病床邊只擠得下一個櫃、一張椅子，這裡闊落一點，每張床邊可以放得下三張椅子，垂危病人的家屬不受探病時間限制，亦可通宵陪伴。

白普理主要接受新界東聯網的病人，也可經其他聯網的醫院或私家醫生轉介，但不很多醫生會主動告訴病人或家人。三位受訪者其中一位是護士朋友介紹；一位本身是院牧，知道香港有公立寧養院服務，主動向醫生提出；只有一位是由沙田醫院轉介過來。

拒絕無效醫療

白普理寧養中心麥懿活醫生坦言不是所有病人都適合轉介過來：有些病人不願意，家人不同意，或者堅持積極治療，就算心臟停止跳動，仍要用心肺復甦術等搶救……白普理希望支援病人走安然離世，並不做無效的醫療。麥懿活指出這裡的強項是psycho-spiritual care，為病人提供心理輔導和靈性支持，例如有些病人要求安樂死或者想自殺，除了醫生和護士懂得處理，還有社工和心理學家輔導。

白普理收了新病人，白普理會有「醫院支援隊伍」(hospital support team)的護士去病房或者家裡探望病人，評估病人的各方需要。白普理的團隊主要提供comfort care，幫助紓緩痛楚和控制病徵，院內還有太平間，有小禮堂辦儀式，二零一三年新設寧心閣(comfort room)，讓家人陪伴遺體，可以進行一些儀式，例如長時間誦經。病人離去後，白普理的社工亦會為有需要的家屬進行哀傷輔導，視乎情況，有些可以長達一年。

敏感情緒需要

目前白普理有一個醫生全職負責病房，家居寧養護理由兩個兼職、一名全職醫生、八位護士，兩人一組分成四小組，照顧三百六十個病人。每人大約負責四十到六十名病人，每週、隔週去探望一次，有的只通過電話聯絡。每天護士大約探望五名病人。醫管局的社康護士一般每天探十五名病人，主要負責清洗傷口、打打針，但白普理的護士會逗留長一點時間，跟病人和家屬聊天。麥懿活醫生坦言人手很吃力：「以前我們有四個小組，只有八十個病人，現在卻有三百六十個病人，再加上非癌症病人，只能盡量做。」

除了住院服務和家居寧養服務，白普理還有日間寧養服務，依病人居住的區域而定，可能會提供專車接送。逢星期五社工會提供不同類型的活動，職業治療師幫忙做運動，義工陪唱粵曲等等。二零一四年白普理特別給精神科的病人引入Comfort Plan，希望病人可以增加自我管理能力，減少約束。有需要的病人可填寫一份「治情自勝」計劃表格，列明：

「為了協助治療團隊了解如何支援你的情緒，根據你以往的經驗，下列哪個方法可以幫助改善情況？

一、抒發情緒：寫日記、深呼吸減壓、聽音樂、閱讀、唱歌、與職員聊天、與其他病人聊天、做運動

二、分散注意力：看電視、往大堂散步、吃東西

三、發洩情緒：打枕頭、用枕頭遮口大叫

四、平靜心情：捲在毛毡裡、在自己房內休息、在獨立房間「心悠軒」休息、冥想、放鬆運動、正念呼吸、藥物治療

五、其他

當你不高興時，有什麼事情/時間會令你感到更煩躁？

被觸摸、被指責、被隔離、被教導（例如你要冷靜啲）、任何噪音、不受控制（請解釋）、一日內的某個時間（請註明）、一年內某個日子（請註明）」……這份表格會由護士和病人一起簽署，大家一起處理情緒。研究裡受訪病人表示壓力改善了。

家人探病時間長

而三位主動聯絡受訪的被訪者，對白普理都有不同的經驗：R女士的媽媽六十六歲時患上胰臟癌，醫生說情況不樂觀，太近大動脈不宜做手術，家人也不想她辛苦接受太激進的醫療，於是看中醫，「什麼古古怪怪都去看。」R說，確診三個月後病情一直惡化，是護士朋友介紹，才懂得申請進白普理。

她最喜歡白普理沒有探病時間限制，有空間，家人全天候都可以陪著媽媽。她覺得相對一般醫院，這裡護士人手多一點，也多一點關顧。「姑娘當我媽媽是小朋友去逗開心，不時問她痛不痛，很疼她。還有義工來做手工。」R形容之前在急症醫院：「像是打仗，我們去探也好像阻住醫護人士做事。」

媽媽最後在白普理住了三個多月，雖然白普理

我們選擇　如何死去

如同　展示

想如何活著

也有家居寧養服務，R坦言不敢接回家，一來沒時間照顧，二來也擔心醫療上出現什麼問題處理不了：「不是在家不好，只是一定要有支援，有醫務人員可以上門嗎？緊急的時候也可以找到？」

R說不清楚白普理如何讓媽媽止痛，她只是肯定媽媽的情緒是平靜的：「媽媽肯定好過住醫院，我一百分肯定。其實這種時候，醫生護士『臉口』好少少，關顧多一點已經好好。」

鄰床過身不安樂

Cecelia的家公則是被醫院轉介到白普理的。「那年他五十九歲，住在大陸，每天回來香港上班，發現肝有惡性腫瘤時，已經全個肺都是，沒法做手術。」Cecelia說最先由威爾斯醫院轉去沙田醫院，再送去白普理，家人都覺得環境不錯，醫生護士也親切，有時間解釋病情，又有小冊子教怎樣處理身後事，小孩亦可以去探病——可是家公不喜歡：「經常有病人過身，隔兩日就有人死，氣氛好『謝』，他好唔安樂。」

由於家公在香港沒地方住，Cecelia和丈夫那時二十多歲都要上班，又剛有兩個孩子，沒法照顧，丈夫便把爸爸送入老人院。「價錢也不便宜，但照顧像流水作業，不好。」她說家公才住了一個多星期，又因病被送到威爾斯醫院，威爾斯也不能久留，還是回到白普理：「姑娘知道他介意，特地安排鄰床是剛入院的病人，誰知道那病人第二天就去世了！」

家公快到六十歲，家人在酒樓安排兩圍枱吃飯，白普理很鼓勵，還借出輪椅。然而這次住了三個星期，家公依然不太開心，並且說見到鬼。「左手一隻鬼，右手一隻鬼，還要是螢光色的，嚇死人！但姑娘說不用理，晚期病徵是可能有幻覺的。」Cecelia的丈夫天天晚上都陪著爸爸，剛好有晚回家睡覺，爸爸就走了，他很內疚。

「也許，爸爸就是等你不在，才能離開呢？」Cecelia唯有安慰丈夫。

紓緩病房沒服務

Fanny本身是院牧，曾經在九龍西聯網一間醫院工作，她坦言那醫院的腫瘤科也有一、兩張病床說是提供紓緩治療服務，但在她眼中，病人只是「被放在一邊」：「可能病人需要比較清靜的地方……通常離護士有點遠。」

讓她體會紓緩治療的，是她外婆，二零一三年秋天婆婆開始經常肺炎，之前她有乳癌，但病情穩定，那年秋天肺氣管經常出現問題。婆婆被送到新界東聯網一間醫院，很嚴重，她那刻覺得婆婆快不行了：「婆婆的眼睛已經失去焦點，婆婆信佛，我馬上找法師誦經，這些醫護人員都沒幫忙安排，醫生問完他需要問的事，回應半句就一陣風走了，我們完全不知道婆婆怎樣，是癌細胞擴散嗎？還是護士告訴我們是肺炎。」

一兩天後，婆婆被送進單人病房，醫院通知家人來陪，可是因為婆婆的細菌會傳染，護士限制探望。「我的舅父、姨姨全部都從外國回來，坐在外面乾等。有時護士交更或者換完尿片，不說一聲就走，我們都不敢進去，有時進去又被護士趕出來。我唯有打電話問上司，上司說：『這樣不行，最後一面，都不給你們去見，叫你們來做什麼？』他叫我和醫護人員談談，剛好主診醫生經過，馬上跟他說，他才對護士說不用限制，自此家人都可以進去。原來要這樣要求嗎？」

婆婆後來穩定下來，情況漸漸好轉，可以出院，但家人一直苦惱到底是什麼病，婆婆的癌症到底有沒有擴散。醫生說要約腫瘤科，又要排期等候。「我有些親戚很『有趣』，會說：『哎吔，不要問啦！』可是不知道什麼病，如何作決定？我爸爸是癌症去世的，媽媽就比較務實，追問了很久，才知道婆婆是肺癌，更轉由專科治療。」

主動轉入白普理

Fanny是在贐明會的臨終關懷課程認識到白普理，當時婆婆還未肺炎。「有位白普理的姑娘主管形容到像天堂，因為當時我也在醫院工作，聽到白普理的服務覺得好到難以相信。例如她說以前未進醫管局，白普理有自己的主廚，病人可以選擇吃什麼，幾點吃，而又不一定用尿片大便，可以洗澡……所以後來婆婆有病，我跟媽媽說一定要去白普理，排多久都要排。」

婆婆本人同意，她也向外國親戚解釋，婆婆進寧養中心是減輕痛苦、讓婆婆舒服、安靜，親戚都接受。婆婆離開新界東聯網的醫院，就有白普理的護士不斷上門，每星期還有兩天可以去日間寧養中心做運動，玩遊戲。大約一個月後，婆婆才進白普理，一個星期後逝世。

一
尊重
（重視不同人的需要）

二
程序
（確保不出錯）

Fanny說環境很好：「我在醫院工作，感覺很吵，病人呻吟不是最大聲，最吵是姑娘說話、講電話都很大聲，不知不覺就會『由街頭大喊到街尾』，很嘈吵。可是在白普理我留意了很久，連換尿片的姐姐都不會開口說話。我覺得很神奇，為什麼連姐姐都有這一份安靜。」

減少儀器滋擾

她亦覺得白普理少了一些儀器，不需要特定時間就度量心跳、血壓。「那些儀器都會發出『嘟嘟嘟、嘟嘟嘟』聲，很騷擾。以前我爸爸癌症，去世時我們會顧著看那些儀器的指數，有點像股票，又上又落，你會心想：又跌啦、又跌啦，會去看看他有沒有心跳。可是這次婆婆彌留時，沒有儀器，就專心看著婆婆。」她說：「原來你不需要儀器知道一個人是否活著，專注在病人身上，就會看到她有沒有呼吸，心口有沒有動，有更加多的時間可以和她交流。當然她不會應，但可以好好和她道別，摸摸她的手，說再見的話。」

最後婆婆像是睡覺一樣，呼吸愈來愈弱，安詳地離開。護士除了幫忙換上家人準備的衣服，還在枕頭旁放一束花。「雖然只是很便宜的菊花，但感覺很尊重。我覺得最經典是白普理如何運送遺體。」Fanny有點激動，公立醫院一般用鐵箱車，有些醫院比較人性化會套一塊布，可是一看就知道是運送遺體：「可是在白普理，有人會說：『我們現在送XXX（婆婆的名字）走啦』。然後整張床推出來，就好像推一個正在睡覺的病人到升降機，我們可以送到升降機。婆婆信佛，媽媽想放下念佛機，工作人員不但讓媽媽把念佛機放在婆婆身旁，還說會放進殮房，直到念佛機沒有電。」

「為什麼一般醫院沒法這樣送別？我明白醫院處理遺體有很多工作，但對家人來說，包到鹹魚一樣用箱離開，和這樣一個人躺著離開，感覺很不一樣。這一幕幫了我很多。我真的覺得婆婆走得好好。雖然之後也很傷心，但這幕經常浮現出來，她真的走得好好。」

「我體驗到不同的分別，之後就會想，好在婆婆住在新界東，如果住在其他地區的，就沒機會去白普理嗎？之後我就想，死啦，我老了是不是要搬去白普理附近住呢？」Fanny開玩笑說。

白普理寧養中心住院病人意見調查
（截至 2015 年 7-9 月）

		非常同意	同意	中立／沒回應	不同意	非常不同意
一、	**提供資料、醫療護理、支援服務**					
	有就病情、治療方法、病情發展提供資料	48%	39%	13%	0%	0%
	有講解用藥的方法及作用	38%	55%	6%	1%	0%
	有考慮健康進度、症狀紓緩及心靈上的支援	49%	36%	13%	1%	0%
	有提供出院後的跟進或照顧計劃	36%	35%	27%	1%	0%
	有渠道反映意見，或申請病歷的手續	26%	44%	30%	0%	0%

		非常好	好	中立／沒回應	差	非常差
二、	職員的專業表現					
	服務水平及效率	74%	23%	3%	0%	0%
	職員的溝通	74%	23%	3%	0%	0%
	工作態度及提供的協助	75%	22%	3%	0%	0%
三、	環境及措施					
	膳食供應	25%	44%	29%	1%	1%
	被服供應	38%	49%	13%	0%	0%
	病人運送服務	38%	54%	8%	0%	0%
	病房及病房洗手間衞生	36%	55%	9%	0%	0%
	醫院公眾地方及洗手間衞生	30%	58%	9%	3%	0%
	標誌指示及詢問處	34%	58%	8%	0%	0%
四、	整理評價					
	這次住院的醫療護理服務	58%	38%	4%	0%	0%
	這次住院的行政程序	44%	48%	8%	0%	0%

第十一章

麥懿活醫生：活著的意義

「紓緩治療不是關於死亡……而是關於連繫、關心、尊重——都是活著的精華。」麥懿活醫生說來擲地有聲，她是紓緩治療醫生、研究安樂死的學者，除了是癌症病人的家屬，自己也是癌症病人。

「苦難是無法避免的，但我們活著不是為了受苦，我們受苦是為了學習如何活著。」她說話很溫柔，可是非常堅定：「這些年，受苦的過程昇華成治療的路，我最後找到的是勇氣。」

醫生太年輕

醫生如何真正明白面對死亡的病人？在香港中文大學參觀大體老師的解剖室，陳新安教授強調大體老師對醫科生很重要，不止用來學習解剖，還很可能是第一次面對死亡。「你們猜醫科生多少歲？」教授問，在場的公眾人士大多五六十歲，大家猜大約二十歲，教授搖頭：「是十七歲。」全場嘩然。

麥懿活醫生聽了笑：「我也是啊，畢業做醫生時，只是二十二歲。」她在英國受訓，第一個工作部門是電療。當時英國的家庭醫生會去探病人，社工也會和病人聊天，讓她看到醫生不但醫治，更重要的是關懷，尤其當接受電療的病人正面對死亡。她分別在肺科、婦科、耳鼻喉科相關癌症的部門受訓，不時應用到紓緩治療的理念，後來成為家庭醫生，學到更多跟病人的溝通技巧，對紓緩治療的興趣愈來愈大。

麥懿活在一九九六年因為丈夫來到香港，並加入白普理寧養中心。當時她三十出頭，與死亡最接近就是兩次流產，面對大量晚期病人，非常擔心講錯話，於是專注紓緩病人的病徵，但她漸漸發現：「如果我像醫生一樣發問，病人就只是回答病徵；但如果我聆聽，病人就會告訴我他們的生命故事。我開始更多去聽、去看身體語言，病人自然會讓我知道最急需關注的是什麼，無論是身體或是情緒、心靈或社會需要。」

在她眼中，紓緩治療的「藝術」就是坐下來，不帶任何成見，不急著解釋醫學道理，讓病人帶路。

眼淚是一種表達

最初，麥懿活並不敢流露情緒，有次病人不斷說想死，她強忍，離開病房才哭出來，剛巧被一名資深護士看見。護士勸：「你知不知道，病人看見你哭，才能看到你的人性？」

麥懿活於是明白：「當有些情感無法用語言表達，眼淚就是最好的表達方法。」

曾經有男病人，癌細胞已擴散到腦部，不能下床。「白普理很注重與病人的身體接觸，我牽著他的手，他就拿起我的手親吻了好久。『蝕底』一點就讓他親吧！」麥懿活觀察，他親吻時到底想什麼呢？「他一定很想念他的太太，我們就請他太太來探病。」她坦言病人需要的是人與人之間的聯繫，而醫生在這時能夠成為病人的慰藉，是很榮幸的。她去看另一個男病人，只是輕輕把手放在他手上，他就大力捉住：「醫生，我不想死……」

有一病人更叫她揪心：「我用盡方法，他仍然要求安樂死。」她能夠處理他的病徵，身體不會不舒服，可是處理不了他的心理和靈性需要，他非常害怕未來會受苦，不想成為負擔，絕望、無助，已經多次試圖自殺。「他很堅持活著是沒意義的，不斷要求安樂死，我一度也想，這是否唯一可以幫到他的地方？我也很無助，只能站在他旁邊，整個醫護團隊都很大壓力。他家人明白他想死，若然自殺，亦會尊重。」麥懿活說：「可是出乎意料，就在他死前幾天，他要求見我，我一坐下來，就拉著我的手，笑著說：『謝謝，非常謝謝！你一直很幫忙，我很對不起……我令你那樣艱難，可是你仍然照顧我，我並不是真的想死……我太情緒化了……謝謝你拉我一把。』我一直記得他感謝的表情，捉緊我的雙手，讓他安樂死似乎更容易一點，但這不是他真正要的。」

她開始研究安樂死：為什麼已經接受紓緩治療的病人，仍然希望醫生協助自殺？是醫生做得不夠嗎？還是紓緩治療有局限？安樂死是否也是一個選擇？那病人死後四年，她才發表研究結果，每一次公開發言，她都覺得是向這位病人致意。

痛苦一層層

「你之前說過想我們幫你結束生命，可以告訴我多一點嗎？」麥懿活問。二千年她在白普理療養院訪問七位表示想安樂死的病人，當時香港人熟知的斌仔（四肢癱瘓的鄧紹斌）還未向特首寫信要求安樂死，公眾還未討論這議題。她採用深入交談的方式，仔細記錄病人的話。

「我在等死……我只能痛到死，沒人能幫我……」

「我不能動，只能躺著……感覺像棵菜，好無用，還要人餵我……」

「得了這個病，遲早都會死，我只能走上這條路……」

「沒有希望，也不會有奇蹟了……醫生你們也做不了什麼……」

「要家人看著我受苦，很難受……他們花很多錢，我很擔心太太也會病，不想成為她的負擔……」

「將來一定很慘，這裡那裡，會痛得很難受，我想到未來，就覺得非常害怕……」

這些說話，集結在論文《Voices of the Terminally Ill: Uncovering the Meaning of Desire for Euthanasia》，分別來自六位病人，三男三女，年齡由六十一到八十三歲，有家庭主婦、退休巴士司機、海員、家傭，有不同部份的癌症。而第七位病人什麼也不想說。

麥懿活看到痛苦是一層一層的：「病人進來之前，可能很痛，我們處理了身體的痛楚，其他層面的痛楚這才顯露，例如社交問題：覺得自己是家人的負擔，或者『阻住地球轉』；又會有心理問題，比方經歷了這麼多的痛楚後會變得抑鬱。每處理好一個問題，總會有更嚴重、更深層的問題浮現出來，最嚴重的就是心靈的問題，病人會探求生存的意義，懷疑活下去是否還有意思，長痛不如短痛？不願繼續拖拉下去。」

她借用personhood的概念了解病人。正如childhood和adulthood，personhood就是要去認識這一個person。「一個人是由很多部份組成的，包括過去、現在、未來，還有所扮演的角色，例如他既是一名父親，同時又是別人的兒子、哥哥。」她相信認識一個人，才會明白他的痛苦：「我們的理念是，當我們認識了這一個人，才能知道他的病是如何影響到他的personhood，例如有一名病人覺得必須行得食得，才像一個人，但病了不能走路，或者患鼻咽癌不能進食，需要插胃喉，就會覺得很痛苦。」

求死因為心結

有別於屯門醫院的腫瘤科病人，可以在診斷初期就有臨床心理學家跟進，或者像瑪麗醫院的日間寧養中心，醫生和社工可能還會年年月月關注病人各方面需要，但轉介到白普理寧養中心的病人，時間也許以星期計算了。麥懿活說時間緊迫，溝通技巧更為重要。當病人說想死，她不會說：「香港不合法的，你是因為痛嗎？」而是輕輕追問：「你這樣說，一定很辛苦，現在是什麼事情讓你最痛苦呢？」

病人的答案，往往出乎意料。有一位年輕母親，懷孕時患癌，生下孩子才進院，情況很不理想，麥懿活以為她最大需要是孩子，聆聽後，原來放不下的是丈夫。「要求安樂死的病人，往往不是因為病，而是之前發生了一些事情，可能是與家人的關係，可能有心結，要了解病人的痛苦，才有辦法幫助他們發掘內在的資源和力量。」

麥懿活以「洗腦」形容工作，她希望明白病人的personhood，然後對症下藥幫助重建認知，可以用新的角度看事情。有一個婆婆曾經說：「你讓我死吧，我覺得我負累了家人。」「如果你的家人有病，你會照顧他嗎？」麥懿活問。

「會呀！」婆婆馬上答。

「那你照顧他辛苦嗎？」麥懿活追問。

「辛苦。」

「值得嗎？」

「值得！」

「那不一樣嗎？你現在臥病在床，家人照顧你，雖然辛苦，也是值得的。他們是成年人了，知道分寸，也會分工合作。每個人出生的時候需要別人照顧，離開的時候也是需要別人照顧的。別人疼你，也要學會接受。」她對婆婆說：「你越想死，時間過得愈慢。當你放手，不再想如何快點死，時間更容易過。」

「原來是這樣。」婆婆最後說。

面對要求安樂死的病人，麥懿活會嘗試投入對方的痛苦。有男病人患上頭頸癌，已經無法說話，也不能進食，要插胃喉，非常痛苦。她知道他打算一回到家裡就自殺，出院前，她說：「我知道你想自殺，這樣讓我很擔心。不過我會尊重你的決定，因為生命是屬於你的，可是我也不希望你這樣做。」他突然給她一個飛吻！

最後病人沒有自殺，回到白普理，讓麥懿活照顧他到最後。

麥懿活不是從政策或哲學，而是從個人層面去看安樂死。她指出要求安樂死的，大多是專業人士，希望控制人生：「如果自己有一天這樣，就寧願不做人了。」她分析說要選擇自殺的，通常是說一是一，說二是二，性格比較執著，較少家人支持。可是落到現實，像白普理的晚期病人，絕大多數依然求生而不是求死，開口對醫生要求安樂死，往往是心裡很多話想說。

「當苦難無法逃避，病人需要的是安全和舒服的環境去面對苦難。」她相信病人面對死亡，不是要醫生協助自殺，而是令過程可以承受：「最理想的是醫院提供的不只是medical help（醫療幫助），

一

苦難

（無法避免嗎？）

二

連繫

（把愛傳下去？）

而是medical care（醫療照顧）。病人覺得被關愛，舒服，是不會喊著要死的。」

小事情也是大事

麥懿活還會和護士一起上門看病人，每天大約看四至六人，她很注重和病人聊天，病人才有機會透露自殺的念頭，而病人的家屬，壓力也很大。

「就像我昨天探望的一家人，病人的太太說：『我看他太辛苦了，我真想殺了他然後自殺。』」護士懂得說話，告訴那病人：「你要想像癌症就像家裡面的老鼠，你把老鼠困在盒子裡，餵牠吃芝士，不就可以了嗎？不能殺了幾隻老鼠連自己的家也放棄呀！」

麥懿活則關心病人的太太：「看見你這樣子，我覺得你很辛苦。照顧先生這麼久，你的壓力也很大，也很無奈，有時候二十四小時都在照顧，甚至不敢離家買菜。既然現在病人要入院了，你要不要休息一下？」

她指出安樂死的個案，除了病人本身，還要關注病人家屬和醫護人員，這三方都會互相影響。家人需要的，是實際的幫助，她會一起策劃照護計劃（care plan）。病人留在家中，除了醫護人員上門幫忙減輕病人的病徵，能否請人？家庭其他成員可否輪流照顧？或者進入有寧養紓緩服務的院舍……。「我們不會勉強病人入院，而如果他入院，也會一早計劃出院後的安排。」她解釋病人留在家裡，就更加需要支援家人。

有時幫忙只是小事，但肯做就不一樣。有次病人是九十多歲的獨居婆婆，走路不方便，麥懿活就主動幫她燒開水，婆婆很驚訝：「醫生替我煲水！不行，醫生怎麼可以替我煲水呢？」

「可是我也當過病人，深深體會最重要的其實都是那些微不足道的小事情（little things），所以我特別著重為病人做一些小事情。」她說。

麥懿活在二零零三年患上癌症，有些小事一直記住：

手術後，她躺在床上不能動，醫護人員來檢查時移開了餐桌上的手機和水，可是忘記放回，她就不能喝水也沒法聯絡家人。「有次一個護士過來問我吃飯了沒有，我說還沒有。她問：『為什麼？』『因為那碗粥放得很遠，我吃不到，也沒法按鈴叫人幫忙。』她說：『讓我餵你吧！』這是她為我做的很微小的事情，但是我記得很清楚，後來還送了一本書給她。她很年輕，二十多歲，做事戰戰兢兢的，但都是發自內心的。」

另一次一位負責倒垃圾的護理員進來，麥懿活請她倒一碗粥。「這不是我負責的！」她丟下一句就走。「照顧病人其實是整個團隊的工作，職責不是這樣分的。」麥懿活當下極之掛念白普理寧養中心的醫護團隊：「以前載我上門看病的司機，不但會幫手抱病人，也會提醒我：『我作為男人，覺得那男病人有點抑鬱！』」

當醫生變成病人

「我的新『工作』是病人，很艱難，但也許更深入理解醫學……我希望可以成為更好的醫生，一個更好的人。」麥懿活寫道。

二零零三年她被診斷患上癌症，就像記下病人的說話和觀察，她也仔細記錄自己的心理變化和感受。知道壞消息時，她發現身體比靈魂更脆弱，心裡很平靜，可是血壓升高、心悸、肌肉繃緊、牙齒打震……突然之間，她被哀傷浸沒，對她來說最大的痛苦，是離別。前一年她的爸爸患癌：「作為家屬，要為可能失去一個所愛的人哀傷；可是作為病人，要為失去所有所愛的人哀慟……」她的眼淚忍不住流下來。

種種情緒，她發現最糟的是恐懼：很怕癌細胞擴散、很怕被家人遺棄，不是因為家人沒心，而是家人心碎了，愛變得太艱難。「恐懼本身比癌症更難以承受。」她坦言是靠信仰驅走恐懼。

麥懿活嘗試仔細地說出自己希望如何被照顧，希望不會令所愛的人誤會，以為已經盡力，卻反而成為負擔。她也避開那些反應過敏、不尊重她的選擇、令她自覺更無力的人。因為工作關係，她有很多朋友都從事紓緩治療，懂得如何支持和聆聽：「我喜歡在誰面前哭都可以。我們都看過對方哭，我很幸運，周圍環境都可以護著我，可是有時也不想接太多電話，不想反覆報告病情，有時想抽離一點，嘗試『忘記』自己有病。」

她特別記下和小女兒的對話。有一晚十一點，女兒來找她：「媽媽我不想自己睡，我害怕。我不想自己一個人。我不想你戴口罩、不想你病，我要你好番……」

「看看吧，有些癌症病人可以活到二十年以上的。」

「我不要三年，我可以要三百萬年嗎？」

「那時我們都在天堂呢。我唱歌，你彈琴或者拉小提琴。」

「媽咪你是我的，你生我，爸爸不是你生的，所以你是我的。但我們可以分開你，我要上半部，因為我要拍拍你的背。媽咪，你外面很好，裡面也很好，你是很好的人。不要離開我……」

「我不會離開你。」

「我今晚會試著不咳嗽。」

「我們會問上帝，怎樣一起過我們的時間。唯一可以永遠一起，就是認識上帝，一起上天堂，不然我們不能再見。我不知道什麼時候離開……」

「媽咪，明天我不出去吃晚飯，我要和你在一起。」

麥懿活說，大家都應該學小孩子，能夠簡單直接說害怕，清楚講出自己的願望。她不肯定言語上能安慰女兒，但盡量用身體安撫她。第二天早上，女兒跑來說：「媽咪我知道為什麼我沒有癌病，因為我愛吃西蘭花，你不愛。」

她把心情和對話記下，作為「反省練習」（reflective practice）：欣賞自己的力量和資源，消減負面的想法，重整思緒，在當中找到力量和方向。她不希望癌症控制了人生，影響了身邊的人：「我們可以把關愛放在中心（care-center），而不是癌症（cancer-center），無論有沒有病，都可以關心別人，並且接受關心。盡能力與自己的身體、思緒、靈性，以及其他人和諧共處。」

苦難不逃避

麥懿活康復後回到白普理寧養中心，後來轉作兼職，精神好一點又在東區醫院紓緩治療科兼職，每週在白普理和東區醫院分別工作十九小時和八小時。

她坦言作為癌症病人，工作上不斷遇到癌症病人，每天上班也會撩動心底一些不好的回憶：「當我看見乳癌病人的癌細胞擴散到身體其他部位，如果我告訴你我不心痛，那是騙你的。有時很矛盾，想過辭職，但又覺得既然神給了我這個經歷，從中學習了很多人生的功課，更有愛心照顧病人，也能體恤他們的需要。」

她曾經研究安樂死，亦令病人敢於說出心裡話。「前天我跟一名病人聊天，我還沒開口，他就向我提出安樂死的請求。可能是我有獨特的氣場，他們覺得可以信任我，可以和我傾訴。」她跟病人分享自己患癌的經驗，認同做病人是很辛苦的，在急症室坐個兩三小時，還要抽血、吊鹽水、照肺等等，這些別人都不一定理解。

「曾經有病人跟我說，入院以後覺得自己像一條『死狗』一樣的被對待。病人會覺得自己沒有自主權，有些希望可以有安樂死，喜歡活多久就活多久。」可是她覺得這些辛苦，不是沒意義的，以她自己為例，癌症令她發現人生不是為了工作，而是帶領兒女和所愛的人信主。那病人也是基督徒，她於是強調生命是神作主的。

病人沒有信仰，也可以找到其他意義，得到成長。

麥懿活解釋：「我覺得現在很多人有這樣的心態：第一，不願意經歷辛苦；第二，他們覺得沒有意義，所以他們不給自己機會去走這一條路，就已經先害怕了。這其實跟生孩子一樣，正常分娩肯定是很痛的，有些人因此選擇剖腹，還要挑個好時辰來生孩子。對於死亡，他們也是抱著相同的態度，要控制自己的生死。我不能說他們的想法是錯的，但這只能是他們個人的想法。」

她說，如果病人期望，一直與現實不符，一定會失望，不開心。例如明知道癌細胞已經擴散到脊髓，腿已經癱了，卻要再走路，永遠是會失望的。但是如果病人接受自己再走不動，改為希望不要痛、離開後家人不會太傷心、有人照顧自己的孩子……能夠放手，改變自己的思考模式，每天起床能看見太陽，能多看一天也可以是希望。

照顧父親到最後

麥懿活的父親早她一年患上癌症，在十年後復發，較早前離世。

父親拒絕接受紓緩治療，堅持要進取治療直到最後，清楚說明就算心臟停止跳動，也要繼續急救。「我心情很矛盾，一方面知道他需要的是紓緩治療，但另一面要尊重他的意願。」她說父親不進紓緩治療病房，全家人都得在指定的有限時間去探病，非常奔波：「我覺得等待進病房有點像去探監。我坐在病房外面等，就是不開門給你。即使你想早一點進去，也不會開門給你。那陣子忙來忙去，累得開車也被炒牌。」

父親出院回家，她安排了電床，房間廁所都改裝得像醫院似的，可是母親已經七十多歲，不能要做的事情都做完，就是時間走了。」

二十四小時照顧父親，而請人非常困難。「香港有陪月員，可否也有專人可照顧臨終病人？」她直言對私營護理員的服務非常不滿意，有一些「陪人」會說：「這些我不做的！我不負責替病人轉身！」有些似乎來了就是睡覺，介紹所彷彿隨意地一個個介紹，逐個試了又試，很折騰。

後來麥懿活把父親接去她的家，再聘請護士每天過來，母親才放心睡覺。「結果輪到我睡不著，擔心父親睡得不好、呼吸不暢順、氧氣指數不正常……，這比照顧嬰兒還要辛苦。嬰兒睡了就是睡了，病人睡了，還會擔心要不要抽痰、吃藥了沒有——說不辛苦是騙人的，但是我不想有遺憾。」

她把所有教書工作都推掉，也擔心自己會熬得舊病復發：「這是很諷刺的，但我想癌症病人始終還是會恐懼。即使有信仰，我依然恐懼。」

信仰時有起伏，但她始終覺得自己像是一隻風箏，飄來飄去，總有一條線，是上帝拉住她的，就算上帝感覺很遙遠，那條線一直都在。

如果，那條線最後連上的是死亡？

「我康復了，可是我父親過身，但我意識到所有人也難逃一死，總不能祈禱他一直活下去。我的看法是：神讓我活著，就是還有事情要我做。當我

香港免費小冊子

《物理治療之紓緩治療篇》新界西聯網屯門醫院物理治療部

二十四頁的小冊子，有一些個人或家人可以幫忙的方法，例如如何用熱療處理癌症；有什麼伸展運動可紓緩肌肉，增加血液循環改善肌肉疼痛；改善呼吸方法減少氣喘；如何用不同力度推淋巴，以減少水腫。

《安然善別》善寧會

六十頁指南式的照顧手冊，由知道患上末期病患，一直到喪親之後，過程中的不同情況，特別注重情緒壓力，有大量建議和實用資料。

《身心靈社　加強對癌症病人的照顧》香港防癌會

四十五頁指南式的照顧手冊，包括如何在家照顧病人，由淋浴到胃喉餵飼，資料十分豐富。

《共渡每一天：晚期癌症病人及家屬實用手冊》白普理寧養中心

晚期癌症病者及家屬實用手冊，一百四十多頁分為四部份，第一部份詳細解釋身體十多種病徵，以及各種心理的處理方法；第二部份支援家人，第三部份是一般較少提及的住院資訊：醫護人員不同角色，可以提供的協助，教家屬如何與這些醫護人員溝通；並且有家居寧養服務簡介。第四部份的社區資源由於是在九零年代撰寫，部份已失效。

白普理寧養中心十五周年亦出版紀念特刊《心語點滴》收錄病人、家人、義工、醫護人員心聲。

《愛到荼蘼，心自在》葛量洪醫院紓緩醫學部

八十頁小書，從醫護人員角度列出重點：解釋醫學名稱：什麼是慢性疾病、什麼是晚期慢性疾病；解釋癌症常見治療、各種身體器官衰竭；家人如何處理壓力、照顧自己等。

《常存盼望　活出彩虹》瑪嘉烈醫院腫瘤科紓緩小組

八十頁小書，從醫護人員角度列出重點：什麼是癌症、一般化療及檢查、癌症治療、紓緩治療等。

《紓緩科社工手記　融和》東區醫院臨床腫瘤科寧養中心

社工蕭貞建撰寫的小書，以感性的筆觸紀錄病人和家人不同感受，從中介紹不同的輔導方法，例如如何協助病人撰寫「人生故事書」、用戲劇手法重演一些傷痛經歷，從中找到新的體會，放下哀傷。寧養中心亦有另一本小書《愛得及時》紀錄病人、義工、醫護人員心聲。

《南朗的一片藍天》廖進芳等著

南朗醫院結束後的紀念書籍，紀錄病人、家人、義工等大量故事，包括文思慧教授坦白地記下媽媽在南朗醫院的反思。書裡亦收入不少紓緩治療的專業知識，例如廖進芳護士介紹家庭治療師Satir的冰山理論幫助醫護人員懂得照顧病人，沈茂光醫生解釋如何使用嗎啡止痛。

延伸閱讀

Dr. Hannah:《A Mother's Diary: A Chronicle of Life and Faith through Cancer》, UK: Mak, Yi Wood Yvonne, 2006.

梁智達主筆：《共譜生命休止符：來自盼望病房的故事》，香港，基督教靈實協會，2015。

吳思源主編，《並肩荒原上：靈實人的創路故事》，香港：基督教靈實協會，2008。

第三篇——

可以留在家嗎？

生命在倒數

更想見的是家人，不是醫生

醫院是用來治病的，設計和制度都不是最適合養病或者離世。香港人可以選擇留在家裡嗎？直到臨終，甚至在家離世？

這人生最後一程的不同階段，在香港遇到三方面挑戰：

醫療護理：誰來治療病人？誰來照顧？醫護團隊可否上門？

法律程序：只是換個地方，在家離世和在醫院會有什麼兩樣？

文化觀念：警察會否把喪親家人視為嫌疑犯？房子會否因而貶值？

第十二章

出院何去何從？

這是網上討論區，署名JacquelineSO張貼的文章《末期癌症轉入骨，癌細胞已食第四、五、十節骨，下身已癱瘓——何去何從？》

時間是二零一三年十月十二日，Jacqueline寫道：

「今日腫瘤科醫生話做完電療後（預計十月尾完成電療），再沒有什麼可以做啦。醫生叫我家人找醫務社工傾下我要去邊。我知道以我現時下半身癱瘓是好難返屋企住啦。醫務社工建議我家人申請綜援資助送我去私家安老院，但係私家安老院好貴呀，每月住院費加雜費約一萬元，扣除最高綜援金額後，家人仍需付每月五千元。另外，醫務社工建議可以安排去住護老醫院，社工話得三間：深水埗明X醫院、聖X醫院和黃X仙醫院。我諗都係送我去紓緩治療科等時間。但社工話護老醫院都係過渡性質，最終都係返屋企住或去安老院住。

我有啲疑問，想請教下各位：

政府安老院宿位係咪要排好耐？聽聞要排五年以上。係咪搵醫務社工申請？

志願團體 i.e. 東X三院（有政府資助那種）的安老院宿位係咪都要排好耐？聽聞要排三年以上。係咪去東X三院相關的安老院攞表格申請？

點謂之『買位』？

申請綜援資助去住私家安老院宿位係咪最佳選擇？

如選擇去護老醫院，可唔可以長期住，直至我去世，或直至我有安老院宿位？

可唔可以住係腫瘤科病房，直至我有安老院宿位？」

醫院無得留低？

第一位網友回應，是香港人喊「加油」的「本能反應」：「不要絕望……我認識的朋友也是食中藥、練氣功，你也可以！天無絕人之路!!……保持心境開朗趕走癌細胞……」

第二位網友K建議住醫院，同時領傷殘津貼：「喺醫院好過入老人院吧！」

第三位網友爸爸也是癌症病人，當時出院先去另一間醫院住了兩星期，再轉去私營老人院暫住，經社工申請等了兩年才進到津助的老人院：「醫院不會畀你長住㗎！……申請綜援去住私營護養院最快，但資助不夠支付，一定要貼錢。」

第四位網友嘗試解釋不同的院舍和醫院服務，然而資料似是而非。

香港並沒有「護老醫院」，社工建議的三間醫院，都有紓緩治療的病床，其中兩間有老人科日間醫院。末期病人不一定需要或希望長住在醫院，回到家裡後，可以定期門診看紓緩治療科醫生，去寧養中心參加活動、做物理治療等，並可申請社康護士或者家居紓緩治療專科護士上門。

病情再惡化，才入住紓緩治療病房或者白普理等寧養中心。病人住院時間可能是以星期計，也有一些情況穩定可以出院回到家裡。

這些病床、日間中心、上門等服務數量有限，但會申請的人並不多，合資格的一般在兩個星期內得到服務。

院舍無法輪候？

如果無法回家，就會面對香港其中最棘手的社會問題：院舍。院舍一般提供給六十五歲以上的體弱長者，病人透過醫生申請亦可入住，可是津助院舍輪候時間極長，末期病人難以等候。

由於香港家居環境欠佳、社區支援不足，當長者因為健康原因無法待在家裡，就會經社工進行「安老服務統一評估」，合資格的開始輪候。社會福利署資助的宿位名額與長者人口比例已是全球最高，依然嚴重供不應求，原本照顧「輕度缺損」的安老院舍，大多已經轉營為照顧「中度缺損」的護理安老院，「嚴重缺損」的則入住護養院，普遍要等候三至五年。

政府也會向私營老人院「買位」，提供價錢如津助院舍一樣的床位，然而政府監管一向被詬病，私營老人院條件一般不如津助院舍，亦難以照顧身體較差的病人。照顧能力較好的私營老人院，連同所有雜費開支，價錢每月由接近兩萬到超過四萬不等。

病人情況惡化，連「嚴重缺損」的護養院也無法照顧，可以入住醫院管理局的療養院。醫院也可以轉介病人去療養院，並不限年齡，但要加入中央療養服務輪候名冊，全港只有一千多張床位，輪候時間起碼三、四年。二零一六年醫管局嘗試與保良局合作，在黃竹坑醫院提供療養服務，全面運作也只是增加六十四張床位。

當病人離開醫院後無法回家，醫院療養院、社會福利署津助院舍無法輪候，私營院舍廉價的環境惡劣，昂貴的又無法長期負擔——何去何從？

醫院平過院舍？

過了兩天，Jacqueline再留言：「如果丈夫、子、女都無能力照顧我。我係咪可以申請一人綜援＋高度傷殘金去抵銷部份私家護老院費用？請問過程怎做及預計批准時間？」

「無能力意思係佢哋無時間定無銀両？」網友K反問，只有她留言解釋申請高額津貼要由醫生簽名，她說家人原本的醫生不肯，只得到一千多塊的一般傷殘津貼，可是轉到另一間醫院的紓緩治療科後，這科的醫生幫助申請，才得到三千多塊的高額傷殘津貼。

Jacqueline回覆：「昨天再見醫務社工，他說因為我要長期瞓床，大小便失禁，屬於高度護理，理應排『護養院』，但一般要輪候五年。而私營護老院甲一及甲二級別的買位計劃我不符合條件申請，原因一、我未夠六十五歲；二、買位計劃針對中度護理人士及可用助行器活動。他建議我／家人直接找私家護老院住，到經濟有問題時先申請綜援來支付部份院費。其實我見過私營護老院有部份入住者都好似我這樣需要高度護理，為何我不符合條件申請？而我知道未夠六十五歲要醫生轉介。」

K馬上力勸要住醫院：「咪鬼聽佢講，根本就想你自己畀過萬銀自己顧自己！要出院叫醫生轉介你入黃X仙或聖X，一百五十蚊一日住咗先。在醫院叫醫護幫你申請全殘，好似有三千多元，已夠你月費啦，無咁易趕得你走的。」

這是香港醫療和護理機構另一結構問題：香港公立醫院每日住院費一百五十元，價錢遠比私營院舍便宜，不但病人期望待在醫院，連私營院舍在人手不足時，也會把院友送醫院，原因可能只是一次輕微腹瀉。每年農曆新年醫院一定是「重災區」，醫護人員都質疑除了因為冬季流感，還因為院舍職員回鄉過年，達不到政府要求的人手數目。

申請津貼難？

Jacqueline開始透露心聲——其實最想待在家裡：

「醫務社工話我樣樣嘢都唔合乎資格，其實我六年前已攞緊普通傷殘津貼，而家係一千六百XX元包交通津貼，有好心人見我下半身癱咗，叫我搵醫務社工安排交form畀醫生填申請『全殘』，另叫我單聲畀護士知道有呢件事。我相信應該會批『全殘』畀我，可以幫補下。

另外，家人問過腫瘤科護士，係咪我而家情況要長期瞓床，唔符合申請政府買位，護士話未聽過，叫我搵醫務社工照排。腫瘤科醫生安排緊我做完電療後，到療養醫院住：明X or 聖X or 黃X仙，醫生話冇得揀，派到邊間就邊間喎。護士就叫我家人去下呢啲療養醫院睇下環境。

我幾年前已申請調遷到近我仔女住的屋邨方便照顧，幾經波折，加埋腫瘤科醫生信，終於舊年批准調遷。由批准到而家接近兩年，配房組仍未有合適單位。我下身癱瘓，房屋署都知道我入咗醫院，仲係冇聲氣。如果配到間大一點有輪椅設施嘅單位就好，我唔使住療養醫院／護老院，可以同丈夫仔女互相照顧，過埋餘下日子……」

K繼續勸住醫院：「你入番公立醫院就算自己畀$150一天都好過去住什麼老人院吧？你又唔係老人，你係病人。」

最想回家住？

十月二十三日，Jacqueline獲批高額傷殘津貼，也完成最後一次電療，並且獲轉介到一間醫院的紓緩醫學部病房，不用再擔心入住院舍的問題，然而她更想回家。

「上星期五醫務社工通知家人，高額傷津已批$2900+交津$235=$3135，由十一月開始。

前天，電療做哂，我感覺唔錯，痛楚減輕了，腫瘤科已要我出院，話安排咗X醫院。昨天，家人陪同我一齊到X醫院，一房兩床，好大好舒適，不過好悶。由於我行唔到，要喺度住一排做復康治療，其實，我知道我時日無多，呢度可能係我最後停留嘅地方。

我好想返屋企住，但環境唔許可。我仔女都好孝順，日日探我，親戚都輪流探我。仔女叫我喺呢度暫住先，做下復康治療等身體好點，仔女話會裝修屋企可放電床，便椅等就會接我返屋企住。

我希望快點可以返屋企住。」

隨即又有其他網友留言：「樓主加油！千祈唔好去諗仲有幾多日子，應該珍惜現有嘅日子，既然仔女都幫緊你照顧你，連親戚都嚟探你，要繼續堅強支持住呀！」

網友K再勸不要去院舍：「今日聽電台話護老院請好多大陸外勞，要收利是或借錢畀佢地，否則家人會受罪。如屋企有位，有間慈善機構可免費借醫院床回家半年。」

最後留言？

十一月七日，Jacqueline這樣形容住在醫院的日子：「入咗X醫院住差唔多2 weeks……喺呢度可以講係度日如年，好想返屋企。我身邊個床位已換兩人，兩位病友都離開人世，第一次遇到係好驚好驚……

呢度真係好悶。」

十一月八日，她公佈壞消息：「各位discuss朋友，睇嚟我嘅日子唔遠啦。各位，多多保重。

今日睇到自己份醫療summary，原來癌細胞除咗擴散入脊椎骨外，班魔鬼亦擴散咗去肺、左邊胸骨、腎管……睇嚟我嘅日子唔遠啦。

我好希望屋企人接我返屋企住……」

網友紛紛留言，有些請她不要放棄，不到最後一刻仍有轉機；有的開始「傳福音」：「如果信天父其實妳不孤單，只是準備到祂的懷抱，反有永生。」

十一月十五日，有網友問：「我應否預祝樓主早日得到永生？」

十一月十七日，「No need。我仲要返屋企住㗎」Jacqueline答。

然後，再也沒有留言。

第十三章

葛量洪醫院家居服務：留在家裡有支援？

醫院什麼時候開始，變成我們度過最後一程的地方？

「醫院」曾經只是旅行者與朝聖者的護養院、隔離傳染病人的收容場所、照顧貧苦人口的慈善機構、傷兵的治療地方……隨著工業革命，由英國以至歐洲各地才紛紛出現醫院。當時德國對醫院特別猶豫，人們辯論病人究竟在家照護較好？還是送醫院？

就算是歐洲興建最多醫院的英國，二十世紀中期醫院服務的對象都主要是窮人，有錢人是在家裡接受醫生治療的。直到一九四零年代末，「趕快請醫生來」的呼喊，才逐漸被「趕快叫救護車來」的聲音取代。在香港要延至六七十年代，市民才開始不抗拒去醫院。

隨著西方醫學在第二次世界大戰後快速發展，醫院擁有比居家環境更好、更安全的設施，人們愈來愈依賴醫院。病人留在家裡，會被視為貧窮、落後，在家離世更令人聯想到「失救」，沒有得到「專業」的照顧。

然而，醫學繼續發展，病人接受更多治療、服用更多藥物，甚至接上機器……醫院由往昔「等死」的地方，變成「救命」，再變成「續命」、「拖命」——我們可能是第一代人，要懂得就延長死亡的醫療措施，作出困難的抉擇。

如今醫院的病人渴望回家，尤其是末期病人，除了希望待在熟悉的環境，身邊人是熟悉的家人、親友、動物，也可以有更大自主，決定吃什麼、穿什麼……甚至最後死亡的方式：不用抽血、不要插喉、不必急救……

家居紓緩治療

香港人現在超過九成在醫院過身——他們都希望待在醫院嗎？

這問題每次在社區詢問，都會有不少人反映希望在醫院以外接受照顧，甚至離世。善寧會在二零一一年「世界紓緩關懷日」就發表問卷調查，顯示選擇在醫院接受照顧只有不足一成半，四成人希望待在家裡，兩成半希望在善終服務的院舍，餘下不足一成希望在療養院舍。

選擇在醫院的數字相當低，與差不多同期的聯合醫院和明愛醫院的病人調查有相當大出入，可能是與調查的場合和受訪者背景有關。善寧會的調查訪問了超過一千人，絕大部份都不是病人，受訪者包括大專生、善寧會義工、社區中心和院舍長者，當中醫護人員佔兩成、安老院舍員工有一成。

香港中文大學賽馬會公共衛生及基層醫療學院在二零一五年底受食物及衛生局委託，研究香港人的臨終護理服務，二零一六年訪問員用電話問了過千名三十歲以上的市民，發現想在醫院離世的約有一半人，三成希望在家中離世。不想在家離世的原因，八成是不想麻煩家人，一半是缺乏護士和醫護人員支持，兩成指缺乏科技支援，約有一成擔心影響樓價。

公共衛生及基層醫療學院院長楊永強向記者表示醫院「不是理想的離世地方」，提交給政府的報告，包括在家及院舍去世的可行模式，例如是否需要修訂法例、如何提供社區支援、如何增強人才培訓等等。他舉例，末期癌病人一個好重要的治療是紓緩痛楚，新加坡的醫院會給病人一個藥盒，內有貼在皮膚的嗎啡貼止痛，於是在最後的日子不用返醫院。他並且表示自己在馬來西亞出生，父母去世後會把遺體帶回家，在家做喪禮儀式。

家居紓緩治療

病人留在家中可以分開四個階段：在家接受照顧、在家臨終、在家裡離世、在家出殯，在香港每個階段都會面對醫療、法律、文化三方面的挑戰。這一章先談醫療護理。

香港的住院善終服務是一九八二年在聖母醫院開始，而家居善終服務則在一九八五年由善寧會提供。香港採用英國模式，一直注重家居紓緩治療服務，病人留在家裡由家人或照顧者照顧，再由紓緩治療護士上門支援，病人可以定期去門診看醫生，按需要和意願去日間寧養中心，接受物理治療服務，參加社工安排的社交活動等。

目前在香港，十六間有提供紓緩治療的公立醫院，有十二間提供不同程度的家居紓緩治療（表一）。醫管局列明家居紓緩治療的提供條件包括：

- 已出院的病人而需接受持續紓緩治療；
- 家人在家中照顧病人需要協助、支援和統籌；
- 病人的症狀治理需要比門診紓緩治療更深切的監測，而必須由家居紓緩治療組提供；
- 病人體弱而不能到門診就診；
- 病人和家屬需要接受輕度至中度的心靈輔導或協助；
- 按照病人或家人意願，協助病人留在家中直至離世；
- 哀傷期前和哀傷期的輔導。

由於資源和文化不同，有些醫院接受病人自行致電要求服務，有些則要由公立醫院醫生轉介。家居服務一般兩週一次、一週一次，視乎醫院資源和病人需要，可以一週數次，甚至每日上門。

最重要是家人

「即管打去你那區的紓緩科，姑娘就會教你點做點做。」前葛量洪醫院紓緩醫學部外展護士冼艷清微笑說，在她口中的家居紓緩治療可以非常周詳，資源充足：「不用等醫生轉介的，自己就可以

表一　公立醫院所提供的各地區家居紓緩服務

醫院名稱	服務地區
葛量洪醫院	港島區
律敦治及鄧肇堅醫院	港島區
東區尤德夫人那打素醫院	港島區
瑪麗醫院	港島區
明愛醫院	深水埗、大角咀、葵涌、荃灣、青衣
靈實醫院	觀塘、牛頭角、秀茂坪等九龍東地區、西貢
基督教聯合醫院	觀塘、秀茂坪等九龍東地區
聖母醫院	黃大仙等九龍中、九龍西地區
佛教醫院	何文田、紅磡等九龍中、九龍西地區
白普理寧養中心	（癌症）大圍、沙田、大埔、粉嶺、上水 （非癌症）粉嶺、上水
沙田醫院	（非癌症）沙田、大圍、大埔
屯門醫院	屯門、元朗、天水圍

打電話來，只要住在港島區，無論癌症或非癌症個案，葛量洪都會幫忙，來電後三、四日內便會上門。」

醫院職員接到電話，會初步評估是否合資格：例如病人有症狀、不開心，甚至是家人不安心。「家人照顧得太辛苦，快過勞了，我們也會上門幫忙。」冼艷清說病人能否留在家裡，家人是關鍵：「安到家人的心，病人就會少一點進醫院。家人通常都容易焦慮：怕照顧得不好、病人少少氣促會不會死掉？發燒需否入醫院？病人叫痛又送去急症室，連不能排便，也會想去醫院放大便……其實這些只要有護士上門，幫手清大便，塞一粒藥便沒事了；疼痛，姑娘也可以給藥止痛……總之打電話來，我們可以安排時間上來，能讓病人沒事，家人就會多一點信心可以繼續照顧。如果家人太辛苦，也可以讓病人去葛量洪醫院住幾天，讓家人放假透透氣。」

但她坦言有些家人就算願意照顧病人，她也未必鼓勵：「例如大小二便，敢不敢換？夠不夠力替病人換尿片？」

她曾經上門照顧一位八十五歲的婆婆，婆婆有血壓高和柏金遜症，照顧者反而是患淋巴癌的伯伯，伯伯好疼婆婆，婆婆進入院舍，又被伯伯接回來自己照顧，但有一日伯伯跌倒入醫院，唯有送婆婆去院舍暫託，伯伯出院後仍然把婆婆接回家。「你真的能照顧嗎？」冼艷清評估婆婆還可以下床上廁所，暫時不用伯伯替她換片：「如果到婆婆要用尿片，就要進院舍，你最多日日去陪，晚上正正經經回家睡覺。」

「我們『一眼關七』，會評估家裡是否有人手、夠不夠資源、能否處理，大部份ＯＫ，我們都鼓勵留在家中。」她說很明白香港人生活壓力大，很難可以照顧家人：「你很難辭工，怕無錢供樓，供完樓又無錢食飯，之後又怕找不回工作，這些病人都是明白的。最理想是可以停薪留職半年，但真的不行，可否住院舍，週末回家？」

死亡往往比預期來得快，尤其是癌症，可以在兩個星期內急轉直下。「有家人辭工三日後，病人就過身了。」她說：「要作最壞打算，做什麼以後才不會內疚，讓家人清楚整件事的『圖畫』。」

心身靈社統籌照顧

家居紓緩治療護士的職責比社康護士更廣泛，

一

病人

（趕快請醫生來）

二

醫生

（趕快叫救護車來）

焦點也不一樣，社康護士一天平均要看十五位病人，比較目標為本，上門替病人洗傷口、打針等，每日要照顧更多病人。家居紓緩治療護士一天大約看四至五位病人，比較像病人的個案管理，提供「全人護理」，包括替病人做基本身體檢查，跟進過往病歷，全面評估病人的身體功能、心理、靈性、精神、行為、社交等，會看病人和家人會否有自殺危機，對病情如何理解，是否願意聽指導？

護士還會與病人家人一同討論「預設照顧計劃」：解釋疾病接著的發展，讓病人表達心願、喜好、信念及價值觀、促進家人參與討論和決策、提供資訊及心理支持、聯絡紓緩服務醫生給予醫療上的協助、有需要時簽署「預設醫療指示」並且定期檢討預設照顧計劃。（關於預設照顧計劃和預設醫療指示，詳見《香港好走　有選擇》第二篇「艱難決定」）

紓緩治療講求團隊合作，護士就是「個案管理」，可以聯絡醫生、臨床心理學家、物理治療師、職業治療師、營養師、義工、院牧院侍等等，病人需要送飯、陪診、家居清潔等社區服務，護士也會聯絡醫院社工安排，所有服務，希望可以顧及病人的身體、心理、靈性、社交需要。（表二）

洗艷清解釋葛量洪醫院有七位家居紓緩治療護士，每人大約照顧四五十位病人，每日起碼看五個病人，但如果有病人需要多一點時間，是可以調動時間，例如家人很焦慮，就安排在午後的時間上門，認真地談兩小時，並且用電話繼續跟進。

「『昨天有沒有什麼不舒服？有吃藥嗎？你先吃藥，我去看其他病人。』病人吃了藥，依然沒好轉，我就會改動行程，先上門望望。」她說新同事要學習管理時間，但熟了就知道，而如果病人數目增加，盡量也會保持探訪次數，但就縮短時間，可能由一個半小時，減少到一小時，並優先處理身體徵狀。

然而到了晚上怎麼辦？家居紓緩治療護士的服務一般只是在日間辦公時間，不像英國能夠有二十四小時、七日服務，而病人往往夜裡病情才變化，家人在深夜也額外手足無措，還是要把病人送去醫院？

「家人在晚上可以打電話去醫院紓緩醫學部病房，有護士教如何處理，第二天一早我們便可以上門，處理到病人的徵狀，家人下次又會多一點信心。我們也可以馬上請醫生安排門診，就算只是家人來取藥亦可。」

日日止痛洗傷口

冼艷清在葛量洪醫院從事家居紓緩治療十三年，照顧有經驗，甚至可以調校病人的嗎啡用量。「其實是訓練問題，一些醫生以為長者不能用嗎啡，或者不是住院沒有監察不敢用，但紓緩治療科醫就會明白，我有經驗，他們也會相信我的判斷。」她說。

香港曾經有醫生開了「嗎啡貼」讓病人出院後使用，病人過身後，家人控告醫生使用過量藥服，導致一些醫護人員較有保留。

冼艷清解釋嗎啡的使用量是逐漸增加的，她會視乎病人的年紀開出較保守的劑量，看病人反應每天慢慢增加。「醫生信任我的判斷，告訴醫生要改變劑量，就會輸入病人檔案」，她可以每天上門看住病人，如果已經試過不同方法和藥物，病人都不能止痛，可以安排緊急門診，讓病人馬上見醫生，或者送入醫院留院兩、三日，讓醫生試到適合的藥物。

她說病人需要藥物、門診，還是入院，有經驗的家居紓緩護士是知道的：「疼痛是一定可以控制的，嗎啡不行，也可以用鎮靜劑，總之病人是不用痛到『典床典席』。」

有些癌症病人腫瘤的傷口很大，甚至見到骨頭，家居紓緩護士也可以和社康護士安排輪流日日來洗傷口，一邊洗、一邊和病人或家人聊天，跟進心理和靈性等需要。「可是家人一定也要願意洗，肯學，否則護士不是二十四小時上門，八號風球黑雨等不能來，家人就要懂得處理。」她坦言這種情況反而較相信院舍：「我會教院舍職員洗，一星期我也起碼落手洗兩次，做得好不好，我馬上就知道。」

環境要配合

除了人手，病人能否留在家裡，另一個關鍵是家裡的環境。

家人可以由護士上門支援，家居有時也需要改裝，應付病人需要。有社會工作方面的學者受訪時感慨香港人對照顧病人有時想得太「艱難」：「好像要把家裡變成醫院一樣，好貴的醫療床、好多醫療儀器，才敢把病人留在家裡。可是我在馬來西亞等看到一些家庭，病人就睡在帆布床，一樣可以調校

表二　家居紓緩護士可提供的「身心社靈」服務

身體護理	• 根據病人的健康需要及症狀作出適當的護理 • 教導及直接提供護理 • 教導病人和照顧者一般技巧 • 教導及預備病人及照顧者面對突發事情的處理方法 • 提供護理期間確保病人安全 • 鼓勵病人和家人參與照顧過程
心理照顧	• 積極和同理心地聆聽 • 明白並支持病人對疾病的情緒 • 辨識病人情緒上的困惑，並評估自殺念頭，加以提防。 • 辨識未完成心願，盡力支持病人達成 • 協助決策及解決問題 • 促進病人和家人之間溝通
支持家人 和 照顧者	• 辨識照顧的負擔及對情緒的影響 • 在病人照顧方面作出指導 • 介紹社區服務和其他資源 • 指導與病人溝通技巧 • 家人或照顧者有需要時，提供暫緩照顧服務 • 預備家人或照顧者在病人去世後調節生活

靈性照顧	• 靈性並不等於宗教，是一種概念，根據過往經驗得到的一些想法，認為這些經驗可以幫到自己，但這些可以只限個人信念。 • 靈性是關於：希望和力量、信任、意義和目的、寬恕、對自己的信念和信任、價值觀、愛和關係、道德、創意和自我表達。 •「靈性的痛」相關用詞，包括喪失、孤立、無助、恐懼、無意義等。 • 評估病人擁有的希望、力量、安慰、意義、和平、愛和連繫是來自哪裡？ • 宗教在病人的生命裡，擔任甚麼角色？ • 病人如何實踐個人靈性？ • 病人的靈性因素，對其醫療和決定上有什麼影響？ • 為病人作靈性評估，用直覺的方法，靠小心聆聽，病人會用自己方法説自己故事。

資料來源：
葛量洪醫院「紓緩治療培訓」講義

角度，物質簡單，但家人用心照顧，病人其實比待在設施整全的醫院更開心。」

冼艷清聽了卻搖頭：「病人專用的床其實可以問社福機構借，不需用錢買。可是換床是有實際需要的，例如病人睡下格床，家人替病人轉身、抹身，都有機會撞到頭。帆布床太輕，病人跌下來怎算？醫院派護士、甚至職業治療師上門評估，如果病人日後受傷，家人會否控告護士和治療師的評估，沒有顧及病人安全？」

就算末期病人時間有限，她亦希望病人家裡可以改裝，例如廁所加建扶手，不然洗一次澡、上一次廁所，病人一跌可能就骨折，變成一定要長期住院。

還有一種情況是冼艷清認為不宜留在家中，就是病人獨居：「病人有事，誰開門給我們呢？」

她說就算安排到送飯、洗澡、家居清潔等服務，都要病人能夠下床開門。澳洲、英國就可以安排護理員二十四小時照顧，在香港自費非常昂貴，若然護理需要大，私家看護一更二千多元，一日開支便超過四千元。

最後有「金卡」

人手和環境配合，冼艷清相信病人是可以待在家裡，直到臨終離世。葛量洪醫院會向病人發出「金卡」。

這不是一張卡，而是一疊文件讓病人可以二十四小時入院，發出的條件包括：

- 病人心願在臨終時盡量留在家中，甚至直至最後一刻，家屬亦明白其心願
- 有適當的照顧者
- 病人接受家訪服務
- 家訪護士根據病情安排探訪
- 提供全面支持和支援
- 與病房及照顧者保持溝通
- 病人同意直接送到葛量洪紓緩醫學部病房

持有「金卡」的病人，無論是陷於昏迷，甚至停止呼吸，家人都可以打電話去葛量洪紓緩醫學部病房，醫院會派緊急救護車，把病人從家裡送來，不用經過急症室，直接送到紓緩醫學部病房，由當值醫生簽發死亡證，並且可以使用葛量洪醫院的殮房。

冼艷清說當以下九種變化出現三種就要開始準備：

一、嚴重虛弱
二、沒有食慾
三、服藥困難
四、睡眠時間愈來愈長
五、皮膚顏色加深（斑點或藍色）
六、枯瘦
七、雙手或腳很冷
八、無法集中注意力
九、對時間、地點、或人混淆不清

家居紓緩護士來到，會教家人如何轉身，不必再日日用花灑洗澡，抹身就可以了；也不用勉強吃飯，少少粥水、蜜糖水、湯水、或者橙汁等已經可以，亦不用戒口……「這些看似是小事，但家人都會緊張，有時不安就變成混亂。」冼艷清說：「我們又會看家裡的環境會否太光？太熱、太冷？醫生會給少少安眠藥、或者鎮靜劑。而且因為人瘦了，晚上睡覺眼睛合不起來，容易發炎，晚上貼少少紗布，令眼睛沒有那麼乾，那就少一點發炎，這些都是家訪姑娘會留意的。」

可是如果家人已經出現過勞，照顧不到，或者有些疾病本身的發展，一些病人最後還是比較適合待在醫院：「例如血癌，無論在醫院或者在家，都可能會大出血。醫院會準備深色床單，以免家人和附近的病人不安，這些家人在家裡就未必能夠面對。」

八十歲婆婆拒絕入院

冼艷清說了一個實際例子：八十歲的李婆婆，一九九七年發現有血癌，接受化療後康復，也定時驗血和覆診，二零零八年再發現有淋巴癌，接受化療，但一年後開始很多不舒服：惘亂、胃出血、急慢性腎功能衰竭，血鉀時高時低，並且腹瀉，一年來不斷出入醫院。

李婆婆丈夫早已過身，有兩個女兒，長女是醫生。婆婆問女兒：「我可以不去醫院嗎？我睡醫院的床，還多過家裡的床。」

「醫生女兒很掙扎，她沒有接受過紓緩治療科的培訓，醫院的同事見她擔心，就介紹家居紓緩治療服務，找我去幫忙。」冼艷清說就像一般港島區居民都可以這樣打電話「自我轉介」，她接到電話便和醫生一起上門，那是二零一零年一月。

「婆婆很想在家裡過身：『我在大陸的親戚都是在家裡走的，為什麼我不行？』我們看到家裡環境可以，又已經有工作二十多年的菲律賓傭工，醫生女兒也是同住的，即是環境和人手都能配合。」她和醫生首先評估婆婆的情況：已經嚴重虛弱、沒有食慾、服藥困難、雙手有點冷，並且不能談話太久，也不能集中注意力，估計是一個月內的事。

然後她和醫生女兒談：「婆婆最大機會是痛、氣促、惡心、嘔吐、因為電解質不平衡出現惘亂，如果這樣，能否照顧？」

女兒說：「可以。」

「萬一照顧太辛苦，會考慮去院舍嗎？」

「不會了。」

「那會否去葛量洪紓緩醫學部病房？」

「到時你們決定，我們會配合。」

「萬一婆婆情況轉差時，救護車送去了該區的急症醫院，是否介意？」

「可以的。」

冼艷清解釋如果病人和家人不想去急症醫院，就寧可早一點安排去紓緩醫學部病房，這一切細節，都會先談清楚，盡量避免日後有不愉快的事情。雖然女兒是醫生，但面對家人心情較亂，亦需要解釋清楚。

準備文件支援照顧

都談好了，醫生就在婆婆的病歷檔案寫明會在家離世，也不作心肺復甦術。這些手續都安排好，女兒安心多了。

冼艷清也教傭人如何轉身，如何護理皮膚，煮什麼東西給婆婆吃，食物不是最重要，而是小心不要啃咽喉，還有要注重口腔清潔，不要潰爛，否則自己也不舒服。她還和婆婆談到身後事，原來婆婆一些家人會捐遺體給大學讓學生學習解剖，婆婆也希望這樣做：「與其火化，不如讓醫學生用，自己女兒也是醫生。」

身體、心理、靈性、社交，以及後事都安排好後，未幾，在一個週日，女兒打電話給冼艷清，說媽媽腹痛，很疲倦。

「我們不是準備了止痛藥？」冼艷清讓她女兒放心。「但她吃不到。」女兒反問，冼艷清答：「可以從肛門塞進去，也是有效的。」女兒照做。冼艷清答應安排醫生週一早上來看，女兒也向醫院請假，準備和醫生談媽媽的情況。「家人可以來道別，

一

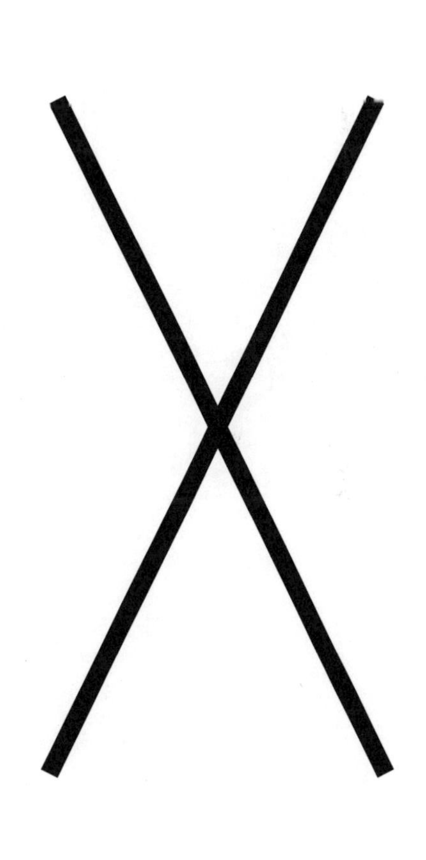

二

回憶

（永遠活著）

肯定婆婆對你們的愛，謝謝養育之恩。」冼艷清提醒，女兒就叫妹妹、妹夫、姨甥來，大家圍著婆婆道別。

第二天冼艷清一早打電話，說會在早上十一點和醫生一起上來，女兒說不用了，原來婆婆已經在晚上十一點在睡夢中安詳離世。傭人細心地抹身，才送到急症醫院的急症室，由急症醫生證實死亡。由於不是送到葛量洪的紓緩醫學部病房，不能用葛量洪的殮房，急症醫院要按政府一般規定病人入院不足二十四小時，把遺體運去公共殮房。

冼艷清問女兒情緒是否可以？女兒說有點遺憾：「爸爸過身時是媽媽辦喪事，我不懂處理，但現在媽媽遺體送給大學，可以怎樣？媽媽說過想留一撮頭髮和爸爸合葬。」

冼艷清於是主動提出陪女兒去公共殮房認遺體，並且請女兒準備冷氣被，帶一支唇膏，一把梳。現在捐遺體給兩間大學醫學院當「大體老師」或「無言老師」，亦可以舉行完葬禮才送去大學，但在二零一零年很少人主動捐遺體，多是無人認領的，由殮房直接送去大學。

冼艷清和她女兒來到殮房，殮房主管有點兇：「不要碰啊，現在是大學的了！」但說完就離開停屍間。

冼艷清偷偷剪了婆婆一撮頭髮，替婆婆抹臉，梳頭，擦上口紅，蓋上被子，再推到玻璃窗前，除了讓房內的醫生女兒，亦讓房外的二女和家人見到，大家拿花，鞠躬。

冼艷清讓大家靜靜地，好好說再見。

「婆婆的臉容很安詳，又為家人辦了一場儀式道別。」眼前的冼艷清帶著微笑：「家訪護士的空間可以好大，我的工作很有滿足感。」她剛因為前同事請求，轉而培訓院舍護士照顧臨終院友，但一直希望可以再回到前線。

南朗醫院六個案

香港並不是只有葛量洪家居紓緩治療服務支持病人在家休養直到臨終，目前佛教醫院亦有類似的「金卡」計劃。

而前南朗醫院資深紓緩治療科護士廖進芳曾經寫論文《Preparing Cancer Patients to Die at Home》，研究香港癌症病人在家照顧直到臨終，需要的條件。

二零零三年香港發生非典肺炎，一些病人回到家裡接受治療，當時還沒關閉的南朗醫院也有兩位接受紓緩治療的病人選擇出院回家，由醫護團隊上門支持他們直到過身，廖進芳連同之前在南朗醫院曾經照顧在家離世的四位病人，歸納在家照顧直到離世需要的七個條件：

一、病人意願十分清楚

所有六名病人都清楚表明一定不會去醫院，他們的意願得到尊重。

二、家人願意並且有能力照顧

所有六位照顧者是年輕女性，可以二十四小時留在家裡，並有能力在醫護人員上門協助下照顧病人。這些家庭的家人關係都是好的，照顧者得到其他家人支持，家裡的經濟條件並不缺乏。這六位照顧者最少都有中學學歷，似乎較高的教育水平可以處理病人在家的突發事情和壓力。

三、居住環境

所有六位病人都和家人同住，並且有自己的睡房，他們享受和子女、孫兒的家庭生活。家裡環境相對要有空間，醫護人員才能護理。

四、家居紓緩治療團隊支持

紓緩治療團隊必須有專業、有經驗、有信心，並且能夠定期上門照顧病人和家人。所提供的臨終護理是根據病人和家人的願望，護理的關鍵是維持病人的尊嚴，尊重病人的自主。

五、妥善病徵控制

末期護理最重要是控制病徵，讓病人感到舒服、整潔。一些研究指出病人要再次入醫院，主要因為一些病徵無法控制，紓緩治療醫生可以上門是重要的。

六、心理社交支持

在家裡照顧病人，無論體力、情緒、健康、財政、社交上付出相當大，要讓病人可以在家裡離世，家人更是焦慮，主要原因是家人不知道將會面對什麼，到時可否處理。醫護人員要幫助病人和家人都了解困難，支援他們的情緒，以及提供實際幫助。

七、互相合作配合

周全的末期照顧需要預先計劃和互相配合，不同的專業人士、義工團隊、家人成員、朋友都可一起照顧和支持病人。護士若和家人關係良好，可以更有效地面對不同的照顧問題。

南朗六名在家離世病人的背景特質

病人	家人	病人與家人關係	照顧者	家人特徵	經濟條件	病人或家人的宗教信仰
女（七十七歲）	與子女同住	好	女兒	前醫院職員	好	天主教
女（六十六歲）	與子女同住	好	女兒	護士及護理助理	好	基督教
女（八十歲）	與子女同住	好	女兒	孫子女不止一位是醫生	好	佛教
女（一百歲）	與子女同住	好	女兒	孫子是醫生	好	基督教
男（五十六歲）	與女兒同住	好	女兒	由內地請一位家庭主婦照顧	領取綜援	傳統中國文化信仰
男（五十歲）	與姐妹同住	好	姐妹	姐妹是中醫師	領取綜援	佛教

出院前準備

一、先和病人與照顧者商討

- ☐ 平靜自己的情緒，找適合的環境。
- ☐ 和病人仔細談一次，了解病人的要求，講得愈詳盡愈好。
- ☐ 知道病人的感受，否則會令病人覺得孤立，或者更加依賴照顧者。
- ☐ 如果多過一個人照顧患者，最好所有人都一起和病人商量，清楚彼此分工。
- ☐ 主要負責照顧的人，要需讓每個參與照顧的都知道事態發展。
- ☐ 找其他親友幫忙傳遞病人近況，照顧者不必兼顧太多其他人的情緒。
- ☐ 家中若有小孩，可請孩子陪伴病人，參與一些簡單的照顧工作。
- ☐ 若小孩有情緒需要，可找醫護人員或專業輔導機構支援。
- ☐ 準備兒童暫託服務、兒童之家等資料。

二、向醫院尋求協助

- ☐ 出院前與醫生、護士、社工先溝通，了解醫院可以有的支援
- ☐ 可以要求院方估評病人住處是否有足夠設施。
- ☐ 如果對院方的安排有保留，一定要當面說清楚。
- ☐ 如果院方某些安排用處不大，可以客氣地婉拒。
- ☐ 如果有些幫助是必要的，而院方並未安排，一定要提出。
- ☐ 可以把要說的話先寫下來，用書信，或者當面讀出。
- ☐ 可以請親友陪同見院方，由後者提醒你要講的話，並幫忙記錄院方的答覆。
- ☐ 病人若情況有變，要按照實際情況，修改事先的安排。
- ☐ 可以求助社福機構、病人組織。
- ☐ 出院後也要和院方保持密切的聯繫，以防情況有變。

三、家用醫療輔助設備

- ☐ 準備好休息的房間，這是患者主要活動的地方，必須覺得舒服自在。
- ☐ 讓患者選擇最喜歡的房間，須鄰近洗手間，最好看得見陽光。

☐ 床和椅子要擺放在開揚的地方，最好靠近窗戶。
☐ 床邊放一張小几，要讓患者伸手可及，放置常用的物品。
☐ 患者若不便下床，枕頭旁須有電話，同時準備電視和音響設備的遙控器。
☐ 如果病人之前和別人同房，要商談出院後是否繼續，會否影響別人睡眠。
☐ 病人可能需要可調節高低的睡床，易於轉身避免生褥瘡。
☐ 病人需否專用的床褥、毛毯、床墊和床單。
☐ 準備不同枕頭，墊腰或者墊高手腳。
☐ 便盤和尿壺。
☐ 坐浴盤、廁所扶手。
☐ 病人如果呼吸有困難，要有氧氣機、噴霧器等家居用的呼吸輔助設備。
☐ 輪椅、枴杖、助行架等步行輔助器。
☐ 請醫院、醫生、職業治療師評估需要，代為配置。

四、準備基本護理技巧

☐ 懂得扶起病人。
☐ 懂得替病人洗盥。
☐ 就算病人失禁，亦可處理。
☐ 自己沒法處理的徵狀，可以找到醫護人員處理。

五、自我準備

☐ 有足夠的休息。
☐ 有私人時間和空間。
☐ 知道壓力會怎樣影響自己。
☐ 有處理壓力的方法。
☐ 有信賴的人可以抒發感受。
☐ 有需要時可找到專業輔導。
☐ 日常家務有人可幫忙。
☐ 偶然小休幾日，可以找到其他人／機構接替。
☐ 萬一自己無法照顧，有後備方案。

六、經濟資助

- ☐ 藥物補助
- ☐ 醫療設備補助
- ☐ 醫護用具借用
- ☐ 病人傷殘津貼
- ☐ 照顧者津貼
- ☐ 慈善機構緊急援助金

七、家以外的選擇

- ☐ 一般公立醫院
- ☐ 公立醫院紓緩治療病房
- ☐ 公立寧養中心
- ☐ 私營寧養中心
- ☐ 私營院舍
- ☐ 津助院舍
- ☐ 醫院療養院

誰可以幫忙？

專業	姓名	聯絡	可以幫忙什麼？
醫生 專科 紓緩治療科			
醫院護士			
社康護士			
家居紓緩護士			
物理治療師			
職業治療師			
營養師			
臨床心理學家			
社工 醫務 紓緩治療部 社區			
病人組織			
宗教人士			
志願機構義工			
外傭			
鐘點助理			

誰可以幫忙？

專業	姓名	聯絡	可以幫忙什麼？
私人看護			
家庭醫生			
其他			

延伸閱讀

善寧會編著：《臨終照顧培訓課程》手冊，香港：善寧會，2007。

張佩雲、關蕙敏、曾玉珍、葉嫣紅編：《共渡每一天：晚期癌症病人及家屬實用手冊》，香港：醫院管理局，1999。

Emily Prieto著、馬羽儀譯：《居家照護員：必備技巧指南》，台灣：合記，2011。

平野國美著、石玉鳳譯：《最幸福的離開：好好走完最後生命的9個在家善終故事》，台灣：三采文化，2013。

第十四章

聯合醫院：家裡離世有晚晴

二零一四年一月早上影視大亨邵逸夫在西貢清水灣大廈的住所離世，享年一百零七歲，當時家人陪伴在旁，遺體被送至觀塘聯合醫院，電視台高層往醫院見「最後一面」，其後由醫院殮房送往殯儀館舉殯。

為什麼在家離世，可以送往醫院，而不是按香港一般做法送公共殮房？原因之一是邵逸夫在二零一一年已參加聯合醫院和靈實醫院合辦的「家居晚晴計劃」，除了主診醫生香港大學微生物學系講座教授袁國勇，醫院亦定期派紓緩治療醫生和護士上門，據報導離世當日是由袁國勇召救護車送抵聯合醫院急症室，再由急症室醫生檢查後確認死亡及處理簽發死亡證等手續，並且可以使用醫院殮房。

由二零一一年到二零一六年中，大約有四十多位病人參加這計劃，並且在家中離世。二零一六年起，非牟利的靈實協會亦得到資助可以開展「家居晚晴照顧計劃」，醫生護士可以上門。

醫生出診難

「家居晚晴計劃」是香港第一個得到正式撥款，嘗試支援晚期病人在家離世，參與包括聯合醫院和靈實醫院，兩間醫院同屬九龍東聯網一直有合作。聯合醫院紓緩治療科及老人科高級醫生林寶鈿解釋，醫管局向來有資助可以讓醫院申請，是醫院主動選擇向末期病人提供更完善的家居服務：「純粹是我們有這個『心志』：一些病人希望回家，尤其是慢性病的長者不願住在醫院，而我們的醫院病床也有限，倒不如放多一些支援在家居，病人可以在家看醫生、接受治療，甚至支援他們在家裡過身。」

在二零一一年第一次撥款實施三年，二零一四年第二次撥款，計劃明年會在二零一七年結束，服務的不僅是末期癌症，還有腎衰竭和認知障礙症病人。

有別一般公立醫院「家居紓緩治療服務」，「家居晚晴計劃」最大不同是有資源派醫生上門。

「病人可以坐車，就要自己去醫院，不然請家人代為取藥也可以，否則醫生上門，就會看不到醫院的病人，對排期的病人不公平。我們勸，都要勸到病人或家人去醫院。」前葛量洪紓緩治療護士冼艷清解釋：「在非常特殊的情況，例如病人極之抗拒去醫院，很難去到醫院，而病人情況複雜又真的需要醫生親自看病，才會安排醫生上門。」像上一篇的李婆婆，醫生是推掉早上的工作，才能抽時間上門，但最後李婆婆半夜在家離世，也就沒有上門。

而「家居晚晴計劃」就讓聯合醫院和靈實醫院的紓緩治療科醫生都有資源，可以定期上門，大約每週一次，隔七至八日一次，看病人直接開藥，紓緩護士和社康護士合作，天天上門一至兩小時，支援末期病人在家直到臨終離世。

靈實醫院紓緩治療科副顧問醫生吳常青解釋：「參加的病人都是身體較差的，已經是一個愈來愈走下坡的過程：由行動自如變成不能活動，由吃到東西變成不能進食，由可以說話到說不出話來，整個過程都是不斷變化，連帶家人的情緒也可能波動，所以醫護人員差不多天天都會上門。」

由於醫生可上門，護士亦頻密跟進，用藥和治療比一般家居紓緩服務靈活，可以駁呼吸機、吊鹽水等等。一些病徵像腸塞、嘔吐、肚脹等，在家亦可像醫院一樣處理和用藥，就可以不用去醫院。

同期名額只兩人

計劃人力物力相當大，參加者人數有限，林寶鈿坦言同一時間，只能支援兩位病人在家直到離世，因為一位醫生一個上午只能看一至兩個病人，紓緩治療專科護士一日大約四人，一年下來計劃可能僅僅服務到大約十位病人。這些都是聯合醫院和靈實醫院紓緩治療科本身的病人，靈實醫院紓緩治療科一年有五、六百名新症病人，聯合醫院也有大約四百人，全年大約一千名病人，只有約十人可以參加這計劃。

名額這麼少，先決條件是這些病人真的很希望可以留在家裡，家人願意支持，居住環境亦容許。

「有些病人雖然到了臨終階段，但不一定時間很短，可能是幾個月，甚至超過一年。我發現不是每一個病人都喜歡住在醫院，有些病人是病情需要入院，可是一些有慢性病的老人，寧願待在家裡都不去醫院：『我死都唔入醫院喋嘞，我寧願死喺屋企！』或者說：『我好鍾意屋企，唔捨得屋企……』」林寶鈿說不同醫院可能有不同做法，聯合醫院和靈實醫院都非常鼓勵病人留在家裡，直到病情真的不能留在家裡，但如果病人依然堅持，就讓醫生上門。

他指病人留在家，較為主動：「在醫院是醫生主導，但在家裡，病人會主導多一點，我們會盡量配合。雖然家裡可能要先改裝，但用藥、治療都會考慮病人的家居環境。」他說醫生是樂於配合的，因為看見病人心情真的好一點：「始終家裡是較為熟悉的環境，醫院很多檢查：定時量血壓、探熱等，可能影響病人的睡眠，食物也是熟悉的。」

他指出一些病人口裡說不想回家，可能因為無人照顧，或者不想連累家人：「其實醫學上，他的病是不需要留院的，那他需要的其實是社會服務，由社工提供送飯、家居清潔等，或者使用日間中心、老人院，醫院不能代替這些社會服務。」

還有，整體而言，派醫護人員在社區照顧病人，費用是便宜過醫院運作，因為醫院需要很多設施：「燈油火蠟、衣食住行，醫院樣樣都貴，但社區醫療會比醫院省多少錢，我就沒有研究。我們還是從病人意願出發。」

懷安科歷史悠久

林寶鈿的「心志」和想法，與聯合醫院的歷史與文化分不開。聯合醫院和靈實醫院都是在八零年代在香港率先提供紓緩治療服務，當年聯合醫院並且為免病人對「善終」二字反感，改名「懷安科」。

九零年代開始，聯合醫院紓緩治療服務已經不限於懷安科和癌症病人。行政總監謝俊仁醫生是香港臨終護理發展重要推手之一，整間醫院都額外關注末期病人，紓緩治療專科醫生積極和醫院其他部門合作，為不同病房的病人提供不同的會診服務。例如對一些有經驗的醫護人員，紓緩治療專科醫生會一同開會評估病人需要、建議病徵控制，以及未來的照顧計劃，但不會直接見病人；對一些需要較大的病人和家人，紓緩治療專科醫護團隊短期介入，提供支援；紓緩治療專科醫生還會和外科醫生保持聯絡，病人病情一旦惡化時接手跟進。

二零一一年聯合醫院開始的「家居晚晴計劃」，英文名就是Palliative Virtual Ward Program（PVWP），直接翻譯是「紓緩虛擬病房項目」，想像懷安科已經不止一間病房，或者與整間醫院不同部份合作，而是伸延到病人的家裡。

每一個病人都會有個案管理，希望可以全程照顧，除了醫生和護士會定期上門，在辦公時間內有直接電話可以找到醫生，亦有二十四小時熱線電話支援。病人有需要，可以使用日間中心幫助徵狀管理。而所有病人都會討論預設照顧計劃，或者簽署預設醫療指示，並填寫非住院病人不作心肺復甦術。

病人遺體會被送去聯合醫院的急症室，由急症室醫生簽發死亡證，再送到醫院殮房。病人就算待在家裡，也得到如同留在醫院一樣的服務。

困難與挑戰

「家居晚晴計劃」第一年有八名病人在家離世，人數是整間醫院離世人數的百分之二零六，數字看來很少，但這在香港公立醫院已是難得的服務。

這八名病人由五十三歲到一百零三歲不等，一半是癌症病人，其次是腎衰竭，小部份是認知障礙症。他們接受服務的中位數是三十八天，最少七日，最多十五個月，醫生上門次數由一次到二十次不等（表一）。

二零一三年計劃實行兩年，共有十七名病人參加計劃，其中三個最後要回到醫院，主要因為病人的徵狀太辛苦，例如氣促、抽筋等需要醫療器材，病情變化太大的，都要第一時間返回醫院。吳常青解釋：「不是說什麼病才可以留在家裡，而是病徵是什麼，反覆、複雜、急促的病徵可能不能在家照顧，也視乎家人是否能夠『處變不驚』。」

病人和家人參加這計劃，可以隨時回到醫院，並不代表只能留在家中。

林寶鈿在二零一三年香港家庭醫學學院期刊撰文《Practical Challenges in Ambulatory Palliative Care service in a Regional Hospital in Hong Kong》透露計劃遇到不少挑戰和障礙，第一，病人的意願，往往要視乎家人是否支持、照顧者是否願意照顧到最後。

第二，病人在社區，需要的藥物和在醫院使用的並不一樣，病人在醫院，醫護人員都可以隨時知道變化，但在家裡就算紓緩治療科護士和社康護士可以輪流天天上門，始終不一樣。「例如在社區使用危險藥物要小心，不一定能使用『嗎啡針』，只能用『嗎啡水』或者『嗎啡貼』。」林寶鈿相信若要推廣社區照顧，可能要先發展社區用藥和藥物管理的指引。

第三，雖然「家居晚晴計劃」有額外人手，但亦沒法提供二十四小時支援。

第四，當病人醫院以外去世，有些程序不一定能如願，尤其香港現行制度不明確，病人簽署了不作心肺復甦術，但救護員隸屬消防署，仍然會進行心肺復甦術。計劃第一年在家離世的八名病人，全部都有預設照顧計劃或簽署預設醫療指示表明拒絕心肺復甦術，可是最後大部份病人被送去醫院途中，救護員仍然照樣施行心肺復甦術。林寶鈿建議：「下一個階段，可能要想想是否可以讓在家中過身的病人，直接送到葬禮舉行地點，不必經過醫院。」

他最後一點寫道，公眾需要接受紓緩治療和在家離世的教育，尤其是家庭醫生也要受訓學習紓緩治療，才可以讓病人最後一程走得更順暢。

不用考慮凶宅

林寶鈿接受訪問時亦補充，香港家居環境也是不利病人在家離世：「香港客觀因素是有掣肘的，新加坡連公屋也很闊落，所以新加坡可以有大約三成病人在家裡臨終。在香港如果住板間房，就算醫護人員上門也沒法支援。」他說聯合醫院的病人，

表一　「家居晚晴計劃」首年八位病人

癌症與非癌症病人比例	1：1
年齡中位歲	83.6 歲（53-102 歲）
男：女比例	1：3
使用紓緩治療服時間中位數	5.5 月 (1.3-15 個月)
使用「家居晚晴計劃」時間中位數	38 日（7-103 日）
醫生上門診症次數中位數	6.5 次（1-20 次）
預設照顧計劃並拒絕心肺復甦術	7 位病人
預設醫療指示並拒絕心肺復甦術	1 位病人

很多都是住在公屋，條件比板間房好一點，可以嘗試，換言之亦不用豪宅居民才能有條件。

他特別回應有些香港人認為在家離世單位會變成「凶宅」的說法：「凶宅主要是兇殺、自殺，是死於非命，但我們的病人是自然過身，因為疾病、年老，不能當作凶宅。而且因為好些病人也住在公屋單位，更加不需要考慮樓價。」

最終他相信大部份參加計劃的病人，都是在家安詳離世：「很欣慰，病人完成了留在家裡的心願，沒有在醫院種種限制，家人可以陪病人到最後，哀傷相對容易接受，之後就不太需要哀傷輔導，對病人和家人都比較少遺憾。」

非牟利服務

聯合醫院和靈實醫院合作的「家居晚晴計劃」，只能一年支援大約十個病人在家離世，數目相當少。香港亦開始發展非牟利的家居紓緩治療服務：

靈實協會得到賽馬會「安寧頌」資助，試辦為期三年的「家居晚晴照顧計劃」，上門支援六十歲以上晚期癌症或其他慢性器官衰竭的病人。醫生和護士會緊密合作照顧病人、教授照顧者的技巧，支援家人的情緒和靈性需要，並希望討論預設照顧計劃。計劃致力令病人可以待在熟悉的家居環境，減少或避免不必要的急症入院。

二零一六年底正式啟用的「善寧之家」，是繼防癌會癌症康復中心和靈實寧養院，第三間由非牟利團體運作的寧養院，亦有家居紓緩照護服務。

善寧之家會有二十四小時熱線服務，希望選擇在家離世的病人提供全面支援，其他家居服務範圍包括：徵狀監控、藥物管理、護理程序、專職轉介、心靈與社交的支援、協調社區資源、輔助設備與儀器、教育照顧者、評估、支持和鼓勵照顧者、善別輔導等等。

家居服務會支持的病人，包括患上不可治癒的疾病如癌症、腎衰竭等；身體虛弱並患有多種不同疾病、預計將於未來六個月離世；遇上突發事件，而可能影響性命的長期病患者；遇上危及生命的事件如車禍、中風等。寧養及紓緩服務團隊也會培訓病人的家人，令他們在沒有專業團隊在家時，仍能給予病者適當的照護。

這些服務需要收回成本，但有經濟困難而又合乎資助條件的，可以申請費用減免。

臨終會怎樣？

每個人的生命都是獨特的，死亡的過程也可以不一樣。

防癌會出版的《心身社寧　加強對晚期癌症病人的照顧》解釋，要預測某位病人何時死亡或將會是怎樣的並不容易，家人最好能有適當預備，盡量減少忙亂、衝突、不知所措。

當病人健康情況日差，他可能對四周圍的事物提不起興趣或漠不關心，這是瀕臨死亡時的普遍情況，不要以為是自己做得不夠好。

死亡的過程可以維持數小時至數日，有些病人會靜靜地逝世，像在睡夢中那樣安寧；有些病人離世前會有不適症狀，亦有小部份病人會猝然離世，之前毫無徵兆。家人能否「送終」是緣份，不宜強求，也不要責怪自己。

在這個時候，令病人舒舒服服，平和地度過這短暫的時刻是最重要的。為病者輕輕抹抹手腳、餵點清水或甚至只用一兩滴水濕潤口唇，輕輕握著他的手，說一句「我陪著你」。

要注意即使病人睡覺或昏迷，仍然感受到周圍發生的事情、聽到談話。家人或親友不應在面前說一些令病人不安的話。家人可以向病人道謝，感謝他過去對家人的照顧，這會令病者感到安慰。

彌留之際，召集家人是個重要的時刻。一般而言，家人都希望送病者最後一程。這時，家人可輪流向病者表達最後的愛意、祝福和道別。在病人臨終時，寧靜的環境是十分重要的。

不過，也要小心不要對臨終的過程有不切實際的期望。

耶魯大學教授Sherwin B. Nukand在他的經典著作《How We Die》坦言現代人渴望「有尊嚴的死亡」：迅速來臨、毫無意識間、過程要求平靜安詳、一點痛苦也沒有，甚至可以握著手談一生……這些可能都不存在，Nukand指出「死亡的真相通常是一連串毀滅的過程，本質上就會使死者的人性崩解。」

家事百感交集

死亡對家庭是關鍵時刻，然而潛伏多年的情緒和一直未能解決的問題，可能隨著病人離世再次浮現。《The D-word: Talking about Dying: A Guide for Relatives, Friends and Carers》作者Sue Brayne形容「這是一個非常難以處理的時間」:「要尊重，以及容許各人在合適的時間用自己的方式，來處理自己的感受。」

有些人與臨終者關係融洽；有些人卻心懷厭惡、怨恨、憤怒；有些人會坦然接受所發生的事，有些人卻可能想否認；有些人會樂意終止維生治療，有些人可能不想；有些人可能對臨終者的身體變化感到恐懼，甚至不適，覺得陪伴很困難；有些人可能因為地域距離無法陪伴，感到內疚；有些人可能因為各種原因迴避聯絡；有些人可能憤怒其他人沒有盡力幫忙；有些人會互不信任、加劇怨恨和糾紛……

「因此這緊張時刻來臨，是需要準備的，要耐心和諒解，願意打開心扉真誠地與各家庭成員溝通。」Brayne坦白地指出，並不是所有家庭都關係良好：夫婦離婚、兄弟姐妹多年不和，或者曾經在家庭裡發生身體上、情緒上、或者性侵犯的被虐事件，有些父母嚴重地偏心、嗜賭、酗酒、患有精神病……在離世之際，家人分歧可更加白熱化，大家都更敏感。這時追求關係復和，可能適得其反，帶來更大的失望和遺憾。

Brayne的建議十分直接：

- 若你與父母關係不好，或是曾經受過他們的傷害，你內心一些很強烈的矛盾會在他們臨終的時候浮現出來。
- 你也許會渴望他們對你說一些有意義的話，或者是祈求你的寬恕，但這些渴望可能永不會實現。不要期待將會發生什麼奇蹟，你的父母也許已經沒有改變的能力，他們不再願意提及，或者面對過往的事了。
- 你可能會因為感到極大的傷害和憤怒，以致不想再與他們有什麼連繫，甚至不想出席喪禮，如果是這樣，雖然其他家人未必能了解你，你仍然可以按著你認為舒服的方式而行。

- 在一些情況下，父母離世可能會令你開心，甚至帶來釋放，彷彿咒語被解除，這是可以理解的。不過如果仍然在憤怒、悲傷、怨恨等情緒裡掙扎，不能讓情況惡化下去，因為這些情緒有害，而且付代價的是你，不是你的父母。
- 不妨找合適的輔導員，談一談。

臨終前四十八小時護理

臨終要除了要讓病人減低不適，也要維護病人的尊嚴，這時候的醫療和護理並不要縮短或者延長死亡的過程。

葛量洪《紓緩治療培訓》講義列出一份研究二百位病人在臨終前四十八小時內，出現什麼症狀，最常出現的也僅僅一半機會，可見臨終症狀相當不一樣：

症狀	百分比
排尿障礙	53%
疼痛	51%
抵抗及煩躁不安	42%
不協調	32%
呼吸困難	22%
閉尿	21 %
嘔吐	14%
盜汗	14%
抽搐、痙攣	12%
昏迷	9%

資料來源：Licher & Hunt 1990

每位病人情況都不盡相同，家人理解徵狀和照顧的技巧，可以幫助病人舒適，亦有助減輕家人的焦慮和不安。善寧會《臨終階段的照顧》列出病人可能出現的狀況，家人可以怎樣幫忙：

狀況	說明
吞嚥困難 食量大減	病人可能從早到晚只吃半碗粥，但也不覺飢餓，這是因為身體機能慢慢衰退，消化及吸收能力漸差，加上病人的活動量減低，很多時更臥床不起，在這時候，身體已不太需要進食，食物反會變為負荷。 除非病人有想吃的念頭，否則不宜勉強他們進食，應尊重他們的意願和選擇。 昏迷病人更不宜被餵食，因有梗塞的危險，家人可使用小茶匙，慢慢地給予小量清水，以保持其口腔濕潤。 家人毋須擔心不夠營養，大部份病人亦不需要靜脈注射葡萄糖水或鹽水。
昏睡	病人身體十分虛弱、疲倦和乏力，睡眠時間愈來愈長，並難被喚醒。 當病人昏睡不能用言語表達時，家人的陪伴是很大的支持，因為病人的聽覺仍然存在，家人可以說一些安慰、感謝或令他們安心的說話；並把握病人最清醒的時間，與他們交談。
煩躁不安	病人可能因身體不適而感不安，如痛楚、缺氧或膀胱積滿尿液而未能排出等。照顧者需先了解引致病人不安的生理因素，繼而跟進處理。 病人的不安亦可源於其心理因素，如焦慮、擔憂等。家人可緊握病人的手，用溫柔的聲音跟他們說話，以紓緩其情緒。 柔和的音樂和燈光也可助病人平靜下來。 在需要時，醫生會處方藥物使病人安定。

神志不清	臨終病人神志漸趨迷糊不清，甚至可能胡言亂語，說一些沒有邏輯的說話，或產生幻覺，看見逝去的親友或奇怪的事物。 家人不需驚慌，誤會他們失常，甚至瘋了。可以留意病人說話的內容及語氣，或許想表達某些意思。 如果幻覺為病人帶來困擾，家人可通知醫護人員，醫護人員將按病況提供藥物，以助紓緩徵狀。
大、小便頻密失禁	病人身體虛弱，意識迷糊，失去控制大、小便的能力。 照顧者可勤加檢查尿片，例如每四小時一次。 若有需要，便立刻助病人更換，保持皮膚乾爽。
口乾	病人進入昏迷狀態，難於喝水或需要張開口呼吸，所以會口乾。家人可給少少水替病人濕潤口腔，亦可用濕海綿或棉花清潔他們的口腔，再以潤唇膏塗在嘴唇。
發燒或冒冷汗	有些病人在臨終階段，身體調節體溫的機能會逐漸衰竭，甚至出現發燒現象，有別於平常所患的感冒。家人可用暖水替病人抹身，然後換上乾爽的衣服。
呼吸發出很大的聲音（嘎聲）	病人身體虛弱，或未能把呼吸管道裡的分泌排出，以致呼吸時發出沉重的聲響，大多數的情況並不會阻礙呼吸，病人亦不會因這情況而感到不適。 照顧者可把病人轉側，或升起其床頭。 如果病人有太多痰或分泌液，才需協助其抽出，但這些方法未必可完全除去這類沉重的呼吸聲。 需要時，醫生會按情況給予藥物紓緩徵狀。

延伸閱讀

余德慧等著：《臨終心理與陪伴研究》，台灣：心靈工坊，2006。

余德慧、石佳儀：《生死學十四講》，台灣：心靈工坊，2003。

George S. Lair 著、蔡昌雄譯：《臨終諮商的藝術》，台灣：心靈工坊，2007。

Irvin D. Yalom 著、廖婉如譯：《凝視太陽：面對死亡恐懼》，台灣：心靈工坊，2009。

Elisabeth Kubler Ross 著、王伍惠亞譯：《最後一程：瀕死者給醫生、護士、教牧和家人的曉示》，香港：基督教文藝出版社，2010。

Peter Fenwick、Elizabeth Fenwick 著，吳梓明譯：《善終之道：他鄉之旅》，香港：基督教文藝出版社，2014。

第十五章

警察・仵工・法醫官

唐婉芬是護士，媽媽在二零零三年發現癌症復發，之前一直都是去醫院治療，知道擴散後希望留在青衣的家裡。她解釋：「我是護士，也明白在醫院沒家裡舒服，加上之前爸爸肺癌去世，我們都很惜珍一家人相處的時間。」

唐媽媽年過七十，有六女一男，大家姐幫忙煮飯、二姐特地辭去工作在家照顧……大家分工合作，唐婉芬有醫護背景就負責護理，天天下班趕到媽媽的住處，替她洗澡等護理身體。由於媽媽住所的醫院網聯較少家居紓緩服務支援，唐婉芬也不想把媽媽的病歷轉去另一個家居支援較佳的聯網，媽媽若有不舒服，唐婉芬就問醫生同事如何處理，於是媽媽留在家裡，一直沒需要其他醫護人員上門。

無法阻止急救

二零零四年媽媽身體開始轉差，最後四個月除了到醫院覆診，完全待在家裡。「媽媽忍著痛，堅持不肯食止痛藥。我有點潔癖，天天幫她淋浴，直到媽媽說：『花灑水好像針咁痛。』我才知道要改為抹身。她也有肺積水，可是寧願坐著，也不願去醫院『抽水』。」唐婉芬說媽媽整體的病徵不算太辛苦，她原本沒有打算讓媽媽在家離世，只是想家人能夠照顧便盡量留在家中。

一天早上，姐姐突然打電話來，說媽媽好像不妥。唐婉芬馬上回家，看到媽媽呼吸放慢，於是打電話叫全家人一起陪著媽媽。

整個過程都很安靜平和，媽媽停止呼吸，沒有心跳……姐姐打九九九報警，派來的救護員來到，卻說要做心肺復甦術。

過了這麼多年，唐婉芬說起依然激動：「那救護員竟然把媽媽放在地上，剪開衣服做心外壓！我一直說不用，媽媽已經走了，那救護員不理，繼續搓……我陪媽媽上救護車去醫院，哭得好傷心，那救護員說：『唔好意思』，我不理他！去到急症室，我第一句就告訴醫生不用急救！」

警察到醫院，然後要求回家看現場，唐婉芬和警察回到家裡，並出示媽媽的病歷，但過程中亦有點不愉快。「警察落口供，翻來覆去地問，我有點『忟憎』，被當作疑犯很不好受。」她說第二天去公眾殮房，那衞生署法醫科醫生就問得比較「有道理」，聽了臨終過程、看了病歷，之後通知不用解剖確定死因。

唐婉芬回想在家照顧媽媽，是有壓力的：「好像無論怎樣努力照顧，媽媽身體仍然變差，除了這種無力感，大家還要準備要分離，很難受，可是我們都慶幸一家人可以這樣親近。如果在公立醫院，簡單如探病時間有規定，大家都可能趕不及放工去探。」

她說最大遺憾就是救護員的處理：「我一看到媽媽的床，就會湧起一堆情緒，腦裡一直有她被放在地下剪開衣服急救的樣子，忘不了。家人有宗教信仰，覺得媽媽已經上天家，那只是留下來的肉體，但可能我是醫護人員，知道救護員不可以不這樣做的！」

被警察盤問

梁小姐的媽媽五十出頭，二零一四年在公立醫院發現肺癌，堅持不接受任何治療，也沒再做檢查，爸爸覺得癌症治癒機會不大，尊重她的意願。梁小姐日間在政黨工作，爸爸上夜班，兩人都沒有醫護背景，主要分擔所有家務，讓媽媽在鑽石山的家裡好好休息。

「媽媽一向不喜歡醫生，就連我看醫生也不想。她決定不做任何醫治，外人很不明白，朋友都愕然問：為什麼不去醫院，可是家人就會理解。」梁小姐說媽媽一直在家，也沒有太大不舒服，亦不覺得痛，直等到二零一五年一月開始變差，五月時呼吸很辛苦，並且神志不清。「可能腫瘤上腦？我不知道原因，她就像『鬼上身』，問爸爸拿刀，嚇得我們把刀子利器都收起來，那三、四日真的很亂，可是突然又像『醒』過來，她說自己像發了一場夢，只是記得我們在她身邊哭。」梁小姐說那幾天和爸爸很慌張，但也沒想起要送醫院。

媽媽神志清醒後才一兩天，半夜想去廁所，沒法起床，梁小姐馬上請樓下的保安員上來攙扶，媽媽上完廁所回到房裡。爸爸早上回來，發現媽媽已經沒有呼吸。「那刻大家都『亂亂地』，我馬上從公司趕回來。」梁小姐說是爸爸打電話報警，救護員上門發現媽媽已經不行，就叫警察來。

「警察好寸！態度好惡劣！」梁小姐說當時心情太亂，慌張地想找糖果吃，警察馬上喝問：「你不是在這地方住嗎？」爸爸也一直被質問，很難過。「警察會否以為我和爸爸『謀財害命』？可是媽媽沒有買保險，也沒留下什麼給我們。」她說和爸爸被問了兩個多小時，換了另一位高級少少的警察，態度也一樣，前後四、五位警察上門，最後拍下相片，才叫食環署的「黑箱車」把媽媽送去殮房。

梁小姐用媽媽之前在公立醫院的病歷紀錄，向法醫科醫生提出豁免剖驗，一、兩天後批准。

「整件事除了警察好『寸』，其實沒什麼。」梁小姐說媽媽走了，她和爸爸都覺得「鬆一口氣」，不用日日擔心媽媽病情如何。過了一年多，她才和爸爸談起為什麼那時由得媽媽不去醫院？「她自己選的，由她吧，她開心就好。」爸爸說。

診所醫生不受理

Emily的嫲嫲九十歲住在深水埗，因為中風半身癱瘓，十多二十年來長期卧床，後來又有認知障礙症，家人也認不到。嫲嫲去醫院不方便，也不喜歡醫院，每次不舒服，例如因為認知障礙症有幻覺，都是看家附近的私家診所醫生，這醫生差不多為Emily所有家人看病。

「兩年前一個早上，家人帶嫲嫲上街曬太陽，回到家裡嫲嫲慢慢停止呼吸。」Emily說家人馬上報警，救護員來到說嫲嫲已經離世，把嫲嫲送去醫院，急症室的人也說嫲嫲已經離世，並送去公眾殮房。

「有兩個警察上門，但沒說什麼，態度好nice。第二天還和我們一起去公眾殮房。」Emily說最難過是殮房職員說要解剖，法醫說嫲嫲沒有長期病患的紀錄，要解剖：「我們當然不想，嫲嫲九十歲！並且希望土葬，但診所醫生寫的病歷證明，死因裁判官不接受。後來解剖完，只說沒問題，也沒交代死因，家人都在想：解剖真的需要嗎？」

Stella的媽媽九十一歲住在將軍澳，身體沒大毛病，只是開始有認知障礙症，二零一零年有一晚在睡夢中自然離世。「一大早我們發覺她完全沒動靜，馬上就按『平安鐘』，對方職員幫忙報警，先是來『白車』（救護車），說已經過身，再來『黑箱車』（食環署運屍車）。」Stella說也有兩個警察來，態度很好，很客氣，並且和仵工一起在樓下等，讓所有家人趕來見媽媽「最後一面」：「媽媽有八個子女，住在港九新界不同地方，幾十個親屬來到，都要幾小時，警察也在樓下等，沒有催過。」直到下午一點，遺體才送去公眾殮房。

第二天警察陪去殮房，解釋所有程序，還主動告訴家人可以向法醫申請豁免不解剖。「我們當然說不想，媽媽有去過公立醫院覆診，都是『老人病』有點咳嗽之類的，醫生看了病歷紀錄就說不用解剖了。」Stella說。

家族禮儀更重要

黃零是錦田原居民，媽媽八十多歲一輩子只進過一次醫院，就是在公立醫院確診患癌，之後馬上決定回家，這時大約二零一零年。

「新界原居民都是在家裡死、在家出殯，不是奇怪，是幸福！現在你習慣在醫院死，是你的習慣有問題，在家裡才是正常的。」黃零說三十年前爸爸有胃癌，也是不肯去醫院，怕去了醫院沒人探望，堅持要在家裡有人照顧，最後在家裡離世，所以家人都接受媽媽留在家裡。

醫院沒異議，可是也沒有派護士上門，媽媽主要由子女照顧，最初跟姐姐住，後來想和兒子一起，便搬到黃雯家。「我們輪流照顧囉，我老婆最辛苦，『孝子賢孫』晚晚來。在家牽涉更多人際關係，在醫院好容易做『孝子賢孫』，買一些東西去探一陣就行了，但在家裡就好多事，誰是假仁假義、誰想滿足自己做孝子的願望……我們都好怕這些事。」

媽媽最後昏迷了兩、三個星期，黃雯也沒想過送醫院：「吃不到，送醫院也是吃不到，不會去到醫院就能吃吧！身體機能轉變，醫院都幫不到啦。」他家還有兩個小孩，大的才剛上小學，整天陪著嫲嫲。「死亡就是這樣，讓小朋友看得到，見得多就不會恐懼死亡。」他說自己小時看著爸爸在家裡走，又看過舅公在家走：「接觸得多就會知道死亡就是會痛、會昏迷。」

「那時我晚晚半夜去睇阿媽，阿媽罵：『我未死！』結果無睇那晚，阿媽就過身了。」黃雯早上發現媽媽沒了呼吸，太太首先替媽媽抹身，他第一件事是打電話通知各兄弟姐妹：「當然不是打九九九啦！把屍運走點算！大家都等緊，都知道會死，第一件事一定要叫大佬家姐來，不然我會被人罵！要解決葬禮的問題，他們來到要鞠躬，還要吵一陣，那些要蓋什麼……好煩好多事。家族禮儀一定要遵守，如果『車咗』阿媽去殮房，我會被人殺！」

媽媽大約早上六點發現沒有呼吸，十點全家到齊，然後才報警。「忙完家事，才會應酬警察，警察都沒說什麼，守新界的都會知道，只是看一看有沒有傷口，確定不是兇案，阿媽有病歷證明有末期癌症，『預咗』在家過身啦。」

仵工用黑箱車送去殮房，法醫提過要解剖，黃雯的姐姐馬上出示媽媽的病歷，順利豁免，很快送去殯儀館辦喪事。

在家離世差異大

上兩章報導香港的家居紓緩治療，在家也有機會得到和醫院相若的醫療和護理服務，這一章報導法例和文化差異，訪問了十六位有家人在家離世的被訪者，其中四位癌症病人是自己選擇留在家中直到離世，三位是因為年紀大又有認知障礙症不便去

一

家裡

（熟悉的環境）

二

醫院

（專業的護理）

醫院，九位是因為其他不同原因：中風、心肌梗塞、家居意外或者在睡夢中突然過身。

這些被訪者的經歷和待遇，差異相當大。翻查法例和政府部門的手續，明文規定、實際運作與公眾認知等均有不少出入。

先解釋在醫院離世，一般身後事的程序（表一）。總括而言，公立醫院對於病人辦理身後事，主要有五個功能：

- 提供殮房存放遺體；
- 護士講解程序；
- 醫院死亡證件辦事處辦理「死因醫學證明書」；
- 火葬前要確保遺體內沒有電子心臟起搏器等儀器，需要在醫院死亡證件辦事處辦理「醫學證明書（火葬）」；
- 出殯。

死亡地點不在醫院，這五項功能，現在會由公眾殮房、殯儀館殮房、註冊醫生、殯儀從業員及警察等代替。香港人要在二十四小時登記死亡，是受《生死登記條例》監管，條文本身並沒對醫院，或者醫院以外有不同處理，第十四條使用的字眼是「如有人在房屋內死亡」，「房屋」指任何建築物、構築物或船隻。

由醫院發出的「死因醫學證明書」是在入境事務處死亡登記處取得「死亡登記證明書」的重要的關鍵，但這表格只是要求由「註冊醫生」簽發，並沒有要求是醫院或者醫管局醫生。香港少數富裕家庭，有能力把家裡變成醫院病房似的，由註冊醫生上門診治，過身後也可以由這些醫生簽發「死因醫學證明書」。

醫院離世才自然？

目前超過九成香港人是在醫院離世，對於沒能力聘請私家醫生的一般市民，醫院彷彿變成一種「死亡認可」，甚至用來區分「自然死亡」和「非自然死亡」。有別於《生死登記條例》等法例沒有指明死亡地點，翻開社福機構和殯儀業的解說，「醫院」角色可是相當重要。

東華三院安老服務部網頁提供的「治喪程序」，「自然死亡」：在醫院留醫超過二十四小時，經醫生診治後不治而死亡的；「非自然死亡」：一般是指死者未經註冊醫生診斷而突然死亡。聖雅各福群會出版的《逝・愛同行》也用「入院超過二十四小

表一　在醫院離世的程序

地點	步驟		
醫院	❶ 遺體由病房運去殮房	❷ 護士會在病房解釋程序	❸ 在醫院死亡證件辦事處辦理：「死因醫學證明書」（表格十八）和「認領遺體證明書」 選擇火葬的要領取「醫學證明書（火葬）」（表格二）
食物環境衞生署、入境事務處、衞生署組成的聯合辦事處	❹ 二十四小時內在聯合辦事處的「入境事務處死亡登記處」用醫院取得的「死因醫學證明書」（表格十八），連同申請人和離世者的身份證，獲得「死亡登記證明書」（表格十二）。	❺ **決定火葬**，在聯合辦事處的「衞生署港口衞生處」，用「醫學證明書（火葬）」（表格二），取得《火葬許可證》（表格三）。 **決定土葬**，在聯合辦事處的「入境事務處死亡登記處」取得《土葬准許證》（表格十）。	❻ 在聯合辦事處繼續辦理預訂火化時段或申請土葬地方，這時可找殯儀業人士辦理。
醫院	❼ 出殯前一天，致電醫院死亡證件辦事處預約認領遺體，要出示的證件包括：「死亡登記證明書」（表格十二）、「認領遺體證明書」、申請人和離世者的身份證。申請人就可以在殯儀業人士協助下領取遺體，繼續之後的殯葬安排。		
出殯	❽ 可以直接從醫院出殯，或者把遺體從醫院運送到殯儀館。		

資料來源：食物環境衞生署《辦理身後事須知》及瑪麗醫院《身故病人親屬須知》

時」和「入院不超過二十四小時」去分辨「自然死亡」和「非自然死亡」。

而殯葬公司的資料亦解釋：「入院未夠二十四小時而又死因不明，或意外死亡，遺體會送往公眾殮房，由法醫官檢驗死因，即屬非自然死亡。」有殯儀從業員指出，但凡送去公眾殮房的，就是「非自然死亡」。

香港的病人有權拒絕治療，亦可以選擇留在家裡照顧，直至離世，為什麼沒去醫院，就會變成「非自然死亡」？

在家裡離世的可以只是手續不同（表二），但被視作「非自然死亡」，執行過程不時遇到不友善對待，包括警察的盤問、仵工、法醫是否接受病歷、死因裁判官是否決定剖驗等等。

這是否令已經在家照顧病人的家人，承受額外的壓力？

家裡離世不自然？

十六位被訪者的經歷不一，反映實際運作處理存在大量灰色地帶：

為什麼 Emily 的嫲嫲一直看私家診所醫生，卻需要被剖驗；Stella 的媽媽只是在公立醫院看過小病、梁小姐媽媽僅僅去過醫院一次確診癌症，就不需要剖驗？因為病情不同，還是公立醫院的病歷比較可信？

什麼情況警察會把家人當作喪親者，而不是嫌疑犯？有一位住在港島的被訪者說，媽媽在浴缸遇溺，翌日哥哥探望才發現，警察來到完全把哥哥當犯人審問，直到瞥見他還帶了兩個小孩來探嫲嫲，態度突然一百八十度改變，語言馬上變成慰問。

訪問亦發現新界區的警察也許相對熟悉原居民習慣在家裡離世，態度較好，除了黃零是新界原居民，亦有大埔公屋居民、馬鞍山村屋租客等表示警察很體諒家屬心情。

還有，打電話報警後，什麼時候派「白車」、什麼時候派「黑箱車」？有二十出頭的被訪者晚上回家發現爸爸猝死，她黃昏才和爸爸說再見，時間還不足兩小時。接電話的職員問她，爸爸情況如何？「好似硬硬地……」她慌張地答，對方就決定派黑箱車，她大哭，求對方派白車：「我要救他！你可否接他送去醫院？是我說錯了嗎？！」

最後上門的仍是仵工。她被警察多次盤問後，仵工要把爸爸遺體運去公眾殮房，她請仵工讓她看

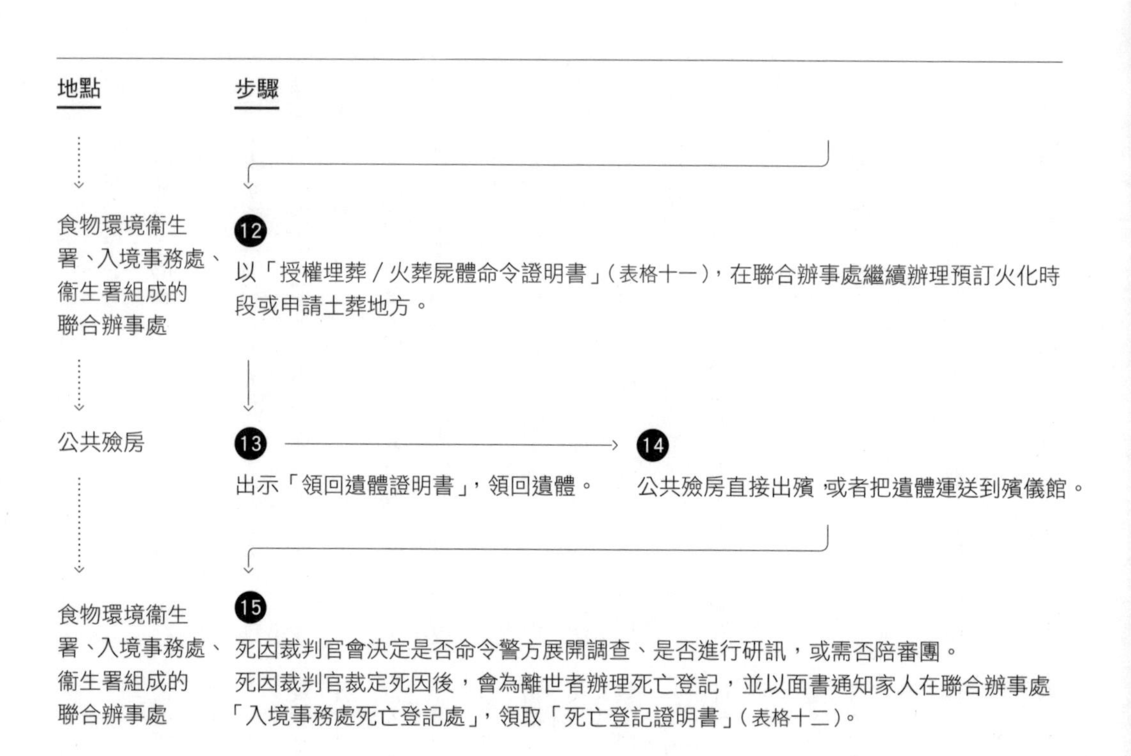
地點
步驟
食物環境衞生署、入境事務處、衞生署組成的聯合辦事處
12
以「授權埋葬／火葬屍體命令證明書」（表格十一），在聯合辦事處繼續辦理預訂火化時段或申請土葬地方。
公共殮房
13
出示「領回遺體證明書」，領回遺體。
14
公共殮房直接出殯，或者把遺體運送到殯儀館。
食物環境衞生署、入境事務處、衞生署組成的聯合辦事處
15
死因裁判官會決定是否命令警方展開調查、是否進行研訊，或需否陪審團。
死因裁判官裁定死因後，會為離世者辦理死亡登記，並以面書通知家人在聯合辦事處「入境事務處死亡登記處」，領取「死亡登記證明書」（表格十二）。

資料來源：衞生署法醫科

表二　目前在家離世後一般執行的程序

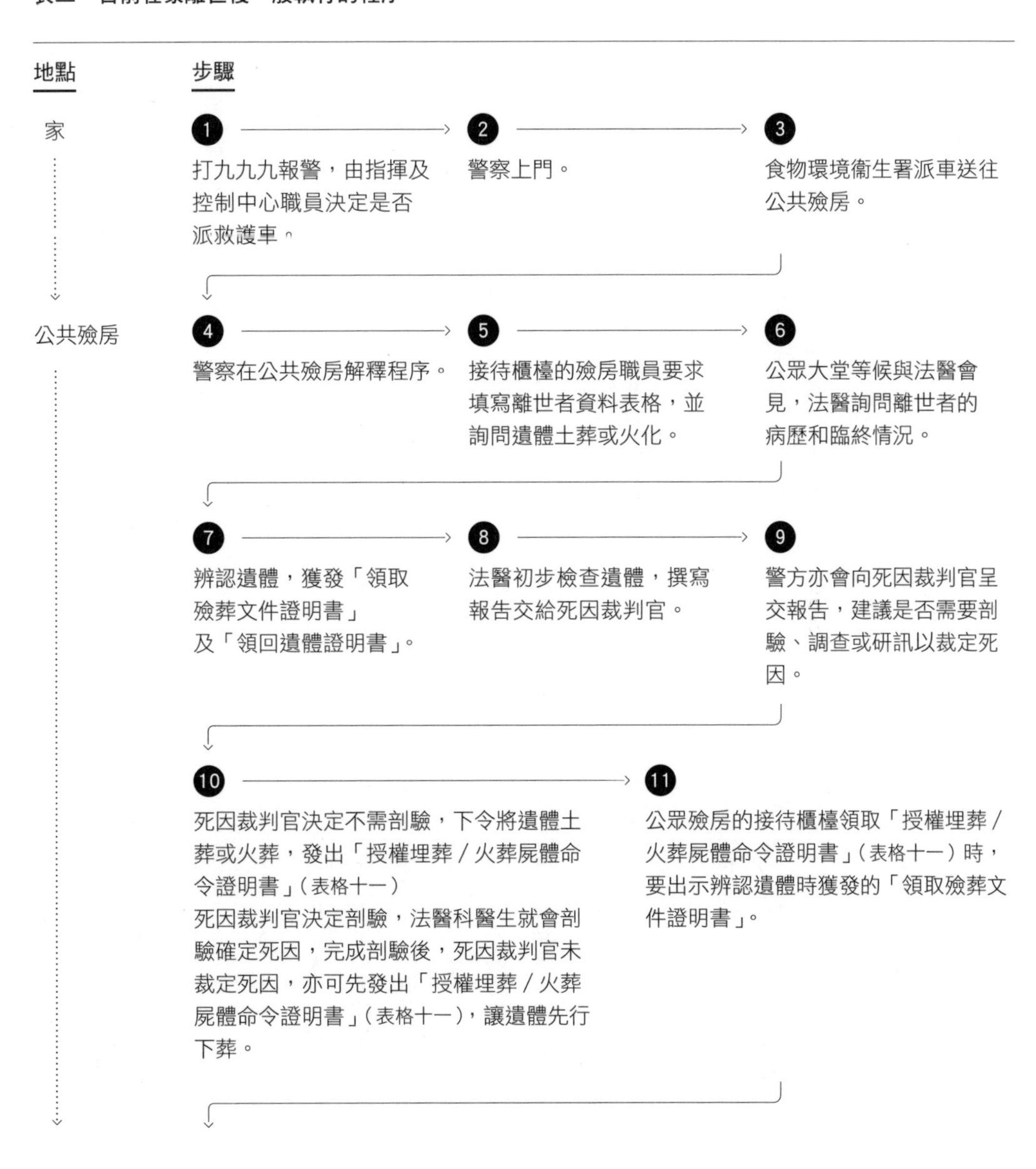

爸爸最後一面才開車，仵工答應，可是因為電梯太擠，她改搭下一班電梯。「結果我到了地下，他們已經走了！他們騙我！由樓下到停車的地方要經過很大的操場，他們一定走得非常非常快，我下來才會人影都沒看見。那刻我崩潰了，坐的士去鑽石山殮房，後來才知道是沙田殮房。凌晨兩點我在殮房門口哭著不斷哀求，職員不讓我見爸爸。」

仵工、警察、救護員……是否可以接受生死教育和哀傷輔導，無論駐守什麼地區，都懂得避免為喪親家人留下更大的心理創傷？

呈報多誤會

香港法例處理不同死亡個案的最大關鍵，並非「自然死亡」或「非自然死亡」。而是有二十類死亡個案需要報告給死因裁判官（表三）。死前被診斷為末期病患者，並不是需要呈報的個案。

但目前規例又要求所有在公眾殮房處理的死亡個案，都要向死因裁判官作出呈報，結果連原本不須報告的末期病患個案，亦夾雜其中，如同真正需要呈報的個案經過整個剖驗程序，除非得到死因裁判官豁免。

香港中文大學公共衛生學院助理教授鍾一諾正研究香港人的臨終護理服務，除了收集與香港人死亡相關的法例，並且親自訪問公眾殮房，他坦言很多香港今日的慣常做法，都是出於誤解和過份擔心。

鍾一諾引述殮房的法醫說，很多遺體都沒必要運來公眾殮房。「第一類是一些病人已送到醫院，並且在醫院過身，但死亡時間不足二十四小時，便會以『須予報告的死亡個案』為由被送到公眾殮房。」他翻看《死因裁判官條例》條文，只有一項是施用麻醉後二十四小時內死亡，是需要向死因裁判官作出呈報，病人若沒有用麻醉藥，並不需要呈報，也就不用送去公眾殮房。他估計是醫院的資深醫生太「謹慎」，然後又變成指示令所有醫護人員都跟從。

這二十四小時也相當有「彈性」。被訪者之一的關小姐，婆婆八十多歲，末期癌症後拒絕治療，醫生說不醫治一定過不到三個月，婆婆在家由關小姐媽媽照顧生活了兩年，最後送進醫院，入院後半天內過身。她引述醫院說婆婆入院「不足三天」，所以要移去公眾殮房剖驗。

表三　二十類須予呈報死因裁判官的死亡個案

- 死亡原因不明
- 在突然／沒有得到診治的情況下死亡，死前被診斷為末期病患者除外
- 意外或受傷所導致的死亡
- 罪行所導致的死亡
- 施用麻醉藥導致死亡，或在接受全身麻醉的情況下死亡，或於施用麻醉後二十四小時內死去
- 手術所導致的死亡或在手術後四十八小時內死亡
- 職業疾病導致的死亡，與現時或以往的職業有直接或間接關連的死亡
- 胎兒死亡
- 產婦死亡
- 敗血症導致死亡，而所涉的敗血症主因不明
- 自殺身亡
- 受官方看管期間內死亡
- 具法定逮捕或羈留權的公職人員在執行職務時導致的死亡
- 在政府部門的處所內死亡，而該部門的公職人員具有法定的逮捕或羈留權
- 法例所規定的某類精神病人在醫院內或在精神病院內死亡
- 在私人護理中心內發生的死亡
- 殺人罪行所導致的死亡
- 施用藥物或毒藥導致死亡
- 受虐待、飢餓、疏忽導致死亡
- 在香港境外發生、而屍體被運回香港境內的死亡

資料來源：衞生署法醫科

診斷為末期病患

鍾一諾繼續解釋：「第二類較常誤會的，是《死因裁判官條例》列出需要報告的個案『死亡前的十四日內的最後患病期間並無得到註冊醫生的診治』，前面還有一句『不包括在其死亡前被診斷為已患末期疾病的人』，所以就算病人十四日內沒有見過醫生，但若已診斷為末期病患，醫生一樣可以簽發『死因醫學證明書』，不用呈報。」

食物環境衞生署的指示列明需要立即報警的是「非一般自然死亡個案」，包括「離世者逝世前未經註冊醫生診治、或因意外、中毒或暴力而致死亡等情況」，只要有註冊醫生診治，就不需通知警方。註冊醫生擁有和醫院醫生一樣的權力，診斷並診定死因是「一般自然死亡個案」，就可以和醫院一樣簽發「死因醫學證明書」和「醫學證明書（火葬）」。

在家離世的末期病人需要醫生簽署這些文件，而醫生就算十四日內沒有看過病人，可是之前已經確診有末期疾病，包括癌症、腎衰竭、肺氣腫、認知障礙症等等，也可以簽發。換言之，不一定是有能力定期請得起醫生上門看病人的家庭，才能找醫生簽發所需要的證明文件，醫生曾經確診病人是末期病，在病人過身後，也可以一次過上門確定病人死於自然。

目前一些私人執業醫生會去護養院、或者上門簽發文件，手續上是要先去入境事務處死亡登記處拿「死因醫學證明書」表格，每一張都有編號，簽署填妥後交給病人家人繼續辦理。有關護養院離世程序在第二十章再續，家庭醫生可否進一步支援病人在家照顧甚至離世，會在第十七章討論。

已經由註冊醫生確診的晚期病人，由於不屬需要呈報的死亡個案，無需報警，也沒需要送去公眾殮房，可以直接由家裡把遺體送到殯儀館（表四），整個程序可以比在醫院離世更加簡單。

改善手續新建議

與鍾一諾一同研究香港臨終護理的雷兆輝醫生在威爾斯醫院的講座上指出：「未來的方向，可能是可以在家裡過身，病人待在最熟悉的地方，更多時間和家人一起，現在很多香港人以為不可能，或者手續非常繁複，其實是不知道相關的法例。」

雷兆輝本身是腎科醫生，曾經擔任新界東聯網醫院質素及風險總監，擅長釐清系統和制度問題，

表四　現行法例實際要求的程序

地點	步驟		
家	 註冊醫生簽發「死因醫學證明書」（表格十八） 選擇火葬的，註冊醫生亦可簽發「醫學證明書（火葬）」（表格二）		
食物環境衞生署、入境事務處、衞生署組成的聯合辦事處	 二十四小時內在聯合辦事處的「入境事務處死亡登記處」用註冊醫生發出的「死因醫學證明書」（表格十八），連同申請人和離世者的身份證，獲得「死亡登記證明書」（表格十二）。	 **決定火葬**，在聯合辦事處的「衞生署港口衞生處」，用「醫學證明書（火葬）」（表格二），取得《火葬許可證》（表格三）。 **決定土葬**，在聯合辦事處的「入境事務處死亡登記處」取得《土葬准許證》（表格十）。	 在聯合辦事處繼續辦理預訂火化時段或申請土葬地方，這時可找殯儀業人士辦理。
家	 殯儀館可以派靈車來，把遺體接去殯儀館冷藏，直至出殯。		

包括在醫管局引入二維條碼系統，減少錯誤識別病人的事故，包括出錯遺體、輸錯血、貼錯病人身份標籤等。他認為香港大有空間簡化在家過身的程序，並且提出新建議。（表五）

「雖然法例容許當病人確診是末期疾病，不一定需要醫生在十四日內見過病人，可是我認為到了這種時候，十四日內應該見過病人的。」他並且認為病人或者家人可以和醫護人員談「預設照顧計劃」，甚至簽署「預設醫療指示」，有文字紀錄病人的意願，臨終不想進醫院、不進行心肺復甦術等。

醫生就像在醫院一樣簽署了「死因醫學證明書」、將遺體火葬的「醫學證明書（火葬）」；然後家人同樣去食環署、入境處、衞生署組成的聯合辦事處，領取「死亡登記書」，按土葬和火葬辦理不同證件。

如果過了辦公時間，可以到警署領取「搬移及埋葬屍體許可證」。「很多人都不知道有這個做法，這次研究連受訪的警員也不清楚，直到我們提起表格八，他們才明白。伊斯蘭教徒根據教義三日內要下葬，也是馬上申請這份表。有了表格八，殯儀館可以派靈車來，把遺體接去殯儀館冷藏。」他說：「整個過程要在死後四十八小時內完成。那些黑箱車上門、警察來查、送去公眾殮房、法醫官決定需否解剖……通通都不是必要的，很多人都不曉得，像邵逸夫的遺體不用再送去醫院，直接就可以送去殯儀館。香港不用修例，已經可以在家中去世。」

雷兆輝指出目前殯儀館二十四小時接送和存放遺體，收費不是人人可負擔，提議政府提供公共靈車和公共擺放遺體的空間。這亦使離世者身份較為清晰：公眾殮房的遺體是二十類需要呈報給死因裁判官的；醫院殮房主要服務醫院病人；殯儀館殮房服務的是顧客。而另設公共擺放遺體的空間，就是給在醫院以外過身的病人，不是二十類需要呈報死亡個案，亦與醫院和公眾殮房一樣免費，家人亦不必支付殯儀館商業收費。

救護車負責把病人送醫院，食環署的仵工只服務公眾殮房，殯儀館或長生店的靈車需要收費，同樣，公共靈車可惠及市民。

社會與個人拉鋸

目前香港一些離島和新界偏遠地區居民，殯葬安排可以非常簡單，可以用就近警署發出的「搬移及埋葬屍體許可證」先行下葬。根據食物環境衞生署指引，可以在下葬後，才辦理需要醫生協助處理申請的「死亡登記證明書」。被訪者姚小姐在長洲長大，她憶述小時嫲嫲就是在家裡離世，直接在家裡出殯，上山下葬；可是到她爸爸去世，被送去醫院整個程序就繁雜得多。

時代改變，然而在顧全離世者出殯下葬完成整個人生最後一程，與社會運作所需的手續之間，這鐘擺是否只能偏向一邊？

不需要報告的個案也會交上死因裁判官、警察把喪親家人視作疑犯、醫院把無需報告的遺體也移交公眾殮房等等，是因為香港實際增加了家庭謀殺案？還是因為死亡離大眾愈來愈遠，最常見的就是電視劇裡病人在醫院瀕死，醫生定必急救、一堆儀器作響才是死亡的「現代禮儀」？

還有重要的現實考慮：隨著人口老化，二零三零年香港的認知障礙症病人人數將會高達三十萬，這些衰退過程極其漫長的病人，需要護理多過治療，並不是目前急症或復康醫院本身設計擅長照護的；再加上未來病人數目之多，醫院或院舍都將會面對極大壓力，無論自願或被迫，可能大部份都會留在家裡——這些認知障礙症病人怎樣才能好走？

表五　雷兆輝醫生建議簡化及改善程序

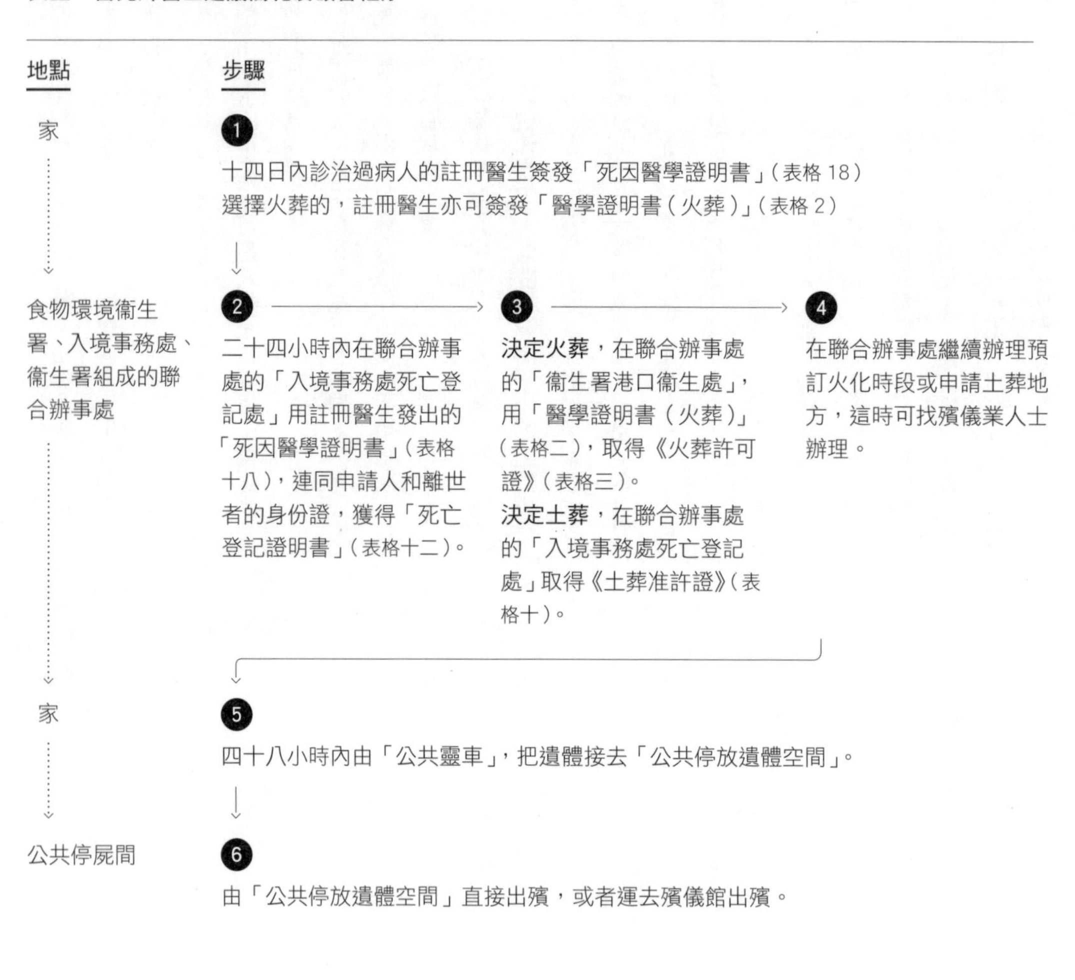

凶宅還是善終福宅？

「在家離世，會影響樓價嗎？」可能全世界，只有香港人會這樣問。極端敏感物業價格，加上嚴重缺乏生死教育，這城市的居民要在家走好最後一程，額外艱難。

「凶宅」是很傳統的概念：這地方曾經有凶案發生，不吉利，今時今日卻依然可以大大影響物業的售價。二零一六年十月《蘋果日報》頭條「新婚夫婦買樓　墮『凶層』陷阱」：一對新婚夫婦買下一間近四百萬的房子，用全部積蓄支付首期後卻無法找到銀行按揭貸款，這才發現同層另一單位在二零一三年曾經有住客燒炭自殺。這對夫婦最後被迫「撻定」，失去所有訂金，於是向地產代理監管局投訴地產代理隱瞞。

地產代理監管局接受投訴並開檔案調查，但坦言「凶宅」在法律上沒有定義，呼籲市民買樓簽約前問清楚物業是否凶宅，二零一六年首九個月已收到五宗涉及凶宅投訴，與一五年全年總數相同。報章報導時用上「凶層」，並指「凶宅」以上一層亦應注意——那下層呢？還是全棟都會受影響？

在網上輸入香港一座大廈的資料，搜查器都幾乎會自動跳出一個選項，是大廈的名字，隔一格「凶宅」。有一個網頁更聲稱由二千年起收集了超過九千間「凶宅」。法律上沒有定義的「凶宅」，在物業市場卻可以分不同級別：影響最壞是屋內曾經發生謀殺、次之是有人在屋內自殺，然後是跳樓。

「老年人在家自然過身算唔算凶宅？」網上討論區有人問，得到的回應：

「梗係唔算喇！」

「病死唔算，遇意外／自殺死就算。」

「最好唔好」

「理論上唔算，但我細膽，自住就唔會買，租出去就冇問題。」

「唔算，不過驚老人家唔知後人賣咗樓，夜晚照返屋企啫！」

「間屋有冇惡鬼先？有就算。」

「唔算，最重要是銀行能夠正常承按」……

香港中文大學公共衞生學院助理教授鍾一諾正研究香港人的臨終過程，前陣子在新界東醫院聯網論壇上說：「外國專家聽到香港人擔心在家過身會影響樓價，非常震驚。」

歐美國家人們希望在熟悉的家裡去世；台灣人臨終大都要由醫院送回家中；日本規定一定要在家中出殯；新加坡組屋地下更有社區會堂舉辦出殯儀式。

「五福臨門第五福，就是好死，為什麼可以好好死自己家裡，不是『福宅』？」鍾一諾在論壇透露電話訪問超過一千名三十歲以被訪者臨終地點的意願，三成想在家裡，其餘不想在家的，八成部份原因人都是考慮家人，只有十分一人會想到可能會影響樓價。

然而這電話調查亦有反過來問：如果房子有人曾經自然死亡？四分一人坦言「對間屋感覺不好」，有百分之十二認為這房子是「凶宅」。「換言之，有百分之八十八不覺得是。」鍾一諾說。

可是，如果這少數人包括決定貸款的銀行？

死亡有紀錄？

如何知道房子曾否有人過身？首先是鬧上新聞，謀殺、自殺都會有傳媒報導，「凶宅」網刊登的，大多是收集這些報導。

但在家中離世，「死亡登記證明書」上亦會寫明死亡地址，像被訪者黃零的媽媽在家裡去世，死亡證便寫上她的住址。人們可以向入境事務處申請翻查死亡登記紀錄，「特定查冊」要有離世者的確實姓名和出生日期，但「一般查冊」可以沒有離世者的姓名和出生日期——那可以單靠一個地址就查到是否有「死亡登記證明書」列作死亡地點嗎？入境處職員表示資料太少：「很大機會」查不到。

另一個可能是「土地查冊」。地產代理監管局編製的《香港地產代理從業員執業手冊》1.9.5：「假如物業的土地查冊結果顯示死亡證的登記資料，則代理須向賣方／業主及大廈管理公司作出有關查詢。代理應盡一切努力盡量小心查核，確保向客戶所提供的資料正確無誤。」

土地註冊處發言人回覆，土地查冊是有機會顯示死亡證的登記資料：「如物業的擁有形式為聯權共有（Joint Tenant），俗稱為『長命契』，當聯權共有物業的其中一名業主去世，在生的聯名業主可把認可死亡證在土地註冊處註冊，以更新有關物業的土地登記冊。由於所提交登記的文書只會在完全符合《土地註冊條例》及《土地註冊規例》的規定下，土地註冊處才會接納註冊，因此大部份人士會尋求私人執業律師的協助，提交適當的文件及擬備註冊摘要表格並安排辦理註冊。當成功辦理註冊後，查冊人士可透過相關的註冊摘要編號，查閱死亡證副本的資料。」

如果物業是以「聯權共有」，地產代理就會知道這單位曾經有人離世，而死亡證上亦會寫明死亡的原因。

賣樓沒影響？

縱使不是循這些途徑查找，人們總是有機會從保安員知道——關鍵還是香港人如何看待死亡，是否接受家人在家裡走完人生。正如鍾一諾問：「五福臨門第五福，就是好死，為什麼可以好好死自己家裡，不是『福宅』？」

前文被訪者唐婉芬照顧媽媽在家離世，她說家人完全沒想到樓價：「那是我們的家，不是一層樓！」

另一被訪者蕭小姐，媽媽在妹妹租住的村屋突然離世：「業主沒說什麼。我媽媽也八十多歲，算是『笑喪』，如果是自殺業主才介意吧。」

阿咪的爸爸在二零零三年六十八歲時「小中風」入醫院，出院後如常生活，只是有點風濕等小毛病。爸爸與在內地工作的哥哥同住，阿咪有自己的住處，二零零四年一個星期四晚上，阿咪跟爸爸通電話，週六哥哥回到家裡卻發現爸倒在廚房地上，已經過身。法醫後來估計是週五晚跌倒爆血管失救。

「我一直哭……真的感受到什麼叫『斷腸』。」阿咪說：「我沒有日日打電話給他，很內疚。」

她說當時爐頭還在煮水，但火扭得極小，估計爸爸在客廳看電視，突然聽到水滾就去廚房想熄火，沒料到才剛把火關小，還沒全熄，就倒在地上。哥哥想回家時發現大門反鎖，打電話也找不到爸爸，託了管理署找鎖匠，一入門，已經見到廚房地上爸爸的一對腳，他馬上報警。

警察來到，把爸爸搬去客廳。阿咪趕來，和哥哥一起大哭：「我可能哭了半小時？警察等我哭完才問話。」她說仵工如何運走爸爸，很多細節都記不起，只記得警察一直安撫哥哥，解釋怎樣做。

阿咪說在公共殮房時聽法醫說要解剖，心裡很不想：「我在殮房看見爸爸已經覺得樣子不一樣，後來驗屍後更加難認，是體液流失？好像縮細了好多。後來殮房職員安慰，說這醫生已經好好，有些更糟，我才覺得有點安慰。」

後來哥哥繼續住那房子，自己的物業沒有想過搬走。管理處幫忙叫過鎖匠，鄰居也曾經開門，但當晚都沒說什麼。第二天鄰居還安慰：「不要難過。」平時哥哥沒跟鄰居談話的。

二零零六年哥哥因為周轉原因賣樓。「地產沒有列為『凶宅』喎，爸爸的死亡證上的死亡地點是寫家裡，但地產沒問，我們也沒說。」阿咪說房子後來以市值價錢賣掉。

第十六章

香港有條件選擇嗎？

二零一三年編著《死在香港　流眼淚》時，第十三章已經希望探討在家離世，當時在明愛醫院還是內科及老人科主管的謝文華醫生坦言：「我做不到提倡在家死亡，因為我對箇中艱難心知肚明，也知道香港的實際環境未有條件讓它順利發生。你勉強做了，沒有支援，過程中『驚餐死』，是很壞的經驗。」她打比喻：「即是說，假如我提倡某地旅遊，那個地方也必須先要有景點，不能賣豬仔。」

謝文華請大家不要幻想家庭一定是溫暖的照顧場所，事實上，家訪護士見識過千奇百怪的照顧，包括有臨終病患睡地板，女兒睡床上的，那家庭根本不夠睡床，原本輪更上班剛好夠用，但當中一個成了臨終病患，地方就不夠用。

「家人是千面超人。」她這樣形容：既是好幫手，能擔起很多照顧工作；本身也是需要支援的受助者；他們亦是病人代理，會爭取病人權益，但有時會違背病人意願，與醫護人員處於敵對狀況，譬如拒絕嗎啡處方。

病人選擇病房？

三年過去，醫管局行政總裁梁栢賢在醫管局研討大會公開致辭時，主動提到「許多長者希望回到社區，在熟悉的環境下接受護理，走完人生最後一程。然而，現實情況是大部份人都在醫院離世。」香港中文大學公共衛生及基層醫療學院受食物環境衛生局委託，研究香港人的臨終護理服務，多次接受傳媒訪問提及在家離世——風向似乎在變，這觸動不少醫護人員的神經，尤其是公共衛生及基層醫療學院的研究，並沒有紓緩治療醫生參與。

紓緩治療專科醫生胡金榮亦不諱言，擔心政府未來「強力推行」在家離世的計劃：「名義上是希望為病人和家屬增加選擇，減少公立醫院病床的佔用，實際上是希望藉此減省醫療開支。」

胡金榮在二零一二年曾經在明愛醫院訪問了一百零二名病人，這些不是二零一一年善寧會訪問過千名大部份身體健康的醫護人士、院舍職員、大專生、社區中心長者等，也不是二零一六年公共衛生及基層醫療學院用電話訪問的過千名三十歲以上被訪者。

這一百零二名病人年齡中位數大約六十九歲，三分二是男士，近六成人已婚，已婚者當中九成和配偶同住，但這一百多名病人，有四分一無論任何時間，都沒有照顧者在身邊。他們三分一是肺癌，過去六個月內四分三人都入過醫院，大約四成曾經入住紓緩治療病房。

這份研究是在紓緩治療病房做的，因此也許病人選擇紓緩病房的比例亦相當高：四成人選擇在紓緩治療病房接受照顧，接近三成選擇在醫院其他病房，只有大約兩成希望在家。離世的分別更明顯：超過一半人希望在紓緩治療病房離世，接近三成想在醫院其他病房，選擇在家的，只有百分之十二點七。（表一）如果用人數，選擇在家接受照顧的二十三人當中，只有十個想在家離世，而最後這十個，當然幾乎沒有一個能如願。

表一　2012年明愛醫院被訪病人選擇接受治療及離世的地點

		選擇離世的地點						
		家	院舍	紓緩治療病房	醫院	其他	總數	百分比
選擇接受照顧地點	家	10	0	8	5	0	23	22.5%
	院舍	2	1	2	0	0	5	4.9%
	紓緩治療病房	1	0	41	1	0	43	42.2%
	醫院	0	1	4	23	0	28	27.5%
	其他	0	0	0	0	3	3	2.9%
	總數	13	2	55	29	3	102	
	百分比	12.7%	2%	53.9%	28.4%	2.9%	102	100%

基層地區難照顧

紓緩治療病房、醫院其他病房、家，這三個地點，對病人代表什麼？胡金榮提供了十七句句子，病人最認同家裡有「熟悉的環境和人」、「日常生活有自主」、「有私隱」。（表二）病人對醫院最不認同的字句，包括：環境舒服、熟悉的環境和人、有私隱、日常生活有自主、有人陪伴、照顧者有足夠時間、保持身體舒服……但醫院有照顧者和專業醫護人員，所以還是比待在家裡好。

病人的意願和背景是有關的：年紀愈大例如七十五歲以上，愈希望可以在家裡接受照顧和離世；六十以下或者六十至七十五歲的希望在紓緩治療病房接受照顧和離世。與子女同住的病人，較希望可以入住紓緩治療病房，但沒有子女的，大部份希望留在家中接受照顧，可是會選擇在紓緩治療病房離世，這分別很明顯。

住在公屋的居民較多選擇在家中接受照顧，以及在家中離世，比例比在自置物業的病人高，而對租樓的病人來說，紓緩治療病房無論照顧和離世都比較好。還有病人的病徵，也會影響病人希望接受照顧的地方。

「如果這調查在瑪麗醫院做，結果當然會不同。」胡金榮承認家庭環境影響相當大，聯合醫院在二零零九年訪問一百一十二位癌症末期病人，六成是公屋居民，其中百分之三十七零二的病人希望留在家中，百分之十九希望可以在家離世，比例比明愛醫院所在劏房林立的深水埗高。

「經濟條件直接影響到照顧能力，你有能力請到工人，或者能夠請假，才可以想在家照顧。」胡金榮說：「我們在深水埗、長沙灣，試過連丈夫在醫院即將離世，太太也要開工沒法來。」

決定地方因素多

病人在家，是可以同樣得到醫院的照顧，甚至可以比待在醫院更長壽。日本在二零一二年至一四年間，進行了一項大型調查，透過五十八名紓緩治療科醫生，追查大約二千病人，他們約有四分一在醫院接受紓緩治療，四分一接受家居紓緩治療，最後也有相若的比例各自在醫院和家裡離世。調查結果二零一六年在美國癌症協會的專業雜誌《CANCER》發表：病人在家，「雖然」相對醫院較少接受抗生素和靜脈輸液，生存的時間「顯著」

表二 對這些地方最認同的字句

紓緩治療病房	家	醫院其他病房
・環境舒服 ・有人陪伴 ・照顧者有時間 ・照顧者有足夠知道和技術 ・容易接觸到專業醫護人員和得到建議 ・保持身體舒服	・熟悉的環境和人 ・日常生活有自主 ・有私隱	・對照顧者有信心 ・容易接觸到專業醫護人員和得到建議

比在醫院長，一些醫生預計壽命以日計算的病人，增加了四天；預計壽命以星期計算的，增加了七天。

然而前提是，病人得到足夠的支援，並且病徵是可以在家處理的。以紓緩醫學著名的英國桑德施中心在二零零四年發表一份大型系統論文回顧，分析五十八份研究，當中包括來自十三個國家一百五十萬病人的數據，發現有多項因素影響病人較易在家或在醫院離世，當中包括：

病患因素：血癌或淋巴瘤患者較常在醫院離世；患病時間愈長、活動能力較低的病人較常在家離世。

個人因素：病人如有選擇多傾向在家離世，家庭背景較好，也較多在家離世；少數族裔則較多在醫院離世。

醫療系統因素：住在偏遠地區、有使用家居護理服務並且次數頻密的，較常在家離世；相反曾經住院，有醫院病床提供服務，以及所住地區有多間醫院，都會較常在醫院離世。

社區支援因素：病人與親人同住、有延伸家庭支援、已婚照顧者也同意，就會較易在家離世。

大環境變化：一個地方的文化較多在家離世，整個區就會多病人選擇在家；反之多人在醫院離世，亦會較少人待在家裡。

「這對香港有什麼啟示？」胡金榮指出隨著公立醫院體系的發展，醫院幾十年來已經成為死亡發生最頻繁的地方；醫院距離民居極近，入醫院分分鐘快過等醫護上門；核心家庭愈來愈細、不少長期病患者為獨居人士、社區支援不足……市民選擇去醫院是可以理解的。

最怕要「跑數」

《經濟學人》報導標題一語中的：「政府想你死得舒服（並省錢）」(The government wants you to have a comfortable (and cheap) death)：二零一五年調查發現，大約七成英國人意願是在家離世。英國政府非常有「動力」協助：國民保健計劃NHS計算過，每一位家庭醫生若有多一位病人在醫院外離世，每年可以省下多達一億八千萬英鎊（約二十億港元）。二零零八年英國政府推廣臨終護理，在家或院舍死亡的中位數由百分之三十八增加到百分之四十四。為了讓病人離開醫院，政府鼓勵家庭醫生向來年有機會過身的病人，估計起碼百分之一，開始討論臨終護理。

胡金榮以「跑數」形容這種執行方法，也是他最擔心的情況。「若政府一意孤行推動在家離世時以『跑數』作為資源掌控的方法，要求每一間醫院要有一定比率的病人在家離世才給予一定程度的資源，這將會是一場被隱藏的人道主義災難。」他直言：「沒有整全的社福醫療系統支援、沒有足夠的人手培訓、沒有政府部門民間團體，以及社區鄰里的參與而盲目推行在家離世，其實和推一條屍體回家沒有分別。」

胡金榮相信香港起碼都要有二十四小時電話熱線，醫護人員是一週七日當值，還需要大量家居照顧者，這已經要投入比現在更多的資源。現實是政府節約開支，由二零一六/一七年度起的兩個年度，醫管局的經常撥款還必須減少百分之零點五。

不在醫院七大條件

前新界東聯網醫院質素及風險總監雷兆輝有份從事公共衛生及基層醫療學院向政府呈交的香港臨終護理服務報告，回應：「我也很現實的，如果說病人可以選擇，卻沒有條件，那是不可能的。」

雷兆輝在訪問中主動提及明愛醫院在深水埗，只有一成受訪病人選擇在家離世，是可以理解的，他並且指出英國調查指七成人想在家中離世，亦有「水份」：「那調查的英國教授來港，我親自問過，原來有一半人是回答不知道，是餘下一半的七成，換言之只是三成半。」

他相信全世界可能只有台灣真的有七成意願回家：「因為他們真的有傳統是『壽終正寢』，在醫院臨終也要趕回家裡離世。」還有，台灣佛教徒相信離世後，家人要在旁唸經八小時，在家比較適合，佛教團體如慈濟會派志工上門；台灣人也相對香港擅長護理，比較接受在家照顧病人。

公共衛生及基層醫療學院在電話訪問了過千名三十歲以上受訪者，有三成都表示選擇在家中離世，雷兆輝不諱言參考價值有限：「想像你行街，突然有一支咪拿過來：『你是否想在家裡死？』不是處身實際情況中，怎能回答？就算你談想，誰來照顧你？叫媳婦不上班在家照顧嗎？香港人想在哪裡過身？這不是想就可。所以我列出條件，若連條件都不曉得，根本沒法想。」

他列出的條件有七個：

條件一：醫生診斷病人到了晚期，或者患的是末期疾病。

條件二：病人和／或家人同意預設照顧計劃，或者簽署了預設醫療指示，病人臨終亦不想進醫院。

條件三：醫生在十四日內見過病人，或者已經診斷病人是末期疾病，並將會負責簽發死亡證明文件。

條件四：家人獲得醫療或護理支援，有需要時有社會支持。

條件五：家人有能力（人手、資源等），可以在家照顧病人。

條件六：津助或買位的安老院可以照顧已確診的晚期病人。

條件七：可安排交通運輸（逝世後盡快提供）以及遺體停放地方。

在資源上，護理院是繼醫院外，最有條件可以讓病人離世，只需要有醫生診斷並與病人家人談妥預設照顧計劃，就可以像醫院一樣讓病人離世，遺體運去殮房。安老院病人離世，是屬於二十項需要呈報的死亡個案之一，要額外證明病人已經確診晚期疾病。

而在家離世，除了第六項外，要達到所有條件。（表三）

親身照顧父親

雷兆輝可能比很多醫生都明白如何在家照顧病人，他的父親離世時接近一百歲，之前很長時都是待在家裡。

二零一三年爸爸肺炎入醫院，就在農曆新年前說要回家。「我馬上在七天之內，把爸爸的房間變成一人病房的醫院。」雷兆輝在全港十八個地方張羅了大量醫護用品，由維生指數監測儀、氧氣機、鼻胃喉、抽痰機……到棉花紗布，全部張羅好，用的都是最妥善的。

「爸爸睡的是瑞典床，兩萬多元，這樣長時間都沒有長褥瘡，」他說這不是市面最貴的床，更貴的醫療床也有，只是按負擔能力的選擇：「在家照顧貴有貴做、平有平做。」一些志願機構可以借到醫療床，是一些家庭用完後捐出來的。

雷兆輝接著列出爸爸需要的二十一項照顧，最初每更請一位註冊護士、一位護理助手，後爸爸體重漸漸增加，需要增加多一位護理助手，每天並且有物理治療師上門拍痰等照顧。只是人手方面

表三　雷兆輝醫生整理病人在醫院以外地方離世所需的條件

	在家 離世	安老院 離世	護理院 離世
條件一：醫生診斷病人到了晚期，或者患的是末期疾病。	✓	✓	✓
條件二：病人和／或家人同意預設照顧計劃，或者簽署了預設醫療指示，病人臨終亦不想進醫院。	✓	✓	✓
條件三：醫生在十四日內見過病人，或者已經診斷病人是末期疾病，並將會負責簽發死亡證明文件。	✓	✓	✓
條件四：家人獲得醫療或護理支援，有需要時有社會支持。	✓	✓	✓
條件五：家人有能力（人手、資源等），可以在家照顧病人。	✓		
條件六：津助或買位的安老院可以照顧已確診的晚期病人。		✓	
條件七：可安排交通運輸（逝世後盡快提供）以及遺體停放地方。	✓		

的開支：一更十二小時一位註冊護士二千五百元、兩位護理助手每人八百元，兩更二十四小時便是六千六百元，再加物理治療師一天四百元，單單一天的照顧費，便超過七千元。

「但只要爸爸願意，我就願意支持。」他說。爸爸起初每晚都會走出客廳和媽媽一起，二零一三年新年過去，二零一四年的新年也來臨，這年並且和媽媽慶祝結婚六十六周年，直到二零一五年五月，爸爸身體惡化。「最後我也沒法讓他在家中離世，入醫院三日後離開。」雷兆輝有點唏噓：「我照顧了他八百八十九日。我不知道這是否爸爸最想要的？我在做的是否幫到他？可是當爸爸安詳離開那天，我也是安詳的。」

善終教育先行

爸爸過身後，雷兆輝亦曾經替一位病人準備在家照顧。「我什麼都安排好了，在家裡亦可以好好照顧直至離世，別人一句『沒有錢嗎？』就還是待在私家醫院。」

他說沒條件沒有選擇，但就算有條件，也不一定懂得選擇。「現在病人在急症醫院、復康醫院、家或者院舍之間，就像經過『旋轉門』，不斷不斷又被送回醫院……很少人明白病人待在最熟悉的地方，可以更多時間和家人一起。」

病人在家照顧不便宜，而藥費同樣不菲，一些藥乍聽機會增加四分一，但其實不用的存活機會是百分之零點四，用了只是增加到百分之零點四五，效果很微，費用卻可以非常貴。

「藥物有效的數字，實際指什麼，許多病人和家人都不知道的。就算知道時間有限，病人是媽媽，孩子還小，可能給幾十萬藥費都願意多這兩星期，但老人想法是否一樣？想待在醫院試新藥，還是寧願把錢花在護理，留在家裡舒服一點？」他相信病人和家人若能開心見誠地討論，大家都會更懂得如何選擇。

還有，與其等到病了才作出種種艱難決定，不如一早推行公眾生死教育。雷兆輝無論在訪問或者公開演講，重複又重複地強調：「傳統文化五福臨門：第五福即是善終。人生最後的路程，希望死亡是合時的，不早不遲，安詳而去。」

雷兆輝又再設計不同階段的做法（表四）：

開始有病就要談「照顧計劃」，例如心臟病、糖尿病等長期病患期間如何照顧，漸漸衰退時要與醫護人員談「預設照顧計劃」，並且臨終護理是包括病人身後對家人的哀傷關顧。他亦主張在健康的時候，就可以談預設醫療指示。

「整個對話要正面、和照顧一樣是持續的，讓病人參與，共同作決定，反而到了臨終階段，病人已經無法參與。」他強調無論任何階段，社會都可以討論，從文化對話：「最好由社會先討論，由公眾場合、到長者社區中心，不然到醫護人員提出來，很易有誤會。」他希望可以像美國的The Conversation Project，家人醫護人員都可以有方法展開對談，在餐桌而不是在醫院，一談再談。

表四　雷兆輝醫生設計不同階段「照顧計劃」的做法

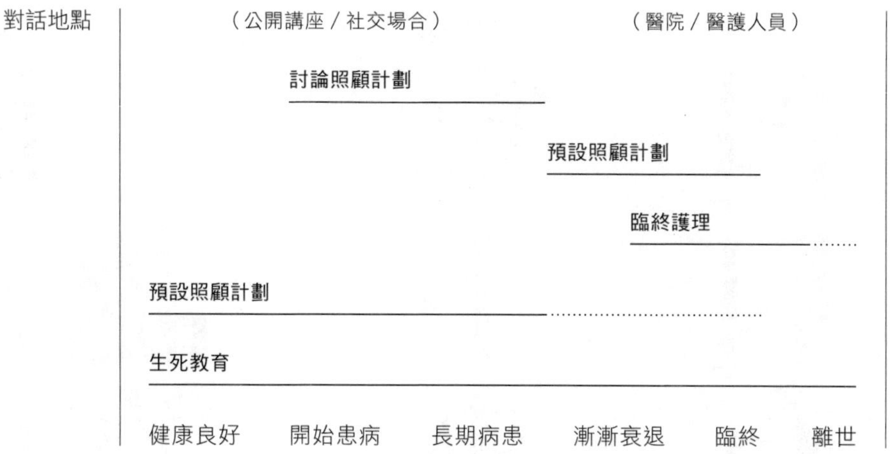

對話地點

（公開講座／社交場合）　（醫院／醫護人員）

討論照顧計劃

預設照顧計劃

臨終護理

預設照顧計劃

生死教育

健康良好　開始患病　長期病患　漸漸衰退　臨終　離世

美國八成人
認為臨終意願
要寫下來
但只有二成人
這樣做

延伸閱讀

鄒崇銘：《能醫不自醫？香港醫療改革的難產與生機》，香港：星克爾，2006。

鄒崇銘：《500億，一矢中的！香港醫療改革回望與前路》，香港：圓桌精英，2010。

NHK特別採訪小組著、鄭舜瓏譯：《無緣社會》，台灣：新雨，2015。

Eric Klinenberg著、洪世民譯：《獨居時代：一個人住，因為我可以》，台灣：漫遊者文化，2013。

第四篇——

社區一張安全網。

人們生活在社區
支援也得由醫院散開到社區

「只是在醫院點火是不足夠的。」台灣的紓緩治療服務在全人、全程、全家、全團隊外，加上「全社區」，讓診所、居家護理所等的醫護人員和護理員都可以提供「社區安寧」服務。

香港也能夠編織這一張社區安全網嗎？隨著醫學發展，末期病的時間愈來愈長，病人不需一直待在醫院，尤其肺氣腫、腎衰竭，或者認知障礙症、柏金遜症需要的臨終護理可以超過一年。由街坊診所到社區中心，不論家庭醫生、中醫師、護士、社工、義工等如何協作成為支援網絡？

第十七章

家庭醫生怎幫忙？

想像，香港街上的診所醫生可以替晚期病人看病，有需要時可以上門，甚至簽署「死因醫學證明書」？

這不是癡人夢話，香港認知障礙症協會主席戴樂群醫生一直有系統地培訓家庭醫生，希望全港每一區，都有一些家庭醫生懂得照顧認知障礙症病人。二零一六年香港基層醫護研討會（Hong Kong Primary Care Conference 2016）上，家庭醫學專科醫生邱禮武講述家庭醫生在乳癌病人恢復上班後，可以如何在社區支援，並用新思維在社區裡提供紓緩服務。香港並且有新成立的醫務所，計劃引入澳洲家庭醫生的綜合醫療服務理念，向病人提供持續照顧，直至離世。

社區醫療網絡

早在二零零六年七月十四日《明報》刊登文章《志願組織作平台　建社區醫療》，作者是本港多位「位高權重」的醫生，包括史泰祖、高永文、馮可立、區結成，指出香港公營醫療發展側重住院服務，沒有善用社區資源和民間力量，建議建立「社區醫療網絡」：「由各地區的醫院（包括公私營醫院）、普通科門診（包括公私營門診）及各社會福利服務提供單位（包括護理中心、老人院等）所組成的網絡。」

文章指出，普通科的門診可以替醫院「把關」，把有需要住院的病人轉介到醫院；一些具規模的非政府組織有社區網絡，可以協助組織各社區的私人執業醫生、社福機構及居民組織，以及醫院籌組的社區醫療網絡

「其實，部份非政府組織過往也曾嘗試組織一些私人執業醫生向病人提供診病優惠，但由於欠缺長期而穩定的資金支持，工作往往以短期計劃形式推行，未能持續深化。此外，醫管局近年推行資源增值計劃，各區醫院疲於『瘦身』，醫護人員操勞不堪，若要他們再肩負政府在基層醫療應承擔的責任，恐怕使他們百上加斤。

故此，政府建立社區醫療網絡之始，應增撥更多資源，蒐集及整理健康數據，訂立長遠健康指標；成立協調架構（例如公私營醫療機構病歷資料庫、病人轉介程序、同區不同機構，如醫院、普通科及其他專科私人門診、復康機構的協作機制等），統籌及為地區組織提供專業支援。政府亦應大力促使所有政府政策部門推動健康教育、疾病預防及健康防護工作，並讓具規模的非政府組織和各區醫院有足夠人手、資源及專業支援，一起建立常設的協調架構，再透過社區網絡的宣傳和推廣，循序漸進於各社區建立家庭醫生的觀念。」

區議會是平台

文章並且建議各區區議會成為平台，建立社區醫療網絡。

「這架構已經存在，香港現在每一區已經有『安老服務協調委員會』，成員包括衞生署、醫管局、社工等等。」香港認知障礙協會主席戴樂群醫生指出要善用這委員會，整合社區內私家醫生和社

福界的資源，例如每區都有登記制度，病人有「個案經理」（care manager）給意見和安排服務。戴樂群亦建議一些照顧者在家人離世後，可以接受培訓成為「半專業人士」（semi professional），就像只是負責接生的助產士、陪月員，也可以有護士、護理員專門照顧慢性和末期病人。

而在臨終護理，社福界和醫護團體亦不斷編織這「社區醫社網絡」：救世軍在二零一零年推出「香港安老院舍完善人生關顧計劃」，讓院舍能夠照顧臨終院友；東華三院在個別護理院支援長者離世，對弱能人士提供生死教育；香港賽馬會撥款的「安寧頌」計劃包括基督教靈實協會、香港復康會、聖公會聖匠堂長者地區中心、聖雅各福群會和香港老年學會。這些社福機構都與不同的公立醫院或私人執業醫生協作。

香港社區還有人數眾多的家庭醫生，如何可以進一步發揮這基層醫療的力量？

家庭醫生有角色

公眾普遍稱呼的「家庭醫生」，一般指生病時第一個看的醫生，而在醫學亦有家庭醫學專科（Family Medicine）。診所醫生可以是家庭醫學專科醫生，也可以是普通科醫生（General Practitioner, GP）。

醫療系統分為三層：基層醫療是病人「第一個」接觸的醫生，在香港基層醫療七成由私家診所提供；第二層是不同的專科和醫院服務，香港的住院服務九成由公立醫院提供；第三層是器官移植等最尖端，也被譽為最後「防線」的醫療。

二零一零年食物衞生局發表的《醫保計劃由我抉擇》諮詢文件，附錄C《香港私營醫療服務現況》透露香港有超過三千七百間西醫醫務所和診所。截至二零一五年底，香港共有一萬三千七百二十六名醫生，大約六成都是私人執業。香港市民亦常看中醫，不少末期癌症病人會尋求中醫治療，註冊和表列中醫加起來，香港大約有一萬名中醫師。

這些數量龐大的西醫和中醫，亦可以是紓緩治療醫學強調的「全團隊」成員之一。衞生署網頁《基層醫療與你》列出基層醫療的服務就包括「為殘疾人士或末期病患者提供復康支援和紓緩治療」。

從病人角度，基層和第二層醫療需要協作，互相配合。例如癌症病人接受腫瘤科醫生治療後，恢復工作後可以由家庭醫生跟進；一旦復發，除了腫瘤科醫生和紓緩治療醫生接手醫治，家庭醫生亦可繼續照顧，減少要送醫院的次數，更好地提供全人、全程、全家的照顧。

不同疾病有不同的臨終情況和時間，癌症最後病情急速惡化可能需要入住紓緩治療病床，可是像肺氣腫等長期病患則需要更長時間待在家裡；或者認知障礙症、柏金遜症等長時間衰退的疾病，病人也不方便去醫院，家庭醫生的角色就更重要了。第十五章Emily的嫲嫲中風臥床多年，又有認知障礙症，多年來不舒服都是看家附近的家庭醫生。

然而在香港，基層和第二層醫療的協作實際很少發生，關鍵是資源。香港政府絕大部份的醫療開支都用在醫院管理局，家庭醫生等基層醫療很少得到政府資源。

在英國，政府的「國民保健計劃」直接聘請家庭醫生，病人先看家庭醫生，再由家庭醫生按需要轉介到不同專科和醫療機構；澳洲則是和家庭醫生協作，政府向家庭醫生購買服務，市民就算半夜請家庭醫生上門，也不用擔心費用。基層和第二層的醫療協作，條件是制度和資源配合。

在香港，家庭醫生費用主要由市民負擔，極少人會想到由家庭醫生提供晚期病患照顧。

現實只有五分鐘

香港家庭醫學學院康天澤醫生分別在二零一零年及二零一三年兩次研究家庭醫學專科醫生對紓緩治療的看法，嘗試找出阻礙基層醫療提供紓緩治療服務的障礙。

二零一零年康天澤的研究《Barriers for Primary Care Physicians in Providing Palliative Care Service in Hong Kong – Qualitative Study》訪問了二十名家庭醫學專科醫生，包括十三位在醫管局工作、兩位私人執業、三位在集團式醫療中心、一位在私家醫院及一位在社福機構。研究列出大量被訪者的意見：

所有被訪者都同意，家庭醫生在病人臨終前應該有角色。「從家庭醫學的角度，尤其覺得要有一個連續性，也即是說『死而後已』，就是要到病人死後，我們的責任才完結。」「若一直都是病者的家庭醫生的話，我們相對於醫院裡的醫生會更清楚病者家中的狀況，例如經濟狀況，他在家裡的位置，跟『屋企人』的關係，我們會更容易跟他們談有關心理及關係上的事，從而在各方面更容易為他們傾和計劃。」

然而一般公眾並不知道，制度上也做不到：「香港的家庭醫生也不是真正的『家庭醫生』，尤其是在公營醫療裡。」「在普通科門診要五分鐘睇一個症，這些特質完全唔可以存在。」「政府現在不是很著重紓緩治療，可能他們覺得『就嚟死』的病人不用投放這麼多金錢，變了資源上不能撥出咁多錢。他們比較關注一些積極治療。」

而如果完全由市民支付家庭醫生，也是困難的：「深入詳細了解病者要花時間，要收回相當費用，很多人未必負擔得來。」

還有，受訪者亦坦言對紓緩治療認識不深：「知識差些，因為少接觸少用那些藥，如 Morphine（嗎啡）、Codeine（可代因）、Methadone（美沙酮）、MST（長效嗎啡），不夠信心用。」「只從書本學習而無實際經驗，會覺得不夠能力。」

受訪者建議政府增加資源，讓家庭醫生可以成為地區服務網絡，加強醫學培訓，並且有經濟援助有需要的家庭，亦有建議民間組織參與推動：「有政府的支持才能在社區推行紓緩治療服務，而非政府組織，如教會，也可以推動，成立一個名冊，請醫生去做。」

六成願在家離世

二零一三年康天澤再以問卷調問所有香港家庭醫學學院的本地成員，一共收回一半成員一共七百五十份問卷，調查結果發表在《Barriers Facing Family Physicians Providing Palliative Care Service in Hong Kong – A Questionnaire Survey》。

值得注意的是：填寫這七百五十份問卷的醫生，多達六成人寧願在家離世，比例比善寧會、香港中文大學公共衞生及基層醫療學院的市民調查都要高，更加比明愛醫院的病人訪問多達五倍！

這些醫生超過八成是家庭醫學專科，只有不足百分之三曾經有紓緩治療的經驗，一半人在過去一年，治療末期病人的人數都少於六人，但有百分之十四曾經上門看病人。

絕大部份受訪者認同紓緩治療的需要：九成五認為社區內應該有持續的紓緩治療，九成七認為參與基層醫療的醫生，應該提供紓緩治療服務，當中

一

家庭

（與親人一起）

二

社區

（繼續生活）

接近八成亦表示願意提供紓緩治療。但面對的「一般障礙」是時間問題和缺乏支援；「具體障礙」是知識和經驗、處理病人面對死亡時的困難。

還有被訪者指出目前公私營醫療系統難以合作，紓緩治療卻是需要協調：待在家裡的晚期病人不時需要入住醫院，當中是否可以有更好的資訊和轉介安排？家庭醫生如何可以與醫院的紓緩治療科醫生合作？

錢跟病人走？

討論一直沒停過，二零一四年第七屆華人地區醫護人員紓緩治療研討會，多位講員都認同延伸紓緩治療服務至社區。

香港中文大學醫學院院長陳家亮教授表示：「其實不少病者都選擇臨終前離院回家，爭取與家人共度最後時光，若然在社區層面提供紓緩治療服務，可讓他們在熟悉的地方接受臨終照顧，令他們得以有尊嚴及舒適地走過人生最後一段路。」

香港大學李嘉誠醫學院副院長（人力資本）黃世雄教授認為：「隨著社會發展，市民對醫療服務的要求日益提高，加上人口老化，本港醫療體系的負擔亦日漸沉重。將紓緩治療和寧養服務拓展到社區，不但有助減輕醫療體系的壓力，亦讓這群患者獲得優質的照顧。」

香港家庭醫學學院院長李兆妍醫生亦指出家庭醫生在提供寧養服務上的重要性：「在寧養醫療其中一個困難來自於病人及其照顧者一系列複雜混合的生理、心理和社會因素；以及在生活上為了緩解症狀，提高生活質量所作出的重要改變。家庭醫生與患者因長期持續的醫患關係，可以了解他們的需求，通過溝通和誇專業的團隊工作，從而為他們提供更全面的護理。」

可是怎樣才能開始？

香港中文大學公共衛生及基層醫學臨床教授李大拔接受訪問，直言政府始終要研究「錢跟病人走」，讓病人可以自由選擇公營或私家醫生服務，例如目前長者醫療券很受歡迎，是否可以提高金額，令有需要的末期病人也有資源接受家庭醫生提供的紓緩治療服務？尤其是認知障礙症病人長期待在社區，不少病人都抗拒去看精神科醫生，但相熟的家庭醫生可以協助確診，評估病情，並且在晚期行動不便時提供照顧。

「我也和白普理寧養中心部門主管勞思傑醫生

談過，家庭醫生可否分擔一些工作，例如病人在家去世，家庭醫生亦像醫院醫生一樣可以簽發證明文件。」李大拔說：「可是始終現實需要政府資源，不然紓緩服務需要的時間相對較多，家庭醫生又要交租，怎生存？」

難得實習機會

香港是有有心的家庭醫生願意嘗試的，蔡寶瑜醫生是其中一位。

蔡寶瑜曾經在聯合醫院紓緩治療科接受培訓，有一年時間並且參與「家居晚晴計劃」上門支援病人在家裡離世。「每個醫生都要懂得生與死，最理想是可以有自己的診所，一直陪著病人面對病情不同階段，就算虛弱到難以出門，我都可以上門照顧。」她說。

蔡寶瑜在澳洲修讀家庭醫學，並取得澳洲家庭醫學專科資格。她在香港集團式醫療中心當了十年醫生，二零一二年在醫院管理局的門診當醫生，知道家庭醫學專科提供培訓，可以在紓緩治療科實習，她馬上申請：「這原本是家庭醫學專科訓練，但沒有醫生選擇去紓緩治療科，所以我的申請就批准了。」

之前接受家庭醫學專科訓練的醫生，在紓緩治療科一般實習幾個月，但蔡寶瑜有興趣，額外又申請多一次，由二零一二年七月至翌年六月總共在紓緩治療科實習一年。而之後因為沒有家庭醫學專科訓練的醫生選擇到紓緩治療科，這科的實習機會也暫時取消。

「那一年學到好多！」蔡寶瑜除了待在紓緩治療病房，還會在寧養中心提供門診，逢週一早上更和家居紓緩治療護士一起上門看病人。

「有一位病人癌症擴散到骨頭，癱瘓不能走動，住在公屋由太太照顧，家裡還有小女兒，病床就放在客廳門口，客觀條件是不好的。」她說：「我有時看見太太個子小小的，也不知道怎有力氣幫丈夫清潔照顧，可是他和太太都很樂觀，看到我還會講笑話，沒讓人感到悲哀。」

蔡寶瑜會先替病人止痛，處理不同的病徵，再抽時間和病人家人談話，有時並會討論預設照顧計劃。「有一位媽媽有話想跟女兒說，但說不出口，我就幫她錄音留給女兒。」蔡寶瑜說有些老人家一開始會說：「死咗佢算啦！」可是慢慢談，又會對醫生說出一些心願和想法。

「可能十個病人，只有一個我可以幫到一點點，可以在生命最後的時間，由灰心失望，變得寬容一點，甚至可以笑得出，這是很難得的。有些病人我可能只有機會照顧半個月，但在腦海裡都會記得。」她說：「我覺得個人亦會成長，識得死才識得生，更加懂得珍惜。」

家庭醫生持續照顧

為什麼不正式進修紓緩治療專科？蔡寶瑜笑言已經不年輕，當年在醫學院畢業後，沒想到要選擇紓緩治療科，年紀漸長，身邊有些朋友離世，才對這專科感興趣。她在澳洲接受家庭醫學訓練時，也有選修紓緩治療，可是如果要實習，就要留在澳洲。由於要照顧媽媽，這幾年蔡寶瑜轉職大學診所，可以有穩定下班時間回家。

「我覺得一般家庭醫生都要有紓緩治療培訓，才能一直照顧病人。」她離開集團式醫療中心五、六年了，病人還會聯絡問意見：「我知道哪位病人，咳嗽時哪種藥水會有效、哪位吃什麼藥會有疲倦等副作用……病人什麼治療方案有效，意願和經濟環境如何，這些都是從長時間看病知道的。」

醫生與病人的關係若能繼續保持，當病人生命開始倒數，醫生更容易提供心理支援，亦即是紓緩治療科一直強調的「身、心、靈、社交」四方面，或者「全人」、「全程」、「全家」的照顧。「最理想不是開一間診所專門替病人善終，而是診所長時間都有相對固定的病人，病情嚴重時看專科醫生、送醫院，但平時可以留在家裡，由家庭醫生日常照顧。」她說。

但她相信沒有政府津貼，現實是做不到的：「我以前在集團式醫療中心偶然會去酒店應診，一次要二千元，一般家庭難以負擔。就算病人到了臨終，醫生上門次數有限，家人肯支付費用，可能又輪到醫生不願意，上門一小時只能看一個病人，在診所一小時已經可以看七、八位病人，收入還是有分別的。」

除了費用，還有知識問題，香港家庭醫生普遍沒有接受紓緩治療培訓。「有些醫生朋友會打電話來問我怎為臨終病人開藥。」蔡寶瑜解釋像嗎啡類的紓緩治療科常用藥物，家庭醫生很少機會接觸，她也是在聯合醫院學到的：「起初很沒有信心，是林寶鈿醫生很細心地教我用藥。可是現在離開幾年，又漸漸生疏，最好的家庭醫生接受培訓外，還

一

槌子

（醫生只懂當槌子）

二

釘子

（病人只能是釘子）

可以有醫院支援。」

蔡寶瑜沒放棄過學習紓緩治療，她自費參加二零一五年台灣舉行的第十一屆亞洲及太平洋區安寧療護會議，我們就是在參觀馬偕紀念醫院的旅遊巴士上認識的。

實踐全人理念

另一位有心人，是家庭醫學專科醫生柳坤忠。他在二零一五年從澳洲回流香港，和兩位昔日醫學院同學一起開了一間醫務所，希望在香港實踐家庭醫生的「真正理念」。

醫務所在中環，有別香港一般的診所，房間除了醫生辦公桌，還額外有一張小圓桌，讓病人可以與不同專業範疇的醫護人員開「care conference」。「這是全球的潮流，要與『用家』互動，一起討論。醫生不再只是槌子，把所有病人都當釘子，而是要和病人一起找出最適合的醫療方案。」柳坤忠強調家庭醫生就是全人、全程照顧，管理病人所需的醫護服務，無論病人的疾病是否處於晚期，是否踏入臨終階段，由討論預設照顧計劃、上門看病、臨終護理……病人有需要，家庭醫生就要配合。

醫務所強調多元化的綜合服務，除了有家庭醫學、腫瘤科、外科、婦科、心臟科等專科醫生，還有註冊護士、心理輔導師、物理治療師、視光師、中醫師、針灸師等，以不同形式協作，組成「allied health team」。醫務所也提供精神健康治療，包括輔導、工作坊、小組支持。在醫務所走一圈，還有不同房間放著不同掃描儀器、可以做物理治療、驗眼等，以及會議室。

柳坤忠指出香港的環境在變，目前的醫護系統已經不能負荷需求，再加上未來人口老化，不得不變通。也許現在的病人依然習慣醫生說什麼，就是什麼，但未來新一代長者教育水平提高，會希望和醫生討論病情。

這樣的醫療所，資源從何而來？如果全數由用者負擔，會否很貴？「明白好多人會擔心價錢，但好的家庭醫生會統籌醫療服務，可能省下金錢和時間。」他直接說出半小時的諮詢收費五百元，醫生就像「個案管理」一樣，會與病人找出最好的方案：「不同醫療專業會診，可以更快找出病因，發現病人需要什麼，然後在資源調配下，如何做得到？例如這些藥你無謂來這裡，去公立醫院更便宜。」

他解釋自己快到退休年齡，希望善用下半生，目的不是賺錢，而是由概念開始實現不一樣的基層醫療：「香港目前的醫療制度不容許家庭醫生發揮，但可否自己開始試？我不想只做批評的人，一件事如果做得夠好，就能夠生存。」

這醫務所就是他和兩位舊同學希望從小做起的「先導計劃」，一邊嘗試，一邊根據反應調整，預計用三年時間摸索出香港模式。

澳洲公私合作

澳洲的醫療制度裡，家庭醫生和醫院合作無間：市民小病或慢性病看家庭醫生，大病或急病才去醫院，一些出門不方便，或者剛好在辦公時間以外有需要的病人，可以請家庭醫生上門，診金由澳洲政府支付。二零一一年七月澳洲並有「非工作時間家庭醫生服務熱線」（after hours GP helpline），在非工作時間需要醫生建議、不能親自去看醫生的病人可以用電話向家庭醫生問症，減少去醫院。

家庭醫生和護士可以定期上門，有護理需要亦可申請政府照顧者津貼（Career Payment 或Career Allowance），或家務助理(Home Help Package)，澳洲超過兩成人可以在家離世。

澳洲雪梨市家庭醫生兼紓緩醫學專科醫生陳瑞波，七零年代在香港大學畢業，九零年代移居澳洲，出任西澳洲Edith Cowan大學紓緩醫學科校外副教授十年，曾經出版《Outline of Palliative Medicine》。

陳瑞波認為：「最理想的是病者的家庭醫生（family doctor）有紓緩醫學的經驗。因為長久的醫患關係，他比其他醫護人員更清楚病者的健康醫療背景，清楚病人和家屬的生活背景，明白他們性格、應付壓力的能力、有什麼存在的人際關係問題。基於這些資料，他能適當地處理他們因疾病引起的身心靈社各方面的問題。他利用醫學常識和經驗為病者診斷病情，使用藥物或非藥物為病者減輕痛苦，如有必要便動員適當團隊成員，為病者提供適當的處理。當家庭醫生碰到困難，他會請教有專業知識的紓緩醫學專科醫生（palliative care physician)。」

但現實不是每一位家庭醫生，都適合治理臨終病人，陳瑞波指出家庭要有以下的條件：

一、有紓緩醫學經驗。澳洲除了大學的醫學院，可以培訓及評估家庭醫生的紓緩醫學知識，亦有全國專業學會例如Palliative Care Australia、NSW Palliative Care Association、Australia and New Zealand Society of Palliative Medicine (ANZPM), New South Wales Society of Palliative Medicine (NSWSPM)等，籌備研討會、講座和其他活動，出版月刊，由醫生會員分享的臨床及研究經驗。

其中有兩樣技巧相當重要：醫生有信心消除疼痛，懂得使用藥物和對付疼痛的計劃；能夠兼顧病者和家屬的身心靈問題。

二、是醫生本身的態度：不會懼怕接觸死亡，或者認為死亡是醫生的「失敗」；病人和家人面對重病特別多疑問，醫生要肯說明解釋、答覆問題。

醫生要敢於承認醫療局限，放下自己高人一等的觀念。醫護人員要有勇氣詢問：「你需要什麼？」或者「你不想要什麼？」聆聽病者和家屬的意見和要求。醫患雙方溝通，明白彼此立場，作出雙方滿意的決定。醫生幫助病者及其家人下決定，而不是替他們下決定。不要提早死亡，也不會不顧後果地延長壽命。

三、醫生要能夠隨時，或者起碼可以盡快處理臨終病症，如果不能立刻家訪，亦可以在電話中評估病者的情況，給予支持，然後盡早探訪治理。必要時安排醫療團隊成員造訪、評估及治療。臨終病人有很多身心社靈問題，不可能單單由一個醫生來解決的，醫生要願意和其他醫護團隊合作。

這兩項在澳洲強調合作的醫療制度，就遠比香港容易發生。

陳瑞波亦提醒病人：「紓緩醫學是一們很新的學科，同時每一個家庭醫生每年可能只醫治數位臨終病人，很多醫生並沒有很多治理臨終病者的經驗。他們對於怎樣和臨終病者和家屬溝通，怎樣處理他們的問題比較生疏。通常是不敢選用太重的藥物或太大的劑量，引致未能好好地受控制疼痛或其他病徵。經過長期慢性疼痛，身體產生適應而缺乏對疼痛產生反應徵候，醫生是不能客觀地用檢查或儀器探測得到疼痛的程度。病者需要大膽地告訴醫生，詳細說明病徵。」

延伸閱讀

Kar-wai Tong, Kenneth Nai-kuen Fong，《Community Care in Hong Kong：Current Practices, Practice-research Studies and Future Directions》，City University of Hong Kong Press，2014。

邱泰源：《誰？是你的第一線醫師》，台灣：大塊文化，2012。

第十八章

當社工遇上醫生

「為什麼你會和我講這些？我媽媽不行了嗎？」病人的女兒看著社工給的「安寧服務」單張，憂心地問。

「看有沒有需要送飯、陪診服務啫。」社工連忙答。

聖公會聖匠堂幾位社工特別尷尬，因為他們修讀了美國死亡學證書課程，咭片上印著「美國認可死亡學家」。一些病人和家人收到咭片，彷彿看見殯儀從業員。

晚期病人不一定待在醫院，尤甚是肺氣腫、腎衰竭、認知障礙等長期病患者，病人在社區，社區就要有支援。在台灣致力發展「社區安寧」、「居家安寧」，團隊裡診所、社工、護理人員都有重要的角色，例如健保費可以支付的家居紓緩治療服務，團隊要求起碼包括一位醫生、一位護士、一位社工，三者都同樣要接受八十小時培訓和臨床實習。

可是在香港，紓緩治療服務主要由醫院提供，除了特別項目例如聯合醫院的「家居晚晴計劃」有資源請醫生外，家居紓緩服務亦以護士為主。醫院的社工，或幫病人申請各類政府津貼，或在各種病人或寧養中心辦活動，很少會去病床旁邊陪伴病人，更遑論上門家訪。對於香港病人和家人，醫護人員來到家裡，預期的是治療和醫護，但對社工的角色卻不一定明白，甚至連一些醫護人員亦會把社工視作次等的支援角色，不了解各自的專業範疇。

賽馬會「安寧頌」計劃二零一五年底分別贊助復康會、聖雅各福群會、聖公會聖匠堂長者地區中心三年，以摸索社福機構和醫院的協作形式，亦試驗向病人和家人提供不同模式的社區服務。這些病人都是按醫學的「臨終」定義，大約剩餘半年時間，在社福界普遍改用「晚期」二字。

不同背景不同模式

復康會、聖雅各福群會、聖公會聖匠堂長者地區中心本身的背景和文化並不一樣，分別設計出：「安晴・生命彩虹」社區安寧照顧計劃、「安好居家寧養服務」、「安寧在家」居家照顧支援服務，得到不同的資源和人手進行先導項目（表一）：

復康會從一九五九年起協助殘疾人士復康，但主要用地區中心提供服務，當會員病情步入晚期不能來中心，社工護士等也就難以上門跟進。這次「安晴・生命彩虹」有資源聘請兩位社工、一位資深護士、一位行政助理，接受東區醫院內科轉介來的非癌症晚期病人，預計在三年內服務一百七十位。由於團隊裡有資深護士，亦會編製晚期非癌症病人的照顧手冊。

聖雅各福群會在二零零四年開辦「後顧無憂」服務，按長者意願辦理身後事。這次試行的「安好居家寧養服務」除了項目經理和行政助理，主要聘請三位年輕幹事作為病人的「個案管理」，強調病人的生活質素，陪病人覆診、應付日常生活以至心理需要，甚至嘗試帶來娛樂。這三年會和葛量洪醫院等港島區醫院合作服務二百一十位港島區病人，以末期癌症病人為主。

位於紅磡的聖匠堂長者地區中心，亦在二零零四年開始培訓以義工為主的「護慰天使」服務，協助喪親家人辦喪事，以及陪伴家人度過之後的哀傷期。這次「安寧在家」仍然主力培訓義工，服務範疇正式提早到病人的晚期照顧，地點亦改為屯門、

表一　三間社福機構提供的社區晚期病人家居支援計劃

項目名稱	主辦機構	服務內容	名額（三年）	聯絡
「安晴・生命彩虹」社區安寧照顧計劃	復康會	• 症狀管理支援 • 家居照顧支援，連繫及轉介所需的社資源 • 照顧者支援，提供照顧技巧訓練及學習處理照顧壓力 • 個人及家庭輔導 • 意義重整，人生回顧，留下美好回憶 • 義工關顧	一百七十人（經東區醫院內科轉介非癌症病人）	電話 2549 7744 crnlkh@rehabsociety.org.hk
「安好居家寧養服務」	聖雅各福群會	• 個人及家庭心理輔導、支援性治療 • 哀傷輔導服務 • 藉「到戶娛樂家」活動減輕長者及家人面對死亡的壓力，繼續保持生活，與家人共度美好的時光 • 家居及個人照顧，包括外送膳食服務、個人護理、陪伴服務等 • 護送服務 • 醫療輔助器材借用服務 • 殯儀支援服務 • 生死教育活動及圓夢行動	二百一十人（經港島區公立醫院、長者中心或熱線轉介，癌症病人為主）	電話 2831 3258 2813 3233

表一　三間社福機構提供的社區晚期病人家居支援計劃

項目名稱	主辦機構	服務內容	名額（三年）	聯絡
「安寧在家」居家照顧支援服務	聖公會聖匠堂長者地區中心	・在家安寧照顧 ・病人及家屬互助小組 ・殯儀支援及哀傷輔導 ・義工培訓及服務 ・公眾教育及講座	一百八十人（經屯門醫院紓緩治療科轉介，主要是非癌症病人）	電話 2242 2000

資料來源：

「安寧頌」網頁

元朗、天水圍，並與屯門醫院紓緩治療科合作，在三年內支援一百八十位新界西非癌症病人，協助殯儀和家人其後的哀傷輔導。聘請的人手包括兩位社工、一位兼職護士、一位行政助理。

這三間社福機構面對的第一件事，就是和醫院建立協作關係。

「補位」與「走位」

「臨終、紓緩治療，這些都是醫學的概念，不會是社會服務界使用的字眼。醫院有很清晰的框框：凡是關於醫療的，一定是他們負責，就算我們有護士，也不能幫忙。」聖匠堂長者地區中心高級經理梁梓敦指出：「醫護人員心目中想的，是醫院內合作，他們沒時間照顧病人，才找我們幫忙，他們其實沒想過在社區可以合作。社區裡不應該有醫療服務，除非你得到我同意，例如洗傷口，醫院無法派社康護士來，那我們的護士才可以替病人洗傷口。絕對不可以踏過界，否則反應好大，會罵我們。」

梁梓敦二零零七年開始負責「護慰天使」，由社工和義工陪伴喪親者辦喪事，走出哀傷，起初所有服務都是在社區，但家人在喪親之前，一定經歷過病人在醫院的日子，臨終的遺憾直接影響之後的哀傷期。二零零九、二零一零年，他有機會出席醫院管理局九龍中聯網的醫院講座介紹服務，開始有醫護人員轉介病人家人使用「護慰天使」服務。

二零一四至二零一六年聖匠堂得到李嘉誠基金會撥款，與伊利沙伯醫院合作「安在家終」居家寧養照顧服務，社工和義工會去陪伴病人和家人，去醫院探望，並支援身後事和提供哀傷輔導。二零一五年底得到賽馬會「安寧頌」計劃撥款，與屯門醫院合作「安寧在家」居家照顧支援服務。

「醫院會把我們當作『補位』，我們也就要懂得『走位』，強調我們不是取代，而是你們先行，人手不夠時，我們才補上。」梁梓敦說雙方要溝通，取得信任，才可以分工做各自擅長的工作。

聖匠堂的社工和義工主要支援病人出院後、入院前，期間在家或者院舍的生活，提供情緒支援和心理輔導。「安在家終」計劃一共照顧了八十八名晚期病人和家人，香港大學社會工作及社會行政學系透過問卷和訪談追蹤三十五位病人和十七位照顧者，顯示服務可以顯著減少焦慮、沮喪、抑鬱情緒，家人也較可接受喪親的哀傷。

界線清楚跟家事

聖匠堂「安寧在家」項目經理林嘉欣表示要很清楚醫院和社區工作的界線，例如聖匠堂本身屬於聖公會，教會很多教友都會「關顧」病人，可是培訓這些教友成為安寧服務義工，就要再三強調：「很多話都不能說，例如關於疾病，一定要病人和家人問醫生，不能隨便回答。」

「我們不能做任何跟health有關的東西，例如醫療意願、預設照顧計劃等等，也是問：『醫生有跟你談嗎？』病人若有意願，我們也僅僅是提醒：『記得下次同醫生講喎。』」但林嘉欣坦言醫生並不一定能夠處理，所以一般的病人和家人都會感到無助。

她說起剛有朋友父親疑似患上腦癌：「醫生說要化驗，可能是昔日的腫瘤，也可以在兩週內起變化，但叫我朋友準備好聯絡『臨終醫院』，朋友很驚慌，很亂，完全不知道去哪裡找什麼『臨終醫院』。」

醫院裡的醫務社工亦不一定幫得上忙，病人要出院，社工為表示中立，可能會把區內所有護理院的資料都給病人。「這是姑娘給我的，病人和家人會『當係寶』」她說，直到逐一打電話才發現津助院舍要輪候幾年，私營的又良莠不齊，不斷碰壁變得沮喪：「病人和家人已經好大壓力，這樣再打多幾個電話『就死得』。」

而聖匠堂的社工和義工可以替病人和家人解釋情況，按需要找不同的資源。「我們主要支持家人。」林嘉欣說有位太太很想丈夫快一點死，因為她真的太辛苦：「每一次我打電話給她，她都會說：『佢仲未死啊。』她不是憎他，但當他失禁全地都是屎尿，清潔很累，並且不知道要『捱幾耐』。有次她電話裡語氣好輕鬆，說他應該快走，但下一個電話又說：『他退了燒，面色又好了，我就快死了。』」林嘉欣說尤其長期病，病情上上落落並不像癌症在短期內急速惡化，病人和家人經濟漸漸緊絀；有些家庭還涉及暴力，病人不一定是受害者：「有一位丈夫以前做鋼鐵，病了還有力氣打太太，太太被打到瘀黑，又不能不繼續照顧。」

這些病人與照顧者之間的壓力，醫院不一定可以跟進。林嘉欣先後跟伊利沙伯醫院和屯門醫院合作，指出不同聯網的資源分別相當大，還有：「醫生怎樣說話亦很不一樣。」

目前屯門醫院特地成立四人小組，包括紓緩治療病房醫生、護士長、社康護士、醫務社工，定期開會，直接轉介病人。

醫院期望實務

聖雅各福群會正在推行「安好居家寧養服務」，持續照顧服務經理鄒穎詩直言：「我們用了八、九個月時間去做醫院的networking，不斷不斷遊說，和醫院合作真的不容易。」

鄒穎詩說不同醫院第一條問題都是：「如果我們的服務不能做到八個小時有家居照顧員（Home Care Worker, HCW）看著病人，那其實沒用。醫院認為：『那些什麼social的，太高層次了，我們不需要。』」她解釋資源並不足以替這些家庭聘請全職的家居照顧員，醫院改為要求接送病人，有些病人因為沒有人陪、負擔不起能夠接載輪椅的交通費用、或者不懂申請這些服務，往往因此不能回來覆診，影響病情，亦難以參加日間中心的復康和社交活動。

聖雅各福群會於是提供兩種接送服務，一種純粹交通接送，另一種是當病人有機會見醫生，就有幹事陪診，幹事會從醫生口中知道病人情況，也可以幫忙反映病人在家的狀況。而幹事陪同看完醫生，除了討論病情，也會替病人完成一些「小願望」。

「有位婆婆好奇日本拉麵，幹事就陪她去吃一頓；有一位坐輪椅，很久沒去過書店，幹事推他進書店，幫忙拿架上的書。」鄒穎詩說：「我們很希望病人不止是『病人』，也可以繼續生活，這項服務的名字就是『cheer up』，讓病人也可以有自己的興趣、快樂的時光。」

試過有幹事帶「層層疊」和一位婆婆玩，家人看見婆婆開心笑，才肯繼續開門讓幹事入屋。有位伯伯喜歡下棋，幹事陪著玩，接著又發現伯伯喜歡音樂，找了很多老歌，那女兒才知道爸爸喜歡這些歌。

「香港人都沒想過這些服務，家人這麼多年忙著找醫療的方法、照顧的方法，已經疲於奔命，你還要叫我做social的事？『咪搞我』。」鄒穎詩說幸好最先得到葛量洪醫院的支持，計劃才能展開。

轉介都是負擔

「當時葛量洪醫院紓緩治療病房的沈茂光醫生還未退休，非常欣賞我們的想法，於是一拍即合，陳國瑛醫生替我們約了很多次會議，叫了所有社工、家居護士等來，讓大家知道我們的服務，然後大家開始肯轉介病人過來。」鄒穎詩說慢慢做下來，半年後再跟其他醫院談，情況就比較好。

「安好居家寧養服務」其中一位服務使用者，是一位癌症晚期的媽媽，還要照顧精神病兼嗜賭的兒子，聖雅各福群會社工全面支持這家人：安排送飯服務、找家務助理……然後還幫這媽媽和兒子由劏房搬上公屋。「媽媽最想見到新屋收拾好，讓兒子有個家，她的病情很差，可是一直撐住，等到新屋安頓好，和兒子住了十多、二十天，便回去醫院離世。」自此以後，東區醫院、瑪麗醫院、律敦治醫院都會轉介病人來。為了與同在港島工作的復康會分工，聖雅各福群會主要負責癌症末期病人。

「對醫院醫生來說，轉介或者『合作』，與我們社福界談的合作是兩回事。他們會有很多關卡。這次我真的學到：對醫院來說，連寫一張轉介都是一種負擔，要落力打通很多『經脈』。」鄒穎詩坦言難以理解香港醫院層層框框的運作，尤其是急診室：紓緩治療科的癌症病人跌倒，送入醫院經急診室後派去骨科，於是所有紓緩治療服務都要暫停，骨科的醫生又不讓他出院。

「最後去到的地步就是，喔，要轉的話，可以，他出院，再入院，試看運氣怎樣，你說多荒謬！」她說後來病人真的簽紙出院，經家居護士再轉介，才能回紓緩治療科。

大海裡的病人

復康會是三個社福機構裡與醫院合作較長時間的，亦是唯一用撥款聘請資深註冊護士，與醫院的關係相對緊密。

康山中心經理郭燕儀解釋醫院管理局港島東聯絡本身就有一個部門專門從事「醫社協作」：「我們一直都跟這個部門合作得很好，所以當我們知道有項撥款，就找這部門做策略伙伴，他們會幫我們在醫院看有什麼人需要這個服務，如何疏通、找什麼人做領導，就不需要再逐個找醫生談，這樣就有一個advisory team的平台。」

這平台具體是東區醫院裡的一張桌子，坐著各不同專科醫生，有系統地由慢阻肺病、腎衰竭、晚期的腦科疾病例如肌肉萎縮、晚期帕金遜病人開始，二零一七年再加上心臟衰竭患者，醫生坐下了解復康會可以提供的服務，接著轉介適合的病人，再由部門同事聯絡跟進細節。「我們不需要做很多

一　協作（不同專業溝通）

二　職責（各盡自己份內事）

個案，於是集中跟東區醫院內科合作，陰差陽錯之下，反而沒有和紓緩治療科聯繫。」郭燕儀形容：「你可以把他們看成一個大海裡的晚期病人，他們其實是沒有機會接觸到醫院的紓緩治療的，我們的意義就是服務這些在大海裡的病人。」

例如腎衰竭病人，決定不洗腎會轉介到紓緩治療科，但依然接受洗腎的，就沒有機會接受紓緩治療的身、心、靈、社照顧，復康會的社工和護士就可以跟進這些依然洗腎的病人。

賺得時間怎樣用？

復康會「安晴・生命彩虹」社區安寧照顧計劃聘請的資深護士李小霞，曾經在東區醫院從事家居護士，專門支援心臟科等晚期病人出院後的在家生活：「我們家訪，教照顧者如何照顧病人、讓病人增加復康能力，希望可以減少病人反覆入院的次數，因為這對病人是折磨，對整個醫療體系也是壓力。」

來到復康會，李小霞不是主要直接照顧病人，而是教育照顧者和義工，包括編寫照顧非癌症病人的照顧手冊。「我希望讓病人、家人、醫護人員都明白很基本的東西，就是『時間不很多了』。」她說：「現在公立醫院的病人大都不會細想，準時覆診，被醫生罵幾句，下次又再去覆診，有一日過一日，日子就當『賺到』——可是賺來的時間怎樣用？」

社區安寧照顧計劃服務的病人一般都經過醫院挑選，只剩下大約半年時間（器官衰竭等長期疾病的時間也許沒有癌症末期清晰，但亦不是沒法預計）。有一位病人本來不想洗腎，但家人力勸，於是洗腎。「你覺得這樣洗腎，可以維持多久？」李小霞問，那病人回答：「十年、八年吧。」郭燕儀聽了很愕然，但李小霞繼續談：「那如果你有十年，會怎樣用？如果沒有，又如何？」

有一位病人有慢阻肺和心臟病，也是回答：「有一日過一日。」「那賺到的時間做什麼？」李小霞直接問，那病人真的想了好久，原來他以前是裁縫，於是開始車床單、被袋留給家人。「裁縫的太太很感動，說沒有遺憾了。如果這是『旅程』，大家都準備出發了。」李小霞說接著病人和家人就可以準備談預設照顧計劃，並由醫生跟進，不然大家都沒想到已經踏入臨終，到醫生突然在病床邊問要否拒絕心肺復甦術，就會措手不及。

「這些醫院裡的醫生和護士不是不知道，但沒有時間談。」郭燕儀希望社福機構日後可以和醫院管理局常規地合作：「讓病人和家人有心理準備，晚期的生活好一點，一來出入醫院的次數可能會減少，二來現在很多投訴，就是來自家屬不接受死亡。」

義工是社會資本

復康會亦設計一些「道具」：大大張卡通咭片寫著「感謝你」、「請原諒我」、「我愛你」等等，讓病人可以拿著和照顧者一起拍照。郭燕儀說：「最初照顧者也許有很多親朋戚友關注和幫手，漸漸就被冷落了，甚至被投訴。我們希望可以肯定照顧者的付出，亦協助病人表達謝意，尤其男人好難開口，有道具比較容易。」從旁協助的，是社工，也有義工。

復康會希望培訓大約三十名有一些專長的「社區義工」，例如義工本身懂水墨畫，可以學習一些藝術治療的技術，與照顧者一起畫畫、寫書法，用藝術溝通，還有按摩、呼吸、拍打穴位、情緒疏導等技巧，義工也可以陪病人和家人一起做。另外還有計劃培訓一隊「專業義工」，包括一些退休護士。社工的角色也可以是中間人，與醫院展開協作，然後在社區培訓義工，以增加「社會資本」一起支援晚期病人。

而聖匠堂「護慰天使」十多年來已經培訓超過一百三十名義工，這次「安寧在家」計劃在三年內會開五次培訓班，再訓練一百名義工。聖匠堂的義工角色比較像是「同行者」，社工接收了新個案，會與義工一起上門探訪，大約兩次後若情況穩定，義工會每週一個電話，分擔照顧者的壓力，由病人臨終、辦喪事，之後定期慰問，義工和病人家人的關係可以長達數年。

聖雅各福群會希望招募的，則是「到戶娛樂家」（cheering practitioner），全部都有津貼。「我們不叫義工，『到戶娛樂家』很專業的，我們招募時希望有技能，例如烹飪、手工藝、魔術音樂等等，現在有一位是科學家，多才多藝，會和病人一起做科學小實驗。」鄒穎詩解釋：「我們希望『到戶娛樂家』可以讓病人在家裡的生活不會太苦悶，甚至能夠嘗試新事物。」聖雅各福群會三位年輕幹事，會與「到戶娛樂家」合作「Cheer Up」病人和家人，幹事背後會負責更多護理計劃（Care Planner）的工作，為病人設計照顧方案。

最缺護理員

可是三個在社區支援晚期病人的計劃，都遇到同一個困難：病人洗澡、清潔，以至家務事，這些實際護理都難以找到幫忙。

社會福利署一向透過社福機構向六十歲以上有需要的長者提供「綜合家居照顧服務」，全港截至二零一五年有一百八十三隊家務助理隊。社署網頁介紹的服務範圍很廣：向體弱個案所提供的服務包括：護理計劃、個人照顧、復康運動、日間護理服務、日間到戶看顧、護老者支援服務、暫託服務、家居照顧及膳食服務、交通及護送服務等，向普通個案所提供的服務甚至包括購物及送遞服務、照顧幼兒等等，然而實際上可以提供的服務相當有限，全部都要審批和輪候。

社福機構就算有資源，也不一定可以聘請到這些職員，一些會應酬的基層市民寧願從事保安或地盤清潔工作。例如聖匠堂長者地區中心曾經被迫減少送飯服務，因為長達半年也請不到人。還有，各地區需求不一，輪候時間差距相當大——復康會和聖雅各福群會的受助家庭在港島區，送飯、家居清潔等可以在一兩個月內安排，但聖匠堂服務的病人在新界西，輪候時間卻可以以年計算。

而就算得到服務，也只限於病人，不是全家。鄒穎詩指出「綜合家居照顧服務」並不是家庭為本：「像那對癌症媽媽和精神病的兒子，就是一份飯兩個人吃，病人沒胃口，份量還足夠，可是如果病人還有其他家人，誰照顧？一些家居清潔服務，也只是清潔病人的睡房，其他地方並不打掃。甚至在一般個案，如果有家人同住，根本就不會批准服務。」

反觀台灣制度較為彈性，合資格的服務使用者除了用政府津貼，還可額外支付更多服務，社福機構也就可以提供更多元化服務。例如弘道老人福利基金會採用All in One照顧模式，執行長林依瑩解釋：「我們發現人們七成需要都是與家務有關。」有些服務像放狗，以前基金會不會做，但新增服務替一位婆婆放狗，一星期後婆婆才說：「你和我的狗感情好好，那我放心去做手術了。」也有護理員上門照顧病人時，發現更需要是照顧家裡一歲和四歲小孩，護理員也幫忙做飯，替小孩洗澡。

台灣亦不限制外地傭工只受僱於一個家庭，弘道基金會聘請一批外傭作為「照顧助理」到不同家庭，幫病人洗澡、餵食、換尿布等基本護理工作；

本地員工可以出任「照顧秘書」負責比較複雜的復健和認知訓練，並且有護士跟進紓緩治療等專業護理服務。

台灣另一個服務方向，是分工更專，例如一些社區婦女專門為手術後病人提供膳食、一些地區有「沐浴車」上門替病人洗澡等，護理人員可以按能力和興趣，分擔不同的照顧工作。

香港亦有一些社福機構嘗試用社會企業的形式，提供不同的家居收費服務，目前大多還處於試行階段。

之後會如何？

賽馬會「安寧頌」的撥款只有三年，二零一八後會如何？

這是社福界最頭痛的問題。像聖匠堂「護慰天使」在二零零四年開始服務，三年後由於不是即時得到撥款，全部職員都離開了，三個月後得到新撥款，又要重新聘請；二零一六年終於和伊利沙伯醫院建立關係，李嘉誠基金會的撥款結束後，九龍中的病人都不能再得到服務，伊利莎伯醫院的醫護人員都覺得很可惜；而因為賽馬會「安寧頌」撥款，要在新界西與屯門醫院重新開始。

這種斷斷續續地開展項目，美其名是「散播種子」，實際難以健康長大。背後亦涉及有不同單位的利益和協作意願，例如李嘉誠基金會在公立醫院開設的寧養中心，第三期計劃完畢後由醫院管理局接手繼續提供服務，但基金會開展的社區服務，醫管局不一定會支持。還有，好些基金都喜歡支持「先導計劃」、改用全新名字，相對不願接手支持一些已經運作的項目，就算這些服務證實有效，都可能要重新策劃、重新改名，才能得到新的資金。

病人更長時間留在家裡，可以節省醫院開支，但家居服務費用由醫院管理局支付，還是社會福利署？

聖雅各福群會期望社會福利署把晚期病人的照顧納入「綜合家居照顧服務」，目前已經有向體弱長者提供服務，可以增加資源照顧晚期病人。復康會則認為醫管局亦一向有外判服務，例如復康會亦曾經聘請註冊護士李小霞參與「病人自強計劃」，這計劃就是醫管局撥款給社福機構改善病人日常生活包括控制血糖等，減少入醫院。

賽馬會這次也會遊說食物環境衞生局、勞工局等政府部門，希望持續發展晚期病人的照顧。

私人的「照顧秘書」？

一段小插曲：

二零一五年接受社聯百仁「陽光護理天使」青年計劃邀請，採訪一群香港年輕護理員到日本參觀當地的護理服務。這些年輕護理員很多修讀了基礎社會工作和護理課程，但課程並不能正式銜接進階社工或護士課程，只能在長者院舍從事護理工作，目前制度上難以晉升。社福界希望政府提供資源，加強培訓年輕從業員，並提供清晰的職業階梯，吸引更多年輕人入行。

這些年輕護理員難得地接受護理及社工基礎訓練，其實正好有能力提供類似日本「介護支援專門員」(Care Manager)的服務。在日本「介護支援專門員」專門協助長者善用政府及個人供款的長期護理保險金，會家訪了解需要，再安排適合的醫療和社區服務。香港社福界亦一直爭取資源開設這類「個案管理」的職位，為長者安排適合的服務。

這些受訓並有實際經驗的年輕人除了等候社福界爭取政府撥款，也許亦可以自己創業，提供上門服務，就像日本「介護支援專門員」，或者台灣所稱的「照顧秘書」？訪問過台灣弘道老人福利基金會的「照顧秘書」陳譽鐘，入職就是希望在四至五年內學會全面的護理技巧和知識，然後自己開公司，基金會亦大力鼓勵希望扶持成為未來合作伙伴。

試想像在香港：體弱長者平日除了聘請外傭照顧，還可以有「照顧秘書」按需要，每週、每月或三個月上門，檢視照顧是否妥當，需否申請各類服務——香港大部份的長者服務其實並無資產審查，社福界提供的服務種類十分多元化，尤其一些先導計劃資源相當充裕，但公眾很少知道這些訊息；醫院也有很多資源，例如家居紓緩治療服務可以無需任何醫生轉介，病人或家人致電亦有機會得到服務；甚至一些免費健康檢查、藥物減免、癌症病人可以獲得政府每月津助等等，亦不是很多人知道。

回港後與聖雅各福群會資深社工岑智榮討論，能否用社企形式聘請這些年輕「照顧秘書」。他把建議發展為「安好居家寧養服務」裡三名年輕幹事，這些幹事就像病人的Care Planner，搜索社區不同資源和服務。團隊還有一名項目經理、一名行政助理，開支每年大約一百萬元，可以服務七十個個案，假設每名病人時間都有一年，平均每人每月的預算大約是一千一百九十元。

其後，我亦不時收到咭片，一些社工離開社福機構自行開公司，提供個人醫療護理策劃服務；亦有投資者看準富裕長者的市場，正展開研究。

香港新一代長者經濟和教育水平都大幅改善，可是家庭人數減少，就算有子女，亦不一定能夠抽空照顧。對於子女，若然除了聘請外傭照顧父母、還可以有「照顧秘書」跟進，並且善用家庭醫生的基層醫療服務，可能就不需要辭掉工作。這是刻下很多公司頭痛的問題：中高層員工不再是因為生育辭工，而是要照顧病倒了的父母。

這照顧病人的社區醫社協作網絡，會如何在私人市場建立起來？

延伸閱讀

李閏華著：《安寧療護社會工作》，台灣：洪葉文化，2013。

林綺雲：《社會學與醫護現象》，台灣：洪葉文化，1999。

胡幼慧：《社會流行病學》，台灣：巨流，1991。

成令方著：《醫療與社會共舞》，台灣：群學，2008。

謝博生著：《醫療與社會：拓寬醫業執行的社會視野》，台灣：台大醫學院，2003。

黃勝堅暨臺大醫院金山分院醫療團隊著：《生死迷藏 3：紅色的小行李箱》，台灣：大塊文化，2014。

許建立著：《陪伴，在離別前：加拿大、台灣安寧病房志工體驗》，台灣：光啟文化，2015。

第十九章

社工帶來的力量

「社工所有工作，都要面對健康議題：地區工作者在弱勢社區會面對感染、環境污染、呼吸困難；家庭服務社工會面對長期病患的病人、照顧身體或精神殘缺的家人照顧者；醫院醫療社工面對虐兒、家庭暴力、自殺。工業界的社區要面對工業意外傷亡……」這是香港大學社會工作及社會行政學系教授陳麗雲早在一九九七年出版的《Social Work Intervention in Health Care》，可是文章又寫道：「很多社工面對疾病都感到無助……社工沒有學過醫療護理知識，非常依靠醫生護士支援。」

陳麗雲指出一九八五年前，所有醫院內的醫務社工都是屬於醫務衞生署，之後這些職位轉到社會福利署，八五年前入職的可以選擇留在醫務衞生署，或者轉到社會福利署，但新入職的一律屬社會福利署。這對醫務社工影響極大。

制度導致不專業

陳麗雲解釋：「醫務衞生署聘請的社工，安排在兒科工作，長時間就是兒科、骨科的就專心服務骨科病人、入了腫瘤科要去學懂腫瘤科的用藥，並且跟著一起巡房。比如說在瑪麗醫院，醫生、護士、社工會一起開會，先是醫生講話，再由護士講話，社工會說跟病人父母談過，病人很想出院，或者跟病人丈夫談過，病人有這樣的心願，而之後社工亦會轉達醫生護士的意見給病人和家人知道。」

可是轉了社會福利署之後，幾乎都是「三年一轉」，說是防止貪污。「醫務社工可以是三年在醫院、三年做行政管理老人院、或者三年做家庭服務、三年又做精神科……這樣調職，社工完全不熟悉不同的醫學專科。」

她提起葛量洪醫院曾經有一位醫務社工做得非常好，可是社會福利署的調職方法是週一通知，週五就得調走，甚至只得三日通知。「那些病人的 Last Wish 呀，Life Review 啊，全部沒法再跟。當時剛好是我同事周永新的太太在社會福利署工作，我就問周夫人可否不要這樣調職。她說：『你想她升級嗎？要升級，就不能卡在一個地方，要讓她多做幾種工作，有表現，才有機會升級。這是沒辦法的。』於是大部份醫療社工知道自己不會一直待在這部門，也就不會用心學，醫生說什麼，不知道；病人會經歷什麼，不曉得。」

陳麗雲覺得這樣相當可惜，社工從事青少年外展工作，也得了解青少年人的心態，但在醫院工作，反而不了解病人，只是申請各種經濟援助：「還有，要服務病人，需要跟進病人的家人，例如中風、癌症，都不是一個人的疾病，是全家一起病的。」她指出社工需要為病人召開「家庭會議」，弄清楚彼此的分工和期望，可是現在學校的訓練也不足，難以讓社工有能力支援整個家庭。

死亡是家事

香港大學社會工作及社會行政學系副教授周燕雯在一九八九年畢業時，也是從事醫院社工。「我在醫院工作幾年後，見到不同的專業人士都很長進，我個人覺得社工的發展需要兼顧太多東西，很難『長進』，很多理論亦不實際，於是選擇讀書。」她辭掉工作進修，並要帶實習生，剛好當時香港臨終關懷和善終服務開始發展，不少實習生都集中在這些機構，於是她也和學生一起摸索：「我覺得這個題目很值得做下去，最後就走了這條路。」

醫生護士醫治護理，社工可以怎樣幫助病人和家人？

「臨終關懷做得好，之後的哀傷過程會比較容易過渡。」周燕雯首先強調要處理病人和家人的關係：「中國人和家人很多溝通是很含蓄的，很多事不會說出口，卻認為對方應該『心知』。很常見的例子：末期病人和家人一起去看醫生，但從不會坐下來談這件事，甚至連『病』呀、『死』呀這些字都很忌諱，然而私底下兄弟姐妹談天又會提到，只是不在病人面前提起，結果沒有聽過病人的想法，病人又好怕開口，會讓人覺得他想放棄，雙方最終都沒有溝通的機會。」

周燕雯提起自己在九零年代曾經在沙田醫院、明愛醫院請幾個家庭一起開小組：「家庭之間喜歡比較，我會先請一個正面一些的家庭先講，之後的家庭聽見就會學習第一個家庭的經驗，大家都學得好快。而我也不需要單獨和A家庭、B家庭、C家庭談，而是大家一齊談。」這家庭小組還有一個好處：日後病人過身，A家庭的丈夫可能四月離世，其他兩個家庭可以幫忙安慰，到五月B家庭的病人離世，A家庭又可以幫番這家人，這些彼此支持很重要。

家人借物寄情

「我愛你」、「我原諒你」、「請你原諒我」……這些都是外國常用的句子，鼓勵晚期病人對親友說，但對一些香港人頗難說出口。

「所以要用曲線去做。」周燕雯說當年用了一個方法：請家人用「珠仔」和紐扣代表自己和家人，他們常會把一些情緒投射到其中去。

有一位老公拿了一粒珍珠的衣扣：「這是我老婆，『珠』（豬）來的。」老婆就說：「係囉，我肥嘛。」老公慢慢地解釋：「唔係，我覺得你是一顆明珠，你在家裡是『掌上明珠』，但嫁了我以後就『禾稈冚珍珠』，光芒都被藏起來……」老婆聽了：「我以為你覺得我做得不好，以為你覺得我煮的菜不好吃，來醫院探你又不知說什麼。」「當然不會。」老公愈談愈多，兩人開始談得更深入。

「這件事不會自己發生的，所以我們要用不同的方法和遊戲去做。」周燕雯又推薦按摩：「探病其實是很『難捱』的，不知道可以做什麼，煮了東西，病人又吃不下，中國人很少和家人有親密的接觸，但透過身體可以拉近心理距離，談天的深度也會增加。」

「我們會從旁問幾條問題。例如：『兒子為你按摩，有沒有勾起你什麼回憶？』病人答：『對呀，其實已經很長時間沒有跟我兒子有這樣的接觸了，以前我幫他換尿片，看光他的全相，但這三十年，他再沒有拖過我的手。』這時我們會問兒子：『按摩媽媽的手，感覺如何？』兒子說：『她的手很粗糙，我知她一直很辛苦……』他們就會開始聊，坦誠談如何欣賞對方。」周燕雯相信在紓緩治療病房或寧養中心都適合按摩，因為到了這地方，大家心裡有數，不會再覺得害羞，也有較好的心理準備。

人生回顧有目的

現在無論在醫院、院舍，或者社工家訪，都非常流行幫病人寫「人生回顧」(Life Review)，甚至有些機構設計了網頁，病人或家人輸入資料，程式就會自動編成小冊子，可是周燕雯強調這只是工具，目的並不是替病人寫「傳記」。

「病人會一直回憶從前的事，就算你不幫他做Life Review，他也會停留在負面的情緒中，首先要讓他們活在當下、活得實在一點，讓家人和病人一起做一些鬆弛技巧，遊戲式的練習，使他們感到快樂和安穩。當病人和家人彼此安心，笑完後，再坐下來談『正經事』，就會比一來到就坐下來：『喂，我們現在談談身後事』，容易接受。」

而當病人準備好可以談，「人生回顧」就是幫他肯定人生中有什麼是做得好，並且加上家人的肯定。

「從心理學來說，人之將死，就會想起往日點滴，計算自己做得好或不好，可是多數人都會怪自己這裡做得不好，那裡又做得不夠，弄到生病，心中很多內疚和後悔，最後導致死得很慘。」她指出「人生回顧」不應該只停留在一些痛苦的回憶：「如果只是記下負面的情緒，家人看了更難過，應該反問病人經歷那麼多，是什麼讓你重新站起來？要病人把握自己的力量，肯定自己。

「萬一不好彩，人生有很多不幸，這些就是我們要工作。」她舉例，病人提到以前嗜賭，現在妻離子散，就可以問會否希望現在和太太、子女道歉？如果病人真的想，再下一步，就要幫他連結家人，把人生的遺憾減到最低。

她解釋這是正向心理學的理論：如果人能夠得到短暫時間的正向感覺，包括開心、滿足、欣慰等，就有更多力量去面對困境：「這是『打底』，不止讓病人開心，更重要的是使他們能夠面對眼前的挑戰——我們始終沒有抹走死亡帶來的挑戰。」

讓親友完成心願

社工可以替病人把開心時刻錄影下來，再加上這份「人生回顧」記下面對困境的力量，家人就會記住。「幫病人有正面的情緒，也讓家人有回憶，雙方都有力量面對下一步。」周燕雯強調病人若有「心事未了」，並不應由社工去完成，而是整個家庭一起參與。

「有時親友會猶豫，擔心了卻病人心事，病人就會離開，這時社工要幫親友明白，如果沒有嘗試去幫病人完成心願，以後回想必然會後悔。社工可以幫忙與病人溝通，不是『老土』地走去問：『喂，你有無心願未完成？』，而是透過聊天了解，病人其實很容易說出口，因為這是他覺得最重要的事。『你今日精神一點喎，在想什麼？』這樣問，病人就會說。」

「去到最後，病人其實不是需要一個外人去溝通，我們要做的工作就是能令病人和親友自行商量。」她指出有時社工做得太多，例如那些籌錢替病人完夢的計劃，連親友那份也做了，變得好累：「這些只是一個手法，過程中滿足病人，但不是一個滿足我們自己，覺得自己成功做了件好事的滿足感。重要是幫助病人家人一起完成，令家人也覺得自己有貢獻，日後再有類似事件時，他們也懂得自行解決，這才是我眼中最成功的方法。」

別讓義工太沉重

如果病人真的很害怕，茫茫然，不知自己最後去哪，除了宗教方法，社工會怎樣做？

「這種個案的確比較難，輔導技巧最高的境界是Being，如果你真陪伴過一個臨終的病人，你和他坐在一起，他思考這些問題時，身邊是沒有人有膽量去談。」周燕雯解釋當病人問：「為什麼我要死？」「為什麼我人生要那麼苦？」……其實他是在訴苦——他在抒發心中情緒，而不是在問問題。

「你不要回答，要認同他有這感覺是很正常

一 醫（學習輔導技巧）

二 社（學習醫護知識）

的，慢慢談，在這個過程中，他自己也會找到答案，可能會說：『那天在報紙中讀到，那個人也死得好慘，他也是一個好人……』可是如果沒有人陪他傾訴，就會鑽牛角尖，社工的角色不是給答案，而是陪伴他，反映他的狀況，讓他明白，之後有能力繼續行，如果沒有人明白，會困著出不去。」她強調這是社工的責任，不宜交給義工。

「無嘢的，你咪好番一點囉。」病人知道這只是敷衍，覺得旁人不明白，她說：「如果你夠膽說：『我見到你很辛苦，很擔心，怕會惡化下去。』這才碰到核心，病人就會說下去。我覺得要一個義工接手這一部份是不公平的，他們沒有接受過這樣的訓練，社工應該長期去做。」

她相信人人需要都不一樣，不應該覺得人人都應該做同樣的事，社工要知道理論，就有數不盡的方法，否則只學會一些遊戲、人生回顧、拍片等，手法無效，也就束手無策。

她坦言現在社工有時做得太多，把親友的部份也做了；有時又太依靠義工；更多是不清楚自己的定位：「常常對病人說：『我們可以幫你找資助』，有時又只能說：『哎，你不夠資格』——這種相處的模式都令我們不易與病人建立關係。」

教育醫護人員

周燕雯表示會研究醫務社工在亞洲不同地區的角色，希望可以引起討論，令醫務社工重新知道自己的定位。而現在仍有一些屬於衞生署的醫務社工，成立了一個組織有五十多人，與社會福利署屬下的醫務社工不同，經驗多一些，與醫生關係也好一些。周燕雯希望這組織可以影響其他醫務社工。

另一方面，周燕雯亦定期培訓醫護人員，包括在瑪麗醫院訓練急症室醫生護士一些溝通的技巧，包括如何告訴病人家屬死訊；接著是腦外科，有些病人突然中風、腦幹死亡，醫護人員會如何處理。

課堂上，她會讓醫護人員重溫過往接觸死亡的情況。「我們會要求他們角色扮演，他們從沒有試過扮病人，當他們投入後，就會慢慢發覺原來作為病人，在那個時刻，可能根本聽不到醫生說什麼，醫生們慢慢明白有什麼不必要說就不說，有什麼必須在那關頭說出來。我很欣賞那些醫生，他們都很投入。」周燕雯解釋這課程源自澳洲，一位急症室醫生和一位哀傷輔導員去不同醫院培訓，這輔導員正好是周燕雯昔日的老師，所以在香港展開時，醫院就找她協助培訓。

周燕雯指出最理想是集合不同專業「Trans-professional」，醫生、護士、社工、心理學家等不同專業人士一起開會。

如果病人醫療需要比較大，與醫生的關係好些，而醫生也有一點輔導技巧，那就由醫生跟病人談；如果病人有很多家庭糾紛，就由社工去跟進。不同的專業人士，都了解彼此的工作，一旦出現問題，由適合的專業人士去處理，病人不用對每一位專業人士都要談一遍，令病人陡然覺得很累。

本書受訪的醫護人員，提及臨終關懷不時會提到：「病人和家人能夠接受死亡，投訴也會少一點。」周燕雯直言這是錯的，為了減少投訴而做的事，病人和家人一定會感覺到。

「我常常都會提起一個例子，產科的同事常常都會很開心去迎接一個新生命的到來，好開心地為嬰兒洗澡，但為什麼我們卻沒有用一樣的態度去送一個人走呢？就好像學校的開學禮，我們很開心接一班新生來，同樣當他們畢業了，我們也應該好好地送他們走——如果我們態度一致的話，不單不會收到投訴，還會變到很多感激。這真是一個態度，一種文化來。」

瑪麗醫院深切治療部有關懷

瑪麗醫院深切治療部（Intensive Care Unit，ICU）早在二十多年前，已經有關注臨終服務，因為部門會和不同專科合作，醫護人員也就成立不同的專責小組，其中一組就是Psychosocial Care Team關注心理和社會需要。二零一四年開始相對有系統地提供臨終服務，一方面有資深同事接受了專業訓練，另一方面也多了一些資歷較淺的同事，需要支援。

深切治療部顧問醫生陳惠明曾經和香港大學社會工作及社會行政學系副教授周燕雯合辦課程，讓深切治療部醫生和護士各上三堂課。

陳惠明在報章撰文：「深切治療部基本責任是搶救病人生命，但隨著醫療技術進步，支援各種器官的能力提升，也多了一些是完全依賴儀器支持，神志清醒，卻又康復無望的病人。」

他提到一位五十歲的女病人有先天性心漏，狀況慢慢惡化，在流感高峯期染上甲型流感及病菌性肺炎，引致心肺功能同時衰竭，於是插了呼吸管來到深切治療部，可是搶救半天還是沒有穩定下來。由於病人還可能有機會接受心臟移植，於是接上「人工心肺機」，但肝及腎功能相繼惡化，不再適合移植。終於過了幾個星期，病人自己決定不再用機械維持生命。

深切治療部護士幫這女病人洗頭恤髮，化了淡妝，塗上唇彩，還特製一條橙汁棒棒。她說想看夕陽，大家便把病床移側，看得見窗外薄扶林的日落。她又請朋友買一杯雪糕，很滿足地吃了一口，然後睡了。醫院按她意願收慢了心肺機，同時增加了嗎啡的劑量紓緩不適，她就在靜夜中離開。

「ICU不單是搶救生命，也是在做一些善終的工作，如何讓病人有尊嚴地完成人生最後一程，病人家屬得到安慰，達致生死兩相安也是我們責任的一部份。」陳惠明寫道：「可能，即使在ICU裡面，當生命終結時，也還可以有一些選擇。」

而深切治療科護士陳詠賢更特地兼職讀書三年得到輔導碩士學位，她說有些關懷的工作似乎微小，但對病人和家屬的意義相當大。

瑪麗醫院深切治療部每天早上都會為病人抹身清潔身體，每星期盡可能幫病人洗頭，這在人手緊絀的公立醫院，非常難得。「家人可能會害怕儀器，不敢幫病人，但這些基本護理對病人很重要，尤其是臨到最後的日子。透過清潔，可以給予臨終關懷。」陳詠賢說

深切治療部還有一班工作團隊剪下一些心形的「心靈貼紙」，給家屬寫心願。「中國人不一定能在病人旁邊說『愛你』、『想念你』，這些貼紙可以寫下心願和祝福，我們收集了再貼在床邊。」陳詠賢舉例：「一些即將離世的病人，家人寫下：『我們在天堂再見啦！』家屬有機會表達一些感受，有時請家人對病人開口：『你說吧，他能夠聽見的。』未必可行，家人那剎那會不知道說什麼才好。」

陳詠賢印象最深的，是一位馬來西亞人來香港工作，突然在街上暈倒，送到瑪麗醫院深切治療部，輾轉已經腦幹死亡，沒法醒來。太太和八歲的女兒從馬來西亞來港，陳詠賢當時跟太太談話，那妹妹一直望著，於是就問妹妹有什麼想說：「你覺得爸爸會怎樣？」

「妹妹說覺得爸爸是一個巨人，他會康復的，我當時見她媽媽在旁邊，就大膽反問：『如果爸爸真的無法醒來，怎麼辦？』『你唔好同我講落去。』妹妹說，她接受不到。」陳詠賢就對太太說：「如果你有什麼看法，可以坦白和女兒談。」

「到了第二天，妹妹開始能接受爸爸離世，她對我說：『既然爸爸要死，那麼我也會放手讓爸爸走。』那太太說女兒給爸爸的手鏈掛在病床上，想拿回留念。我建議不如讓爸爸戴住，一直陪著到最後？妹妹說：『給爸爸戴住啦，這是我給爸爸的Blessing。』」

陳詠賢再進一步請太太和女兒選一套衣服給爸爸：「我想，就是透過這些，她們開始回望爸爸的點點滴滴。很多人以為小朋友不懂事不會明白不會記得，但過程中讓小朋友參與，可以幫助小朋友過度哀傷。」

朱偉正醫生／社工

朱偉正可能是香港唯一的醫生正式進修社工課程，並曾經開設社工的醫療基礎課程。二零一五年他因為眼疾，由靈實護養院的駐院醫生，轉為院內的兼職社工。

二零零七年他在香港大學社會工作及社會行政學系兼讀社工碩士課程，已覺得社工和醫生訓練不一樣：「你不能怪醫生或社工難以理解對方，前者基本訓練強調腦袋，一是一、二就二，後者是內心的東西，無法計算，甚至難以精確地論述，但是真實的。一個人，其實就是同時存在這兩面。」

他第一份功課被打回頭，要重新學習社會科學寫論文的方式，又先後在三間社福機構實習九百小時，才在二零一零年畢業。「那幾年讀得很辛苦，日間當醫生，晚間所有時間都在讀書，但可能是我十幾年最開心的一段時間。」他說：「我很開心知道人性還有另外一面，人有更深入的需要，大開眼界。然後在病人身上又可以應用到，是我人生另一個亮點。我和身邊的醫生分享，十個之中有幾個會不懂反應，不明白我在說什麼，不過總有一兩位醫生明白。」

「讀了社工，就像不止看一個電視台，還可以上網知道更多資訊和服務。」他當時把學到的社工技巧，用在院舍的病人和家人身上，並且負責全港首個讓院友可以在院舍內善終的計劃，同事都很欣賞。

醫生可以運用社工的技巧，但社工普遍不會「碰」醫療。「社工不了解疾病和醫藥，一句『你問醫生姑娘』就『斬纜』。可是病人會遇到的問題，是和疾病分不開的。」朱偉正反駁社工作為常人，也會對疾病有常識，而且服務晚期病人，進修醫療知識是必需的：「例如癌症一般有什麼處理方法、有什麼治療方案，在美國的病人或家人互助小組，隨時懂得的比醫生更多。社工怎能和病人家人溝通時，一點醫療也不認識？」

但社工不提醫療，是因為避忌？

「病人不會懂得對著醫生就問醫療，對著社工就談心事，他的擔心憂慮是糾結的。我們要就病人，讓他在一個地點就得到照護，而不是要病人懂得面對不同的專業。」朱偉正現在工作，不會透露自己也是醫生，但會運用醫療知識，例如有病人患有柏金遜症當中較為罕有的一種病，看了很多年醫生都弄不清：「我一聽那病名，就講得出病徵和原因，也解釋給家人聽，為什麼之前斷診這麼困難，家人登時釋懷，不再生氣多年找不出病因。當然，我也會補多一句請他聯絡醫生。」

他亦曾經在香港大學社會工作及社會行政學系開辦為社工學生而設的基礎醫護知識課程，學生分成小組，每一堂除了講課，還有一組學生介紹一種疾病，講述社工可以如何協助這些病人。

「可能醫學院課程，也需要上一課基礎社會工作課程，讓醫生知道社區有什麼資源可以使用，不是一出醫院便『斬纜』。」他直言在香港醫生的專業地位比護士、社工都高太多，在英國就會相對平等一點：「工業革命後專業再仔細分工，例如紓緩治療的始祖Cicely Saunders，曾經是社工、護士、又是醫生。可是今日的學識訓練愈分愈窄，人人都困在框框裡。」

當了超過二十年醫生，突然變成社工，朱偉正坦言不習慣：「我是醫生時，打電話給病人家屬，他們馬上就放下事情談，很客氣。作為社工致電，家人會說：『唔得閒啊！等陣再打來！』前陣子有個個案欠交院舍費，我先致電了解，對方竟然cut我線，我這一生都未試過被人收線。」

「既然醫生享有好大的優勢，可以做多一點，有時講多一句說話病人開心好多，好『抵』！而社工也要進修，不要自己收窄範圍，知識多就會有信心。」他未來計劃進一步在公營及私營模式上推廣醫社共融，並在社區上開展晚期病人照顧的訓練。

延伸閱讀

Cecilia Lai Wan Chan，Amy Yin Man Chow,《Death, Dying, and Bereavement: A Hong Kong Chinese Experience》, Hong Kong University Press, 2006.

Richard Fielding and Cecilia Lai-wan Chan,《Psychosocial Oncology and Palliative Care in Hong Kong: The First Decade》, Hong Kong, Hong Kong University Press, 1999.

Cecilia L. W. Chan,《Social Work Intervention in Health Care: The Hong Kong Scene》, Hong Kong, Hong Kong University Press, 1997.

蘇絢慧著：《其實你沒有學會愛自己：練習以愛，重新陪自己最大》，台灣：寶瓶，2014。

蘇絢慧著：《死亡如此靠近》，台灣：寶瓶，2014。

蘇絢慧著：《於是，我可以說再見——悲傷療癒心靈地圖》，台灣：寶瓶，2008。

游金潾著：《把愛找回來：心理劇在悲傷輔導上的運用》，台灣：心理出版社，2014。

區祥江、曾立煌著：《男性輔導新貌》，香港：突破出版社，2007。

第二十章

最快在院舍？

香港目前超過九成人在醫院離世，未來最有可能的另一選擇，是安老院舍。

在公立醫院死亡人數一年大約四萬人，其中高達八千人來自安老院舍。無論醫院管理局和不同的社福機構，近年都不斷有各項先導計劃向院友提供臨終護理，甚至嘗試讓院友在院舍離世。二零一五開始三年內陸續有六間新合約安老院舍投入服務，社會福利署全部都要求增加「生命晚期照顧服務」，並提供額外資源，而未來到期的合約院舍，續期時也會有這些資源，包括增加一間獨立房間給臨終院友使用。

要明白未來即將發生的轉變，先從一件事解釋現況：

每年冬天流感高峰期，公立醫院的急症室都會擠滿病人，輪候時間可以長達十多小時，二零一六年更試過一日之內超過七千四百人求診，其中一位，是香港中文大學老人科教授兼耆智園總監郭志銳的病人。

院舍推去急症室

郭志銳有一個認知障礙症病人住在安老院舍，剛從私家醫院出院，回院舍沒幾天，院舍打電話來，說病人大便有血。「我說先看情況如何，也許沒大礙。因為出血並不很多，病人又剛出院身體比較弱，這時送去急症室反而更折騰。一個鐘頭後我再打電話問情況，已經被送去急症室。」

當時是二月份流感高峰期的一個星期五，星期六郭志銳查看醫院電腦檔案，看病人被派去什麼病房，打算去看病人，但電腦沒有紀錄；星期日再查，依然沒有，郭志銳於是親自走去急症室，病人竟然還在等！

「病人等了很久才看到急症室醫生，醫生說要去外科病房，病人就等外科有空的床位，走廊兩排全部都是病人，大家就這樣等一直等！」郭志銳問那陪診員，病人大便還有血嗎？沒有，這幾天都沒有。「返老人院啦！」郭志銳開口，病人才可以回去院舍。

「院舍好驚負責，這樣送到急症室，等於把責任推給急症室。可是這段時間明知急症室很忙，病房也不夠，為什麼要讓老人家這樣等幾天？」郭志銳批評。

沒有駐院醫生

究竟院友什麼情況要送醫院？

香港的安老院舍普遍聘請「到診醫生」（Visiting Medical Officer, VMO），通常是私人執業的普通科醫生，一週或隔週來一次，公立醫院亦會派出社區老人評估小組（Community Geriatric Assessment Team, CGAT）的外展老人科醫生，幾個月去院舍一次。院舍全職聘請的是護士，院友是否送醫院，由當值護士決定。《安老院實務守則》並沒有明文規定，「安老院舍預防傳染病指引」只是建議定期檢查體溫，而每一間院舍都會有自己的指引。

「私營院舍人手不夠，院友少少發燒就會送醫院，減少院友數目才能合乎社署要求的人手比例。過年過節更不用說，反正長者一定有各樣不適，一定有理由送去醫院。」有院舍醫生透露：「津助院舍也視乎制度和文化，院友是否送院是當值護士決定，不是醫生。有時不會等病人病情能否穩定下來，也會送走，就是怕病情一旦惡化，下一更的當值護士『詐型』。『有事邊個孭？』這幾個字在院舍非常大。」

亦有院舍社工回應作為機構一定要謹嚴：「如果在自己家裡，當然可以自己決定是否看醫生，可是在院舍出了什麼事，院舍會被『釘牌』（取消牌照）的！」

入院健康更壞？

有些院舍規定院友一發燒超過攝氏三十八度，馬上要送醫院。然而急症室病人會被醫護人員分流為危殆、危急、緊急、次緊急，以及非緊急治療，院友不一定可以得到緊急處理，等候時間漫長。

接著從急症室派去不同的病房，醫院亦沒有院舍的人手去餵飯、洗澡、下床散步等等。在台灣醫院會要求病人家人或請人負責這些照顧工作，但香港公立醫院相對重視感染問題，只有中午和晚間開放一至兩小時，照顧者不能長待醫院。二零零三年非典肺炎後，一些復康醫院原本容許照顧者日間待在病房，亦被要求像急症醫院一樣限制探病時間。

醫院護理員人手不足，一些本來慢慢人手餵食可以自行進食的院友，會被插入導管餵飼；認知障礙症的院友沒人看管，為怕跌倒會被綁在病床上；卧床時間一長，肌肉流失，原本扶著助行架可以走兩步，變成完全不能下床；然後沒人手翻身，長出褥瘡……「我們把院友照顧得好好地，一送醫院馬上送回幾粒褥瘡來，又不能下床，更難照顧，插了鼻胃喉，要訓練到可以恢復自己進食，起碼一兩個月。」不只一位受訪院長抱怨醫院護理欠佳，院友出院後身體反而更差。

如果院舍沒有政策鼓勵院友自行進食，可能就會一直插上鼻胃喉餵飼。香港院舍使用導管餵飼的比例遠比歐美高得多，一些認知障礙症病人若拔掉喉管，就會被長期綁起來。

（關於導管餵飼，請閱《香港好走　有選擇？》第十一章）

最後一程要離開

香港長者入住安老院舍，要先通過「安老服務統一評估機制」，被評為中度缺損的可入住護理安老院，嚴重缺損的入住護養院，簡單的分別可以是院友要坐輪椅（Chair-bound），以及難以下床（Bed-bound）。由於津助院舍輪候時間長達三至五年，合資格的長者進入院舍，身體更差，普遍都有多種疾病（表一）。

而私營院舍裡更有一些晚期病人，是離開醫院後急需護理，可能病人和家人不知道或者沒法申請家居紓緩治療服務，亦不曉得臨終時間也許並不如預料般長，不敢留在家裡照顧。

結果是院舍院友十分依賴公立醫院服務，醫院管理局統計來自院舍的長者，使用急症室的比例是住在家裡的長者的四倍、住院日數是七倍，並且更常再次入院。

而到了醫學定義的臨終階段，即是生命最後半年至一年，病人更頻密被送醫院（表二）。臨終階段病人身體自然出現不同變化，包括發燒，院舍若沒有特別為臨終院友制定的指示，就會不斷把院友送去醫院。醫院管理局的統計數字是最後六個月平均三次入急症室，住院日數接近一個月。

歐美國家大約三至四成人在院舍離世，香港院舍每年平均都會有六分一院友過身（表三），可是絕大部份都是被送到醫院，並不會照顧院友的最後一程。

首先是法例規定院友在護理安老院內離世，需要報告給死因裁判官，警察會上門調查，雖然死因裁判官並不一定要求剖驗，但院舍一般都不願處理這些手續和程序。護養院離世本來可以不用報告，但由於沒有醫生護士可以二十四小時照顧，護理員、保健員等亦並沒有受訓，大家都沒信心照顧臨終院友，亦擔心醫生時間上不一定能配合簽發「死因醫學證明書」。還有嚴重文化禁忌：院舍位於民居，食環署「黑箱車」駛來或會招來投訴。

實際上，無論護理安老院和護養院，同樣都會有院友突然離世，院舍不時都會面對報警、救護車或「黑箱車」來到院舍，然而職員通常視作「意外」，照顧院友直到離世，並不是「份內事」。

院舍醫院旋轉門

表一　香港在社區和在院舍居住的長者健康比較

	社區長者	安老院舍長者
患有慢性病	71.6%	95.6%
一種疾病	28.3%	16.7%
兩種疾病	21%	24.4%
三種疾病	11.6%	23.1%
四種或以上疾病	10.8%	31.4%
非預期的再次入院	18%	34%

表二　六十歲以上安老院舍病人臨終使用醫院服務次數和日數

	死前 365 至 181 日	死前 180 日至當日
平均使用次數急症室	1.29	2.98
平均入院次數	0.98	2.56
平均住院日數	7.89	26.01

資料來源：

二零一二年醫院管理局統計數字

表三　現時津助院舍院友離世情況

	中位數	範圍
過去三年平均每年離世院友的比率	16.6%	3-28%
過去一年每間院舍院友平均離世數目	23 人	2-79 人
最近十位離世院友在臨終前六個月，每人平均入院次數	3 次	1-10 次
最近十位離世院友在臨終前六個月，每人平均入院日數	28 天	3-103 次

資料來源：

社聯二零一五年一百間津助院舍調查

種種原因加起來，就會明白為何如今在香港，會出現一道道「旋轉門」：院舍病人像「人球」一樣，被送到急診室，在急症醫院再被送到復康醫院，好不容易離開醫院回到院舍，未幾又被救護車由院舍送去急症室……這對於臨終的院友，是額外折磨。

靈實護養院是香港第一所津助院舍，希望讓院友可以在院舍裡過身，在九零年代籌備階段，主辦的靈實協會已經希望加設殮房，但政府不批准這額外的資源，幸好護養院就在靈實醫院對面，可以使用醫院的殮房設備。由二千年到二零一六年十月共有一百零九位院友在院舍內離世，佔全院離世人數大約一成。有關報導請閱《死在香港　流眼淚》第十二章「死在院舍」。

二零一零年救世軍和香港老年學會一起推出「香港安老院舍完善人生關顧計劃」，在六間安老院舍儘量照顧院友到最後，減少送醫院，甚至嘗試在院舍離世。當時的計劃主任黃建慧坦言早期最初幾個個案非常「挫敗」，無論在院舍如何落力照顧，沒有醫生和醫院全力支持，最後仍然難以善終。

「曾經有院友情況很差，被救護車送去急症室，又被醫院送回院舍，送到院舍門口，已經垂死，可是院舍沒法找醫生來，唯有再叫救護車再送去醫院，彷彿是等情況惡化到醫院肯收，也試過有院友意願是自然離世，但在急症室，被剪爛衣服做心肺復甦術……」黃建慧這六年來非常落力才建立出一些模式。

她口中的院友，已經是特地參加了「完善人生關顧計劃」這類臨終護理計劃。採訪幾年間，每次聽到這些社福界各種先導計劃提及參加臨終院友可以吃到喜歡的食物、聽喜歡的音樂……都不禁反問：其他絕大部份的院友呢？

香港人是全世界最高比例入住安老院舍，數目已高達百分之八，院舍床位數目與長者比例之高，是全球數一數二的。主要的原因是社區支援不足，香港長者身體一差，就沒法繼續留在家裡，需要更積極發展的是多元化和彈性的上門服務，而不是香港人普遍掛在口邊的「安老院宿位不足」。

誠然無論如何改善社區服務，始終有部份長者無法「居家安老」，隨著香港家庭人數減少，未來護理壓力沉重，「在家離世」的護理和後事程序門檻亦高，安老院舍是護理最後的安全網，亦相對有資源和制度推行「院舍離世」。

近年不斷有調查詢問安老院舍的院友和家人，

超過三成表示寧願選擇在院舍離世（表四）。背後原因可能是現實選擇只有院舍與醫院，從來沒人敢問院舍院友臨終會否想回家——香港津助院舍輪候制度是一條不歸路，就算院友有機會改善健康，都不會放棄得來不易的宿位。院舍的英文Home，無論情願或不情願，已經取代了長者原本的家。

院舍善終三大法

每一年香港大約有八千名安老院舍的院友離世，不少臨終前都在救護車、急症室、復康醫院、院舍與醫院之間一道道「旋轉門」轉動如「人球」。這佔每年死亡人口多達五分一的香港人如何能夠好走？

現時方法主要有三個。

第一種就是社會福利署目前要求合約院舍增加的「生命晚期照顧服務」，沒有規定服務內容，可以是一些生死教育、心理情緒支援、圓夢計劃、撰寫人生回顧、透過藝術抒發情感等等。

聖公會護養院在二零零一年成立「寧養工作小組」，得到華人永遠墳場管理委員會二十多萬元，改裝了一間「恩寧軒」房間，讓臨終院友可以單獨與家人有更多相聚的空間，也添置一些醫護設備。另外亦多次以不同形式培訓員工，曾經試過讓五人一組，一人躺著扮演院友，另外兩人協助他在褲子外穿上尿片，之後小組分享感受。

聖公會福利協會安老服務總監何嬋妃坦言平日看著救護車出出入入院舍，心裡都會被觸動，希望可以為長者提供「全面的關懷和個人的照顧」：「照顧不單指身體，也關注心理和靈性的健康。」聖公會護養院推行的服務包括為認知能力較好的院友舉辦「活在當下」靈性健康小組和「為生命喝采」生死教育小組，而體弱及臥床院友設立「枕邊說愛你」親友心聲播放活動，並為已離世院友辦追思會，為家屬安排支援和關顧活動等等。

End of Life Care在醫學上譯作「臨終護理」，社福界稱為「晚期照顧」，兩者對時間的定義也不一樣。二零一六年十月醫院管理局主動邀請香港社會服務聯會、救世軍、聖公會、東華三院、靈實協會、聖雅各福群會、香港大學社會工作及社會行政學系多名學者、私營安老院舍等等，與多間醫院紓緩治療科及老人科醫護人員一同開會，討論醫社如何協作在院舍照顧臨終院友，出席者多達七八十人。這次會議其中一項議題，就是溝通雙方對End

表四　研究調查安老院舍院友離世地點意願

《Advance Directive and Preference of Old Age Home Residents for Community Model of End-of-life Care in Hong Kong》, 2011	在一百四十間安老院舍訪問一千六百名院友，三分一表示接受在院舍離世，願意支持臨終護理的費用約為四百元。
《End-of-life Care Issues: Attitudes of Older People Living in Residential Care Homes》, 2011	對一百五十名護理安老院院友訪問，幾乎全部都表示院舍已經是自己的家，百分之七十六希望可以在護理院離世，數目比百分之七十希望離世時家人可以在身邊更高。
《Community End-of-life Care Among Chinese Older Adults Living in Nursing Homes》, 2014	在一百四十間護養院訪問一千五百四十名院友，三成半院友希望所住的院舍提供臨終護理。百分之二十三的院友認為有提供這項服務的，是較好的院舍。 被訪者願意支持每月額外三十九元給醫生，但更願意給三百七十九元給院舍職員換來較好態度。

of Life Care的不同定義。

對在場的老人科醫生來說，「臨終護理」的時間是半年，但社福界強調心靈和家人支援，「晚期照顧」是一年。雙方共識可以互相配合，醫生要跟臨終病人談預設照顧計劃（Advance Care Plan, ACP），而社福界就可以透過各種關顧活動，以及與家人溝通，準備「前期預設照顧計劃」（Pre-ACP）。

像聖公會護養院推行的寧養服務，可以再發展成前期預設照顧計劃。二零一七年一月醫院管理局會和社福界開第二次會議。

改變制度有困難

第二種方法，是目前醫院管理局和社福界都在試行的先導計劃：醫院與院舍協作，主要是避開或者改變急症室，盡量減少「旋轉門」。

這是醫院管理局設計出來的分工：病人經救護車先送去醫院聯網內的急症醫院，再由急症室決定是否需要留醫，待情況穩定後，再由急症醫院送到復康醫院，但這制度對於臨終病人非常折騰。改善方向其實不是增加，而是減少：參與臨終護理的院友可以不用去急症醫院，直接去外展老人科醫生所在的復康醫院，或者留在院舍照顧到最後一刻，才送去急症醫院，但預早和急症室醫生溝通，不需要急救或者進行急症室的例行程序。

這並不是本書第二篇談及對臨終病人的紓緩治療，各種身、心、靈、社的額外支援，而是改善現行制度和程序，減少讓瀕死病人承受不必要的痛苦——可是，無論醫院如何改變，有一塊石頭目前難以挪開：救護員。

香港的救護服務屬於消防處，就算病人簽署了預設醫療指示，或者病人家人與醫生談妥預設照顧計劃，正式簽署了不作心肺復甦術的文件，救護員都可以拒絕理會。

《消防條例》（第九十五章）第七（d）條規定消防處人員必施行維持生命的措施，有法定職責協助任何看似需要立即接受醫療護理的人，令其復甦或維持生命。保安局局長在二零一四年七月回覆立法會，解釋要由醫療專業人員決定是否為末期病人提供或不提供維生治療，救護員也沒法在緊急情況下知道預設醫療指示是否有效。換言之，臨終病人就算希望自然離世，在由救護車送入醫院或者由醫院轉醫院期間，仍然有機會被施行心肺復甦術。

無論醫護人員或社工，提到救護員急救問題都相當頭痛，期待政府可以與消防處達成共識有特別指引，或者直接修改法例。

博愛醫院及屯門醫院內科顧問醫生歐陽東偉則建議不作心肺復甦術的院友，由救護車以外的交通工具接送。「用我自己的交通工具，就可以去到我想去的地方、去到我想去的病房。」歐陽東偉在一場研討會上發言指出：「消防處是有困難的，我也聽過救護員說：『我是救護員，你不做急救，為什麼叫我呢？』如果只是送院友到醫院確診死亡，並辦理證件等，是否一定要找救護員？醫管局或社署可否提供交通工具？」

辦公時間才有安排

為了減少醫院與院舍之間的「旋轉門」，東華三院馮堯敬醫院老人科顧問醫生陸嘉熙在二零零九年九月二十九日，與東華三院賽馬會護理安老院推出「晚晴照顧計劃」，院內二百名長者都可以參加。之前臨終院友大多由救護車，先送去聯網內瑪麗醫院的急症室。

「晚晴照顧計劃」有兩個方案，方案一是馮堯敬醫院外展老人科醫生如常地每四至八星期去護理安老院看病人，若病情轉差，院舍可以聯絡馮堯敬醫院外展老人科的護士，由醫生決定需否入院，院友就直接送入馮堯敬醫院。但護士辦公時間是平日日間和週六上午，若院友在辦公時間以外病情變化，這方法就做不到。

方案二是一直留在院舍，由院舍護士照顧，外展老人科醫生每一至兩星期來看，直到「最後一刻」，再運送去瑪麗醫院急症室，急症室從電腦檔案紀錄得到這些參加計劃院友的資料，會有一間房間讓院友離世，由急症室醫生診證死亡，再由外展老人科醫生簽署「死因醫學證明書」。

大部份的院友，最後都用了方案一去馮堯敬醫院。二零一二年陸嘉熙在報章撰文，講述方案二的鄭伯。鄭伯有胰臟癌，與太太入住同一所安老院舍，鄭伯和醫護人員、太太、從外國回港的兒子表達了臨終意願，希望自然地離世不接受急救。院舍護士和外展老人科醫生一直照顧，鄭伯人生最後幾天仍然留在院舍，太太和兒子二十四小時陪伴，陷入昏迷了才送到急症室，在特設房間彌留兩小時後離世，太太和兒子都在身邊。

太太本來對丈夫堅持留在院舍，有點猶豫，事後也決定要像丈夫一樣自然離世，不接受心外壓、插喉等創傷性的搶救程序。

救護員依然急救

二零一五年陸嘉熙出席香港大學法律系一場關於病人自主權的論壇，總結由二零零九年至二零一三年成效：四年來一共有六十四名院友參加計劃，平均年紀是八十八歲，其中年紀最大的是一百零八歲，當中七成是認知障礙症、兩成器官衰竭、一成是癌症。

三分二選擇第一種方法直接到馮堯敬醫院，三分一留在院舍直到「最後一刻」才去急症室。對比二零一二年醫院管理局長者臨終半年期間使用醫院服務的數字，院友並沒有減少去急症室，可是使用的急症室服務並不一樣，入院和住院日數更加明顯減少。（表四）

陸嘉熙特別分析留在院舍，最後才去急症室的九位院友，有六位都是癌症病人、兩位是認知障礙症、一位是器官衰竭，但總括而言，不同疾病的臨終病徵，都可以在院舍處理。

最大遺憾是，雖然言九位院友都選擇自然離世，不作心肺復甦術，可是九個裡有八個，依然被救護員進行心肺復甦術。

零散變常規

沙田醫院目前和區內三十八間老人院舍都有協作，一年會派出多達七百次外展人次去院舍支援臨終的院友。院友情況有變，職員可以聯絡外展團隊，直接送往沙田醫院的療養病房，不需再送去威爾斯醫院的急症室。

沙田醫院內科及老人科部門主管醫生許鷗思在香港大學法律系一場關於病人自主權的論壇指出，一九九四年已經開始外展老人科醫生到院舍，可是十個院友只有一個可以直接入復康醫院。

二零一二年沙田醫院實施「臨終護理」計劃，邀請區內院宿參加，希望可以減少院友臨終時不必要的急救和「旋轉門」折騰。醫院首先成立護士負責的臨終護理團隊，然後與沙田醫院、威爾斯醫院、甚至消防處嘗試溝通，讓院友可以直接送到沙田醫院。所有參加的院友，都有醫生和院友以及家人一起談預設照顧計劃，寫入檔案並且定期檢討。

計劃實施後在二零一二年十二月至二零一三年

二月，三個月內大約八十位院友需要入院，約有三分一可以直接送入沙田醫院。到了二零一四年，全年約有四百名院友需要入院，七成已經是直接送入沙田醫院。

沙田醫院並且訪問一百二十九位院友的家人，約有一半人回應，在回應的家人當中超過八成都支持計劃：可以參與討論預設照顧計劃、同意外展醫生和護士支援足夠、贊成直接送入沙田醫院、認同臨終護理計劃可以減少病人不適，並且滿意計劃成效。而護士亦反映計劃增加了他們的工作自主權，感到工作更有滿足感。

許鷗思指出計劃的局限，是外展醫護人員只能在辦公時間提供服務。她希望未來可以繼續發展，把目前其他醫院和院舍的「零散」先導計劃，變成常規。

她提出四項建議：增加教育，無論政府、法律專業人士、學術界都要了解臨終護理；培訓照顧者，包括院舍、護理員、外傭、家人照顧者等；醫療制度改變，讓院舍臨終病人可以直入復康醫院、預設照顧計劃、預設醫療指示、不作心肺復甦術等要恒常執行；容許院友在院舍離世，包括改變院舍牌照及修改法例。

表四 「晚晴照顧計劃」臨終院友使用醫院服務與一般院舍長者比較

死前 180 日至當日	「晚晴照顧計劃」院友	醫院管理局 2012 年院舍長者
平均使用次數急症室	2.67	2.98
平均入院次數	1.67	2.56
平均住院日數	16	26.01

善終又省錢

醫院管理局自二零一五年十月支持四間醫院，包括新界東沙田醫院、新界西屯門醫院、港島東律敦治醫院，港島西馮堯敬醫院，和協作的安老院舍實施「臨終護理」計劃。賽馬會「安寧頌」計劃亦支持香港老年學會，二零一六至一八年內在九龍東、九龍中、九龍西向二十四間津助院舍提供臨終護理，建立地區為本的專業支援團隊，包括與私人執業醫生合作，並計劃制訂一套教材，適合香港安老服務專業及前線同工使用。

這是對臨終院友更好的照顧，同時減少使用急症室、入住醫院、縮減住院日數，全部都可以省下資源。社會福利署已經要求合約院舍有獨立房間提供給臨終院友，並且期望護理安老院像護養院一樣，提供持續照顧，醫護界普遍相信下一步可以讓院友在院舍內離世，減少在醫院離世。

二零一一年兩間醫學院發表的研究報告，計算了港島西和新界東醫院聯網一共有二千八十四名病人來自院舍離世，以及平均的醫療開支。再根據一千六百名院舍院友當中，有三成人希望在院舍過身，推算若三成人留在院舍過身，可以為醫院每年省下一億七千七百萬元。調查以每一張病床二千八百四十七元成本計算，可以為醫院其他使用者加六萬二千一百四十九日病床日數。

靈實護養院推行「安享終老院舍中」計劃，亦證實可節省資源。護養院駐院醫生朱偉正在二零一三年亞太區長期護理臨終及紓緩照顧會議上指出，護養院共有九十一名院友在院舍離世，在最後三十日平均需要住院日數只是一點三日。比起十年前護養院未正式開始計劃，最後一個月的留院時間是十六日，換言之，院友幾乎住少了半個月醫院，以病床每日二千八百四十七元成本計算，每位院友都省下了四萬一千八百五十元。

這就是第三種院舍善終的方法：院舍離世，下章再續。

延伸閱讀

東華三院賽馬會復康中心編著：《院舍內的晚晴照顧：從探索到反思》，香港：東華三院，2009。

聖公會護養院：《蝶舞耀晚情　身心靈綜合寧養照顧服務分享集》，香港：聖公會護養院，2012。

周有：《最美的時光別錯過》，香港：突破出版社，2011。

可洛：《夢想Seed》，香港，突破出版社，2007。

David Dosa著、謝靜雯譯：《預知生死的貓》，台灣：大塊文化，2009。

第二十一章
院舍最後一刻

介紹黃婆婆的，是聖雅各福群會雅明灣畔護養院到診醫生吳家豪。在他口中這九十三歲的婆婆，有一連串疾病：認知障礙症、白內障、高血壓、心臟衰竭……二零零七年二月黃婆婆來到護養院時，還可以自己食飯，但走路要用助行架；二零一一年，婆婆已經認不到人，躺在床上，要用胃喉餵食；其後不斷肺炎、心臟衰竭，進進出出醫院。

二零一三年雅明灣畔護養院參加了救世軍主辦的「安老院舍完善人生關顧計劃」，由於護養院的牌照可以讓院友離世不需呈報死因裁判官，決定嘗試「一站式」的臨終照顧服務，不但把院友留在護養院照顧，減少送醫院，並且可以在護養院離世，甚至出殯。

一場虛驚當預習

護養院在二零一三年四月向黃婆婆的家人介紹計劃，黃家有六個子女，三個分別在英國、澳洲、加拿大，社工用了兩個月時間才等到所有子女都來開會，對婆婆的預設照顧計劃達成共識，簽署同意書正式參加計劃。

「六月十七日才簽名，一個星期後婆婆就給我們一個『測驗』。」吳家豪把時間說得非常仔細：「六月二十三日婆婆肺炎、心臟衰竭，送入護養院特地安排的『PC房』。」PC就是紓緩治療（Palliative Care）的簡寫，在計劃裡中文全名是「完善人生關顧房間」，這房間特地裝修，並有二十四小時護士當值，照顧參加了計劃的臨終病人。

護養院連忙去入境事務處死亡登記處拿「死因醫學證明書」（表格十八），這表格每一張都有編號；然後又聯絡殯儀公司，答應可以派靈車到護養院把遺體接去殯儀館。「一個星期前家人才參加計劃，沒想到那麼快就要談具體的身後事，但好在家人還在香港，於是一起決定殯葬儀式和各樣細節。」吳家豪說後來婆婆卻漸漸地好轉，在六月二十七日搬回原本的房間。

這一場虛驚彷彿是「預習」，還要參加「完善人生」計劃嗎？家人都點頭，於是護養院如常照顧外，還用計劃提供的資源，額外關顧婆婆的心理和情緒需要。

十一月問題來了：婆婆眼睛一直發炎，雖然共識是減少送醫院，但有一晚，婆婆的眼球似乎破裂，護養院馬上把婆婆送醫院，醫生也難以決定是否做手術，家人之間有不同意見。吳家豪說當時覺得婆婆很不舒服：「婆婆看起來很痛，後來眼科和麻醉科醫生都說可以做手術，家人就同意就替婆婆做移除的手術。」做了手術，婆婆也能出院回到護養院。

緊張的週末

二零一四年八月，婆婆血壓下降，情況開始差，護養院再次聯絡殯儀公司，確保之前的協定有效，家人亦叫外國的親友回來。

八月二十九日星期六早上，婆婆再次送入「關顧房間」，所有瀕死的照顧程序再次啟動，這時突然發現欠了一份文件。

「我們準備了表格十八死因醫學證明書，可是沒有表格二『醫學證明書（火葬）』，醫生要證明遺體內沒有心臟起搏器等不宜火葬的儀器，殯葬公司才可以申請輪候火化爐。」吳家豪說：「我們忘記了，真是晴天霹靂！遺體可以送去殯儀館，可是不能火化怎麼辦？點對得住婆婆?!唯有發散人手盡量找。」

醫院工作的朋友傳真來表格二「醫學證明書（火葬）」，原來不像表格十八死因醫學證明書每張都有不同編號，接著上網找到相關法例和表格範本。「最終託人找到一張表格，漏夜送到護養院，我們才放下心頭大石。」吳家豪特意在投影片上展出一張張表格，這些醫院裡的醫生一向不用操心，一般養理院、安老院的員工也不用準備。

第二天，婆婆氣促，醫護人員一陣緊張：生死註冊處週一至五都有開，週六也開半日，唯獨週日辦公時間只是早上一個半小時，萬一婆婆在辦公時間以外離世，怎麼辦？

終於婆婆在週一早上十一點十五分過身。

吳家豪非常小心地簽署表格十八死因醫學證明書和表格二醫學證明書（火葬）：「要填清楚，因為在醫院有人會提我，但在護養院填少了什麼，家人沒法辦手續，就『無得返轉頭』！好驚。」

中午十二點半護養院職員和家人已經在環境衞生署、入境事務處、衞生署組成的聯合辦事處，用吳家豪簽署的兩份文件分別獲得「死亡登記證明書」和「火葬許可證」。

下午一點半殯儀公司的代表來到護養院。

兩點靈車駛到護養院，把婆婆遺體送去殯儀館。

擔心靈車影響民居

投影機亮出靈車的相片，這不是傳統的靈車，而是漂亮的大房車。護養院社工洪姑娘坦言之前很擔心靈車駛入社區，鄰居會不滿：「沒想到靈車好靚！」她笑著接替吳家豪分享經驗：「如果在醫院，臨終關懷都是護士負責，社工沒有角色。可是在院舍裡，社工就好重要。」

在洪姑娘口中的黃婆婆，非常重視家庭，也是虔誠基督教徒，除了粵曲還喜歡詩歌，洪姑娘就鼓勵家人讀聖經、唱詩歌給婆婆聽。

洪姑娘解釋婆婆一半子女在外國，於是透過WhatsApp的群組和全家一起商談，跟進婆婆的情況，社工是家庭成員之間的溝通橋樑：「婆婆的事，不是一個子女的個別決定，而是全家的決定。」她特別記得婆婆要做眼部手術，加拿大的媳婦說：「都參加了這計劃，為何還要婆婆做手術受苦？」

「可是我記得婆婆眼睛未有事前，是平和的，喜歡聽粵曲，喜歡陽光灑進來。可是眼睛不舒服時，她一直叫，很辛苦呢。」洪姑娘向每一個家人解釋，才令大家同意做手術。

她指出在護養院增設「關顧房間」，並不止是醫護需要：「每個家人都會帶著很複雜的情緒來陪病人，如何可令他們紓解情緒？每個人從房間走出來，心情沉重，社工那一刻就要聆聽家人感受。」

「婆婆臨走的週末，我放工也很忐忑，一直看著電話；週一早上陪著家人一起見婆婆最後一面，照顧各人的情緒；最後我還負責按電梯，送婆婆的遺體上靈車。在電梯裡，我突然跟婆婆說：『多謝你，一路好走。』」洪姑娘說當時也不明白，直到後來讀到聖嚴法師一句話：「生命的意義在不斷學習和奉獻之中，成就了其他人也成就了自己。」她才明白什麼要多謝黃婆婆：「因為她，我成長了。因為她，我有機會奉獻我自己。」

計劃推動醫社協作

這是救世軍和香港老年學會在二零一五年十月主辦的「醫社協作推動院舍臨終照顧」研討會，分別有四組分享不同模式的照顧經驗，每一組發言都起碼包括一位醫生、一位社工，以不同角色和身份講述照顧一位院友臨終的過程。

四組分享裡，醫生和社工對個案的描述方法甚至語氣都不一樣，彼此各有領悟。九龍醫院一位外展老人科醫生坦言以往到院舍，就是「看病」，但「完善人生」計劃為參加的院友「度身訂造」，醫生要和院友以及家人討論預設照顧計劃，再到院舍就是「看病人」。這醫生後來並且在聖誕節主動唱《平安夜》給一位臨終院友聽，這對她是非常珍貴的經歷。

亦有院舍副院長坦言最初讓院友參加計劃，以為可以有多些資源增加社交活動，關顧心靈情緒需要，到真的陪著院友走最後一程，才體會院友的身體比預期有更多不同醫療需要，她和同事都學多了醫護技巧。

而第四組雅明灣畔護養院展示的，是難得讓院

一

院舍

（照顧最後一程）

二

醫院

（減少旋轉門）

友在院舍離世的個案——二零一零年救世軍和香港老年學會最初開展「完善人生」計劃，目標之一就是讓院友可以留在院舍離世。香港老年學會會長醫生梁萬福指出香港院舍資源和技術所限，欠缺周詳的臨終護理方針，慣性將患有器官衰竭、晚期認知障礙和退化性神經系統等重病的長者送入醫院，晚期生活大打折扣。

二零一零到二零一四年「完善人生」第一期計劃有六間院舍參加，得到東亞銀行慈善基金及西班牙la Caixa基金會一共一千二百一十三萬元撥款，提升護理設施包括增設「關顧房間」，額外聘請到診醫生、護士、社工、心理學家，並且培訓院舍員工和教育病人家人。

第一期計劃參加的長者有十六位，在離世的十四位當中，有十位都可以在院舍離世，平均每人需要約七萬元醫護費用而臨終在關顧房間平均住五天。（表一）而救世軍社會服務總監梁佩瑤則指出受訓的院舍職員超過七百人，加上院友、家人等，超過四千五百多人認識到紓緩和臨終照顧知識。

死亡禁忌大

「完善人生」計劃主任是社工黃建慧，在參加這計劃之前負責長期病患者的社區支援工作，她坦言計劃比想像中複雜得多。

「第一期時我們想到很遠、很有目標，所以很複雜。」她說當時用了很多時間處理靈車駛進社區的問題，挑選參加的院舍，都是本身有院舍大樓或者有私家路，希望可以減少居民投訴。

可是實際培訓院舍員工，才發現連在院舍加設「關顧房間」也不易。這些房間裝修連設備一間大約二十萬元，根據醫生建議有一些基本的醫療設備，包括電動醫院床、心電圖機、氧氣機、吸痰機、注射泵機等等，都是紓緩治療為主；房內有一些基本家具，例如沙發床、雪櫃、電視等等，黃建慧還特地去深圳買油畫，希望讓房間有家的感覺。

「有一間『關顧房間』才裝修完，只是放了一些家電，已經有同事告訴院長：『晚上那間房有聲』。還有一間院舍考慮很久最終不參加計劃，原來院舍選的房間旁邊是同事更衣的地方，同事就會想：『我每天都要經過，會不會不是太好呢？』」黃建慧說這些房間本意是讓臨終院友較有私隱，但院舍職員已經很多想像，甚至覺得「不吉利」：「院

表一　「完善人生」計劃第一及二期的參加人數及最後離世地點

個案數目	第一期	第二期
接受個案	16	42
仍健在	2	17
已離世	14	25
地點		
關顧房間	7	5
原本的院舍的床	3	4
醫院臨終護理病房	1	3
經急症室入醫院	3	13

表二　第一期「完善人生」計劃每位參加者的平均使用日數及成本

	平均使用日數	平均總成本
需要的醫療照顧	十六點半日	$71,384.78
院舍內的臨終照顧	五點三日	$22,929.66

友突然離世反而沒有問題，因為這是平日都會發生的，但要特意讓院友在院舍內離世，大家始終都未想像到。」

禁忌太大，尤其安老院舍已經面對護理人手短缺，請人很困難，唯有慢慢來：由不用向死因裁判官報告死亡的護養院先試，護理安老院下一步；目標改為盡量延長留在院舍照顧的時間，與醫院預先安排，離世可以到復康醫院或者避過急症室程序。

起碼靈車不用駛進社區，一些位於公共屋邨的院舍也敢嘗試。二零一四至二零一七年展開第二期「完善人生」計劃，參加的院舍增加到十二間，包括私營院舍。參加人數增加到四十二人，離世的二十五位當中，有九位在院舍離世。

護士態度變

參加的院舍需要接受很多培訓，包括「轉念與變革」工作坊、臨終照顧進深課程、並且還有在職指導。「有些院舍看見這些培訓所需的時間，就不想參加。」黃建慧直言院舍習慣把臨終院友送到醫院，現在要照顧，萬一出現什麼意外，後果可能難以承受，於是連第一步受訓也不想試。

計劃於是要提供額外的醫護人手和社工，甚至金錢，用很多行政方法讓院舍願意嘗試。黃建慧說現時的人手是有點「奢侈」的：一間「關顧房間」可以有一個護士和一位護理員二十四小時照顧，私家醫院都不一定能提供，其中目的就是讓其他員工安心，知道有專人負責。

待在「關顧房間」的護士可以是額外聘請回來，如果是院舍本身的護士抽調，就有資源另外聘請護士負責院舍日常護理工作。黃建慧透露曾經聘請舒緩治療專科護士來指導，但沒有資源長期聘請，而院舍的護士就算曾經在醫院工作，也不一定接觸過臨終護理或者有紓緩治療的知識：「舊時你想救他，現在你想他舒服，目標不同有時難以取捨，例如護士可能習慣了病人不行，仍然要進行心肺復甦術，可是這裡參加計劃的院友簽署了預設醫療指示，就要尊重他們自然離世的意願。」

幾年下來，護士的態度開始改變。黃建慧說：「我覺得護士有時很受醫生影響，如果醫生叫病人繼續吃一些藥，護士都要做的。可是慢慢地護士多了主意，有時護士想老人家舒服一些，會去跟醫生談，甚至和醫生爭論。醫生可能認為『救得就救』，護士會想到藥物的副作用會令病人更難受。」

例如使用抗生素，雖然可以治療感染，但對肝臟和腎臟負荷很大，所以病人在預設醫療指示亦可以拒絕使用抗生素，醫生和護士也可以因為治療的弊處多過好處，終止無效治療。

詳細流程大量指引

黃建慧拿出厚厚一本《安老院舍臨終照顧實務手冊》，第二期「完善人生」計劃目標之一就是整理出在安老院舍臨終的可行模式，單單流程表都有五頁，以下七個流程包括二十一份指引和十五份表格：

一、「籌備期」準備「關顧房間」、培訓院舍職員、向院友家人介紹計劃。

二、「篩選期」由院舍護士或社工選擇適合參加的院友、了解醫療情況、個人和家人意願等。

三、「轉介程序」包括召開家庭會議，由到診醫生和院舍核心照顧團隊評估是否適合等等。

四、「紓緩護理照顧」由醫生與院友及病人預設照顧計劃、安排醫護人手、社工、提供病狀控制、心理、靈性、社交支援，必要時送入「關顧房間」。

五、「臨終護理照顧」會在「關顧房間」內發生，安排二十四小時護士及護理員，到診醫生定時檢討，社工和整個團隊支援院友和家人。院友和家人可以要求送醫院，就會請救護員送去急症室。

六、「瀕死及遺體處理」分兩類：在護理安老院要送去急症室，向救護員出示醫生簽署的病歷和院友簽署的預設醫療指示；護養院則通知到診醫生，簽署「死因醫學證明書」及「醫學證明書（火葬）」，同步與殯儀公司聯絡，處理遺體。

七、「哀傷關懷」除了向家人輔導，在兩週內也會安排解說會給院舍職員，若有要，三週內安排解說會給其他院友，並舉行追思會。

有些程序，並不是醫護團隊或社福界可以處理，例如死亡證簽發、遺體處理、救護員不能不作心肺復甦術等等，救世軍建議政府修改法例，才可以進一步減輕臨終院友和家人接受不必要的困擾。

推廣到社區

二零一六年底黃建慧再接受訪問，已經升職為旺角長者綜合服務高級主任，除了繼續監督「完善人生」計劃，並且還要管理一間日間中心、一間長者鄰舍中心、一間一百三十二人的院舍。她正撰寫

「完善人生」計劃第三期的計劃書，希望建立「關愛社區」（Compassionate Community）。

這是黃建慧受西班牙la Caixa基金會邀請參觀西班牙當地紓緩治療服務得來的靈感：善終服務需要整個社區一起推動，不是等到臨終才關心，平時就要有生死教育。

她說在院舍推行「完善人生」計劃普遍是受到家人歡迎，不時有家人舉手說：「如果我早知道有這個計劃，就可以早點讓家人參加。」有些院友在頻頻送醫院過程中健康一再惡化，有些被插了導管餵飼，才知道原來可以拒絕，更多的遺憾是院友已經晚期認知障礙，無法表達意願。

「我看見好些家庭，最後表達對院友的內疚，都是說『我不想把老人家放在院舍的，真的沒有辦法照顧』。大部份孝順的兒女都會內疚，我們能否由長者第一步入院舍，就改善生活，而不是『等死』？」她希望沒有參加計劃的院友，也可以有指引關懷，不是臨終才得到額外資源可以完成各種心願。第三期計劃書並且希望為認知障礙病人編寫心理、靈性和家人之間的支援手冊。

第二期「完善人生」計劃並不很多參加者最終可以在院舍離世，但盡量把照顧時間延到「最後一刻」。在「醫社協作推動院舍臨終照顧」研討會，還提及有一位特別的院友——香港第一代華人女警鍾秀英。

二零零八年八十出頭的鍾秀英因為柏金遜症，入住救世軍白普理慈愛長者之家。「秀英思維是清晰的，也很注重儀容，很多舊同事師姐師妹想來探，她都不肯，不想被外人看到自己的樣子，平時就是一個侄子來探。」助理院長李婉玲記得很清楚：「秀英坐在輪椅，護理員幫她洗澡後，要用紗布夾指在腳指中間，可能有點弄痛。她開口便罵：『你不要再搞我，不然我拿槍射你！』連洗澡也還有『女警風範』。」

二零零九年鍾秀英因為不斷抽筋，經常躺在床上，更不想見人，連飯廳也不肯去。二零一三年她因為柏金遜症全身僵硬，不能下床，由於口部肌肉也僵硬了，吞東西也困難，但頭腦依然清醒。

白普理慈愛長者之家位於沙田，已經參加沙田醫院的「臨終護理」計劃，有外展老人科醫護團隊支援；之後又參加救世軍「完善人生關顧計劃」，額外有計劃醫生每月一次來院舍；再加上本身每週一次的到診醫生，醫護資源充裕。二零一四年九月李婉玲就請鍾秀英參加「完善人生關顧計劃」，原意是希望可以讓她多一些社交活動。

老人科兼計劃醫生譚焯芬來到，替鍾秀英和侄子討論預設照顧計劃，她的意願很清楚：有事直入沙田醫院，不再去威爾斯醫院急症室，並且不作心肺復甦術、不會使用呼吸機、日後無法吞嚥也不要使用鼻胃喉等導管餵飼，唯一肯用的，是抗生素和靜脈注射（吊鹽水）補充水份。

吃喜歡的食物

二零一五年三月鍾秀英肺炎，缺氧，譚焯芬來到院舍開了一些抗生素和靜脈注射，並且抽痰、給氧氣，並且搬入「關顧房間」，有二十四小時護士照顧，社工和侄子談，救世軍的高層也來探望。譚焯芬表示期間都是繼續靜脈注射、抽痰，她嫌藥粉苦，就轉用藥水：「一個星期後，奇蹟地，她好轉了，說想喝可樂，喝了一百毫升可樂！又說想吃雪糕，還吃了番薯糖水、雞粥……慢慢慢慢，十四日後可以搬回原本的房間。」

接著五月到八月鍾秀英情況反覆，差不多每月都有一兩次肺炎，不斷抽筋，每次抽筋都會全身大汗，衣服床單都濕透。李婉玲像譚焯芬一樣，不斷列出鍾秀英要求吃的東西，這些都是院舍特地去張羅：「情況好一點時，秀英要喝奶茶、吃朱古力，有次想要『牛奶蛋糕』，我們都不知道，猜是舊式奶油蛋糕。侄子說，這麼多年都沒聽過她要求這些食物。」這些年，鍾秀英因為吞嚥困難，都是吃「糊餐」，喝水也要加凝固粉。

鍾秀英進到「關顧房間」，知道是不同的地方。「她分得出天花板不同了。」李婉玲於是想到在天花板拉橫額，把鍾秀英喜歡的粵曲投影上去：「我們想辦法，讓她可以享受生命。」

最終一點遺憾

期間也有一些醫療需要配合：院舍的護士懂得打針，但鍾秀英非常瘦，需要「皮下注射」，譚焯芬就教曉院舍所有護士，並讓大家有信心照顧。「原本院友發燒，或者肺炎要這樣抽痰，我們一定會送醫院，但因為有醫生支援，就可以繼續照顧。」李婉芬坦言：「我們沒想到柏金遜晚期病人，也有這麼多不同的醫療需要。」而譚焯芬亦要彈性處理藥物，他原本想留下一些咳藥水在院舍，但沒有「賣藥牌」，只能每次給藥開單。

九月鍾秀英再次肺炎，情況惡化需要入住「關顧房間」。譚焯芬問：「還要抗生素嗎？」她沒作聲，於是繼續給。「要吊鹽水嗎？」她說要。預設照顧計劃裡的意願，譚焯芬都重新確診。

這次鍾秀英很快便轉差，在最後一刻才叫救護車，送去威爾斯醫院急症室證實死亡。「這個過程美中不足是救護員仍然要『搓』（心肺復甦術）」譚焯芬有點不滿：「明明講咗她的意願，都照『搓』，我還要躲在房裡不能出現。」

社福界的要求

香港社會服務聯會在二零一五年四月用電郵成功訪問了一百間津助院舍，這些院舍合共提供近一萬四千宿位。

目前每年都平均有六分一院友離世，其中接近一半的院友或家人曾經要求臨終照顧或支援，主要是照顧身體需要、身後事安排，以及處理與家人的關係。（表一）院友和家人都希望可以有推行臨終照顧服務，讓院友可以與家人共渡，減輕身心折騰，有八成受訪院舍表示院友曾希望減少入醫院，並在院舍待至生命的最後一刻。（表二）

表一　院友提出以下臨終照顧或支援服務要求的頻率

	經常／常常	間中的品質	極少／偶爾
身體照顧需要，如減低痛楚	52.2%	34.8%	13.0%
殯葬及後事安排	45.7%	34.8%	19.5%
社交需要，如與家人的關係及溝通、哀傷輔導等	39.1%	41.3%	19.6%
心理健康需要，如處理壓力、孤獨或恐懼等	28.2%	50.0%	21.7%
靈性／宗教需要，如進行宗教儀式或信仰疑惑等	15.2%	39.1%	45.6%

表二　在院舍推行臨終照顧服務可以達到的效果

	非常贊同／贊同	一半一半	非常不贊同／不贊同
讓將離世的院友與家人共度生命最後的一刻	89.5%	10.4%	0%
減輕院友離世時的身心折騰，讓他安詳過世	87.8%	8.7%	3.5%
為離世院友完成心願	84.3%	14.8%	0.9%
減少入醫院，並在院舍待至生命的最後一刻	79.8%	16.7%	3.5%
減輕家人在財政及照顧的壓力	52.6%	31.6%	15.8%

院舍如果要實行臨終照顧，四成半表示最需要的是「制訂臨終照顧服務的流程及標準」（表三）、三成半要求「員工培訓」、兩成半認為要「增加人手」。所需的人手，最主要護士，其次是起居照顧員工。（表四）

員工最希望得到的培訓包括：臨床症狀監察及護理技巧、臨終時身體衰弱／痛楚管理的相關知識、與院友及家人的溝通技巧、臨終服務所需的態度、為院友及家人提供心理輔導的技巧，以至與醫院、消防、警察、法醫等的溝通。（表五）

而院舍內亦必須有一間三百五十平方呎的「臨終照顧套房」，並備有相關醫療及臨終照顧設施。（表六）

醫社協作非常重要，受訪院舍認為的優次是：第一：醫院或CGAT提供二十四小時諮詢支援／及實地支援，協助院舍處理臨終護理緊急變化和醫療決定；第二：為院舍員工提供紓緩治療培訓，處理臨終者的身體不適；第三：若臨終院友在院舍離世，必須有註冊醫療人員到場簽署死亡證明和協助處理匯報死亡。

表三　制訂臨終照顧服務的流程及標準

	非常重要 (%)	重要 (%)
與醫療系統的協調模式最後的一刻	54%	43%
一套評估臨終時身心社靈狀況變化的評估工具	47%	51%
擬訂臨終照顧計劃（Advance Care Plan）	45%	54%
推行生死教育，輔導臨終者作離世的準備	39%	60%
照顧管理的程序（Care Management）	39%	58%
哀傷輔導	37%	58%
推行生死教育，協助臨終者作生前和死後的具體事務安排和決定	36%	60%
親屬支援工作	35%	60%
服務質量評估系統（Service Quality Evaluation）	31%	63%

表四　增加人手

日間		夜間	
登記護士	81%	登記護士	85%
起居照顧員工	53%	起居照顧員工	42%
註冊護士	25%	註冊護士	35%
社工	18%	保健員	8%
保健員	8%	社工	4%
駐院醫生	3%		

表五　員工培訓

	非常重要 (%)	重要 (%)
臨床症狀監察及護理技巧	62%	37%
臨終時身體衰弱 / 痛楚管理的相關知識	58%	42%
與院友及家人的溝通技巧	56%	43%
臨終服務所需的態度	55%	44%
為院友及家人提供心理輔導的技巧	54%	45%
與醫院、消防、警察、法醫等的溝通	47%	49%

表六　配備醫療器材和家具

	非常重要 (%)	重要 (%)
製氧機	42%	51%
抽痰機	40%	53%
病床	39%	51%
心電圖機 ECG machine	38%	48%
無創血壓監測器 NIBP monitor	38%	53%
減壓床墊	37%	51%
存放儀器或藥物的櫃	35%	45%
梳化床	23%	50%

社聯建議要有制定整全的善終政策，在香港現時有跨部門的人口政策和安老政策，加入面對人口急速高齡化，如何處理死亡和協助臨終者及其家人的服務和政策的規劃。

整全的善終政策可包括的範疇：

・建立醫社結合的服務模式和系統，照顧臨終者身、心、社、靈的需要，按他的意願定出照顧計劃，包括預設醫療指示。

・修訂法例（包括法醫、救護車條例、簡化確認和登記死亡的程序、處理和搬運遺體的法規等）在平衡防範非法行為的前提下，減低在處理非醫院死亡的繁複關卡，讓臨終者能留在社區終老。

・強化及支援非正規社區照顧者，組織及培訓義工和家人。

・監管及優化殯葬服務和設施。

・喪親及後事支援服務。

・為照顧人員提供專業善終服務培訓和配套支援。

・照顧特殊群組的需要，例如智障和沒有家人的單身臨終者。

・推行普及生死教育——納入各級學校正規課程，以及在社區推行公眾教育。

而安老服務亦應強化社區善終照顧和教育，社聯提出五項建議：

一、將臨終照顧納入為資助安老院舍持續照顧的核心服務一環，為長期護理的最終部份與業界共同制定有系統的服務推行模式，提供人力資源和培訓、支援、配備設施。

二、地區老人中心積極推行生死教育服務，強化及支援非正規社區照顧者，組織及培訓義工及長者家人作家居護老照顧者，並協助他們作實務的善終安排；並推動公眾教育，改變對討論死亡的忌諱和提高公眾對臨終照顧、預設醫療指示等的認識。

三、為照顧人員提供臨終照顧的專業培訓和配套支援。

四、改善家居照顧服務應加入善終支援，以至延遲入住院舍及減少進出醫院對臨終者及其家人所帶來的勞累和壓力，並教導及支援家人照顧臨終長者。

五、協調醫療服務提供到戶及院舍的紓緩治療和護理，加強醫療和社會服務協作。

延伸閱讀

朱偉正：《安享終老院舍中：靈感至實幹之旅》，香港：基督教靈實協會，2006。

救世軍「完善人生關顧計劃」編著：《安老院舍臨終照顧實務手冊》，香港：救世軍，2015。

葛量洪醫院紓緩醫學部：《院舍職員及院友家屬的紓緩治療培訓講義》，香港：葛量洪醫院紓緩醫學部，2016。

第二十二章

兒童紓緩治療：小天使上路

「你不用太傷心，生老病死都是自然的。」八歲的腦癌病人對父母說。

兒童癌病基金家居及紓緩護理服務專業服務經理林國嫵一直記得這孩子的話：「我聽著也覺很震撼。父母和親友往往因為擔心孩子不能接受、怕孩子自暴自棄、不合作，所以很多大人都會隱瞞病情，孩子問也會避開，甚至禁止我們和小孩討論。」

「可是，病人自己的身體不舒服，其實很清楚可能會死亡，父母不講，孩子就會害怕、會『收埋』，很多想像，擔心父母傷心……這樣就錯失機會一家人坦白傾訴、小孩說心願、交代身後事。」她有點不忍。

香港每年大約有四萬多人離世，兒童大約有二百多人，當中一半是一歲以前過身，超過一歲的孩子，有四分三都是因為疾病，當中有三分一是癌症。

兒童想回家

「每三個患癌的兒童中，有兩個會比他們的醫生長壽。」兒童癌病基金的資料經常出現這一句。

每年香港大約有一百七十位十八歲以下的癌症病人。成人常患的癌症包括肺癌、腸癌、鼻咽癌，在兒童裡很罕見，兒童會患上的癌症，多數是白血病、腦瘤、淋巴瘤這三種，其他少數的包括神經母細胞瘤、骨肉瘤、腎母細胞瘤、横紋肌肉瘤等等，原因往往不是因為父母遺傳，而是細胞變異。每一種癌症都有不同的治癒率，白血病已經高達八成五可以康復，不過，每一年都會有四十至五十位兒童癌症病人離世。

香港目前有五間公立醫院有兒科病房，只有瑪麗醫院、威爾斯醫院、伊利沙伯醫院有專門病房給腫瘤科的兒童，瑪嘉烈醫院和屯門醫院兒科病房會有一些病床專給腫瘤科。但沒有一間有兒童的紓緩治療病房或病床，換言之，臨終的兒童會和其他兒童待在一起。

「病房可能會打仗似的，這邊一張床的病人在盡力醫治，可是另一張床的病人只想安安靜靜地準備離開，需要的環境是非常不同的。」林國嬿說，好些病人會希望可以回家，甚至可以在家離世，她在癌症基金會負責家居紓緩治療服務，十七年來有大約十位兒童是計劃並且在家離世。

二十四小時上門

香港目前的紓緩治療以醫院為主，唯獨是兒童紓緩治療服務主要在家居。兒童癌病基金在一九九九年底開始上門照顧癌症兒童，護士由三人增加到五人，並在二零一一年擴大到非癌症病童。

五個護士全部都接受紓緩治療培訓，二十四小時隨傳隨到，就算不能馬上親自上門，也會在電話教導家人怎處理，支持家人的情緒。「我們可以用嗎啡藥止痛、『吊鹽水』等等，凡是護士可以做的，都會做。若有需要日日洗傷口，就會日日上去，如果情況穩定就不用日日去。」林國嬿解釋，現在醫院沒有資源關顧出院的病人，家人照顧很大壓力，尤其當兒童沒法康復。

「孩子一直惡化，待在家會怎樣？想想，那照顧是二十四小時，一週七日、一年三百六十五日的。病情不穩，不斷走下坡，家人很多恐懼，很多憂慮。孩子現在的症狀是什麼原因？怎樣處理？還有，更深層的是如何面對孩子即將離世的事實？」林國嫵說，疾病也許無法根治，但還是希望有生活質素，孩子喜歡留在熟悉的環境，家裡也沒有探病時間和人數限制，可是就要護士支援家人，讓家人有能力照顧。

除了實際護理，護士要協助家人和病人都能接受死亡。「大家其實都心裡有數，我經常強調大家擔心的並不是事實，而是怎樣去談。」她說會先反問孩子怎樣看自己的病？

如果孩子能夠理解，並且想談下去，她就會和孩子坦白地討論。「去到這階段，不會把希望放在根治，而是好好過每一日。」她會問孩子想怎樣過每一天？有什麼想做？「孩子是有力量面對死亡的，會說自己的東西想送給誰，出殯時想穿什麼衣服，用什麼花，骨灰如何處理……父母就會知道怎樣做。」

當然，不是每一個孩子都能夠這樣表達。

打電話問問題

這天就跟著林國嫵去到陳穎儀在屯門的家。陳穎儀今年十一歲，出生幾個月就確診患上Dandy-Walker症候群，這是罕有的先天腦部畸形，她沒法走路，沒法說話，並要靠胃造口輸入營養，去年底開始情況惡化，不斷抽筋。

一進門，屋裡大半空間都是穎儀的，她的病床、各種醫療用品，還有好多毛公仔。林國嫵變得好溫柔，走到床邊，把臉貼近穎儀的額頭：「好香，好香，穎儀總是香噴噴的。」陳媽媽在旁邊笑，她是泰國華僑，能說流利的廣東話，陳爸爸今天也沒上班，他打理家裡的膠袋工場，近年生意有點艱難。

「有林姑娘好好多！有紓緩支援，去急症室不用等，就可以上病房。」爸爸開口便說，媽媽也答：「穎儀有事，我可以打電話問林姑娘，平時醫院問不到的。像昨天穎儀吃了抽筋藥，我就不知點算。」

林國嫵解釋因為誤會，媽媽給了雙份抽筋藥，這藥多了會影響呼吸，但穎儀醒來，情況還好，她就建議稍後再吃。

陳家會認識兒童癌病基金，是因為穎儀在特殊學校讀書，有同學的媽媽介紹，媽媽一聽就想試，申請稍稍等了一陣子。「我們對紓緩治療沒有抗拒，但那時同學仔媽咪說：『你未參加紓緩治療？』『未啊。』我答，那媽咪就說：『咪好囉！可能個女未到呢個階段，有時啲嘢都唔使咁咩嘅。』我就答：『無咩所謂嘅，其實。』」媽媽的用字有點隱晦，爸爸直截了當：「我都有心理準備，她會愈來愈差。」

父親節「禮物」

穎儀是陳家第一個孩子，剛出世已經一喝奶就吐，四個月身體還是軟軟的，進了一次公立醫院什麼也查不出，於是去私家醫院。醫生一看，馬上要回到公立醫院，穎儀腦積水，抽筋，然後做了磁力共振，發現小腦有問題。

「醫生說：『你這個孩子有這種病，不能照顧自己，不會懂得走路。』那天剛好是父親節。」媽媽說，爸爸苦笑：「第一個父親節就有這份『禮物』，真的好『驚喜』。」

到了一兩歲，穎儀不斷進進出出醫院。「我們開頭接受不到，查基因，做了很多檢查……最後醫生說『天意安排，無得講』。」爸爸說穎儀到了三歲，家人也開始接受，而這一年弟弟也出生，身體健康。

醫生說過，一般無法過八歲，那一年陳家非常緊張，穎儀的病情可以一下子變得很差，甚至要進深切治療部，可是一兩個星期會受到控制，又再穩定下來。「我們沒想過放棄，唔捨得。」爸媽都不斷說。

「穎儀脾氣好好，好鍾意笑，除非是生病，不然睡著弄醒了也不會發脾氣。」媽媽說，爸爸話：「我好疼她，比兒子還要疼，買好多公仔給她。」穎儀躺在床上睡著了，偶然會動一動頭部，她的眼睛好大，鼻子高高的。

「有時我也會罵她的。」媽媽笑著說：「你咁『曳』，晚上不睡覺，她就會扁嘴。有時爸爸睡了覺，我說穎儀：『細聲啲！』她居然更大聲一點！『你做咩？』我一罵，她就會『詐喊』。有次啊，我街市回來，她玩口水，玩到整張臉都是，我用泰文罵：『丟出街都無人要你！』她哭，『吓你識得聽泰文？』我呵番她，她又笑番，真係唔到你唔信。」

媽媽說弟弟也好疼家姐：「細佬一放學回來就

一

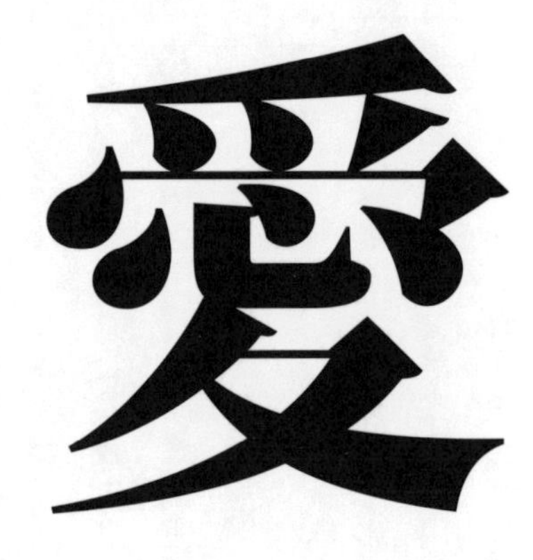

（不因別離而消失）

二

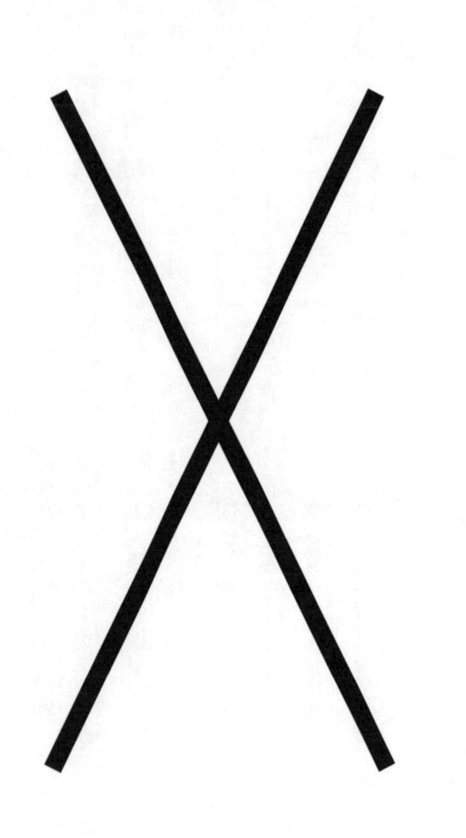

會洗手，錫一啖先。他會拿『嘔兜』（嘔吐盤）給家姐、會說家姐唔好咳得咁犀利，喉嚨好痛，錫錫啦~」「『你讀書畀心機啦，做醫生醫番家姐。』他點頭：『好啊』。」爸爸說。

護士做中間人

這一年，穎儀患上睡眠窒息症，睡覺要戴呼吸機，抽筋的次數也更頻密了。

每次需要送醫院，林國嫵就會事先安排好。她和主診醫生、護士有WhatsApp群組，穎儀要入醫院，林國嫵先知會醫護人員，安排了病房就不用經急症室的程序。穎儀在學校的情況，林國嫵也會告訴醫護人員，讓他們了解穎儀的身體情況；林國嫵同時也跟學校的教師、護士、社工有WhatsApp群組，讓學校知道穎儀的病情，回到學校也知道怎樣照顧。

如果沒有林國嫵這中間的協調，陳家就要向學校和醫院不斷覆述穎儀的情況，並且要在急症室等很久。

「如果以前有這服務就好了。」爸爸說。

為什麼要等到穎儀正式被醫生劃入臨終階段，才能有這紓緩治療服務？林國嫵有點無奈：「我們也希望醫生可以早一點轉介，有時間去建立關係。」「如果大家知道什麼是紓緩服務，一定不會抗拒，大家不知道啫。」爸爸說。

媽媽站在床邊，穎儀醒了，不斷發出聲響，媽媽連忙幫手拍痰。穎儀把痰咳出來，媽媽好開心，親一親。

「我成日都覺得，她已經夠慘，就對她好一點，過得一日得一日。」媽媽突然說，爸爸自然地答：「我唔係咁諗，我盡晒力了。她需要什麼，我已經盡咗力了。」

「媽媽都盡晒力，不過媽媽好『大力』。」林國嫵打圓場。

「媽媽可以抽痰，可以做到好多嘢。」爸爸說：「我最多回來抱她洗澡，但我最錫她，個仔都無咁錫。」「穎儀要用的東西，爸爸都好捨得買。」媽媽說。

穎儀的胃喉一條也一千多蚊，半年就要換，前陣子買的一個月就壞，買完又買，還有尿布、奶粉、呼吸機的租金、出入每一程都起碼三百多塊車費……

負擔很重，卻不忍放下。

不想插喉

穎儀前陣子在醫院，連續抽筋了兩小時。

媽媽說：「我幫忙抽痰，給氧氣，時間愈來愈長，我開始腳軟。醫生打了一次針，沒法止抽筋，問我：『現在打第二針，你知道打得多，呼吸會有些困難，哪你怎樣？』他問了好多次，我都不答他，最後我說：『醫生你不用再問我，我知道你下一步會點樣做。我都是不會選擇插喉。』

醫生之前已經和爸媽解釋，如果「插喉」，穎儀可能無法再自行呼吸，要一直用呼吸機。

「我聽到插喉就驚，我說：『醫生你去到最後一步先做啦，用其他方法先啦……』」媽媽說不下去，爸爸比較肯定：「點都唔會想插喉。」

為什麼？

爸爸開始支吾，慢慢說：「唔想……唔想她辛苦。講句難聽一點的：『你插住真係養住。』」

「有時都好矛盾。」媽媽小聲地說。

媽媽跟穎儀說：「不要再睡了」，她日間睡了，晚上就醒著，啉啉哦哦吵得全家都沒法睡。而由於有睡眠窒息症，要戴著呼吸機不斷打出空氣，讓她保持呼吸，晚上有時穎儀動來動去，呼吸儀器位置移開，就會響，含氧量低又會響。

「晚上哪裡能睡？」爸爸苦笑，說在公司覆一個電郵就想睡覺，很難集中精神工作：「媽媽直頭『散晒啦』啦，七撈八傷。」

穎儀其實可以一直住在學校宿舍，但爸媽都不捨得，穎儀一回家，也是開心笑。

難以放手

離開陳家。

林國嬿坦言一些家人會放手，很早便說「不要勉強」希望孩子沒那麼痛苦，比較注重生活質素，可是一些又會堅持醫治，什麼方法都試。

「所以我們很少簽預設醫療指示，或者不作心肺復甦術文件，病人未滿十八歲，不能簽這些文件，可是家長簽署會很不忍心，很內疚，甚至沒法正式說出口。」她說會一直和家人談，讓他們有心理準備，到了最後其實大家都會同意不再作心肺復甦術：「父母都不會想孩子辛苦。」

林國嬿說家居紓緩治療服務實施十七年來，有十個是計劃在家離世，都沒有作心肺復甦術或者插呼吸機等。

「我沒有計那些意外在家中離世，這十個都是孩子的意願不想再入醫院，希望待在家裡，而父母也有能力照顧。所謂能力並不需要是醫護人員，因為我們會支援，十對父母只有一位媽媽是護士，但一個照顧者肯定無法二十四小時照顧，所以要有額外的人手或親友幫忙。」她說醫院亦嘗試特別安排，讓兒童病人最後一程不用受到不必要的痛苦。

醫院特別安排

早在二零零四年，兒科醫生就和消防處談好，只要病童家人簽了不作心肺復甦術文件，救護員就不會急救，可是當醫院管理局近年正式和消防處商談，消防處問了法律意見，才決定就算兒科病人亦不能執行不作心肺復甦術。

還有一個問題，救護車只會送去當區的急症醫院。雖然病童普遍都會跨區看病，例如天水圍的兒童會去瑪麗醫院治療，但到最後一刻，送上救護車，救護車可能仍是送去就近的屯門醫院急症室，尤其是病人已經離世，更不會送去更遠的醫院——而在屯門醫院，就會按程序，警察來調查，遺體送去公眾殮房並由死因裁判官決定是否剖驗。

林國嬿透露，唯獨是威爾斯醫院兒科病房會特別安排，只要有能力把兒童的遺體送去醫院，病房都會接收，不需經過急症室，也不需報警，兒科醫生會簽發「死因醫學證明書」證明文件。

「我們試過用兒童癌病基金的復康巴士，然後調低輪椅，把遺體送去威院。」她說其他醫院就不行：「現在唯有叫家人找我們，最後要送醫院時我們都會在場，負責遊說救護員。」林國嬿說要準備醫生信件，並且落力遊說送去合作的醫院。

期待兒童醫院

剛退休的威爾斯親王醫院兒科部門主管李志光醫生在二零一五年底撰寫《Palliative Care in Children》，指出有四類病人需要兒童紓緩治療：

一、根治的方法已經失效，例如對所有治療都沒反應的白血病。

二、雖然深切治療可以延長壽命，可是難以避免早逝，例如黏多醣症。

三、只有靠紓緩治療，沒有其他更進取的治療，例如杜興氏肌肉營養不良症（Duchenne

Muscular Dystrophy）

四、一些沒法發育的腦神經疾病，導致早逝，例如需要氣管造口和胃造口等的腦麻痹兒童。

李志光以歐美國家每一千名兒童，有一名需要兒童紓緩治療服務，推算香港有一千五百名兒童有這需要。他期望二零一八年香港兒童醫院落成後，可以提供更好的服務。

兒童醫院設計主要有五個部門：腫瘤科、心臟科、腎科、外科和兒童深切治療部，目前分散在五間有兒科的公立醫院，腫瘤科病人以後都會去兒童醫院。而醫院每一間病房都是單人房，方便家人照顧。

林國嬿則希望可以服務更多非癌症兒童和家人。兒童癌病基金由家居服務最初開始時的十五年，支援了大約五百個家庭，以癌症兒童為主，二零一一年開始服務非癌症病童，發現需要更大，除了人數比因為癌症死亡的兒童多外，時間也更長，可以長達十年。

林國嬿亦與特殊學校合作推行生死教育，她說好些嚴重傷殘的學生，其實都需要紓緩治療服務。學校最初很抗拒，不認為教育機構需要提供「善終」服務，但當一些學生陸續離世，師生都感到難受，也難以輔導家人。

「下一步就推廣『醫校共融』。」她透露醫院管理局亦聘請了八位護士，專門在不同聯網內，支援區內特殊學校。

延伸閱讀

兒童癌病基金編著：《認識兒童癌症》，香港：兒童癌病基金，2005。

賴美鳳：《我的美麗日記》，香港：兒童癌病基金，2013。

子鶩著：《海闊天空：一位血友病者的生命札記》，香港：突破出版社，1995。

李慧珍著：《地久天長》，香港：突破出版社，1996。

黎婉嫻著：《當差來的天使走了》，香港：突破出版社，1999。

黃菊珍、吳庶深著：《剝奪的悲傷　新生兒死亡父母親的悲傷與輔導》，台灣：心理出版社，2008。

植艾力著、黃家燦譯：《上帝，還我孩子！》，香港：基督教文藝出版社，2008。

蘿瑞．克拉斯尼．布朗、馬可．布朗著：《恐龍上天堂：了解與面對死亡的最佳指南》，台灣：遠流，2006。

Charles A. Corr & Donna M. Corr 編，李閏華、張玉仕、劉靜女譯：《死亡與喪慟-兒童輔導手冊》，台灣：心理出版社，2001。

Charles A. Corr & David E. Balk 編、吳紅鑾譯：《死亡與喪慟——青少年輔導手冊》，香港：心理出版社，2001。

第二十三章

智障人士：笑著說再見

「我們有一個舍友是輕度智障，得了癌症。我們一般人知道自己患癌會好緊張，找很多資料，選擇不同的治療方案，可是這舍友知道後，沒有表現害怕。她說：『我沒穿過婚紗，可以穿一次嗎？』然後又說有個親戚在大陸，很疼她的，想見一次。

我們於是聯絡她在外地的家人，家人就找了在香港的遠房親戚陪她去大陸見親戚。然後我們的職員，也借來一套婚紗，可是在院舍她突然一個人穿，其他舍友怎反應呢？於是我們辦了一場時裝展，大家都穿上晚禮服，她就可以穿婚紗，除了獨照，還可以和穿西裝的男舍友一起拍照。她好開心，一直到離世前都拿著婚紗相片。

職員見到她達成心願，也很欣慰。每年她的忌日，我都會去拜祭她，我覺得她教我好多東西，智障是有能力作決定的。」路德會何文田宿舍主任植寶英在一個電台節目上說。

這節目主題全部都有關生死，主持人是資深社工曾經替很多臨終病人達成心願，亦很驚訝：「我沒想到智障人士也會主動表達心願，而你們又可以幫她完成！」

法律：不能簽文件？

根據統計署二零一四年的住戶統計研究，香港大約有十萬名智障人士，可是報告亦明言這數目是低估了的。這十萬人當中不少已經超過四十歲，住在院舍裡一半院友是四十歲，在社區居住的，則是十個有三個超過這年歲。由於智障人士身體較差，一般超過五十歲便踏入晚年，可以想像在短短幾年間，香港便有數以萬計的長者智障人士，而且超過九成沒有結婚。

他們面對的，是「雙老」（Double Aging）問題：父母老了，自己也老了。香港開始討論父母年老離世，這些智障子女如何繼續得到照顧，並且如何幫助他們理解和接受父母的死亡。

香港大學社會工作及社會行政學系副教授周燕雯博士在二零一一年至二零一三年進行了香港首項智障人士生死觀念的研究，一百一十二名受訪者超過八成是中度智障人士，其餘是輕度，可是超過一半對死亡有完全正確的理解，四分一有一定的了解。「我們不能再以智障人士不理解死亡，來否定他們對死亡或喪親經歷所產生的需要。」周燕雯在研究報告中指出。

可是，目前很少會談及智障人士本身面對死亡的醫療意願——做不做手術？想激進地醫治，還是舒服一點的紓緩治療？會否使用呼吸機？是否想插導管餵食？最後一刻還施行心肺復甦術嗎？

甚至，智障人士可以捐贈器官嗎？

從法律觀點，很清楚：智商七十以下便是「無能力者」，不能簽署法律文件。所以智障人士是沒法簽署預設醫療指示的。

東華三院賽馬會社區復康學院訓練主任盧耀文坦言這很不公平：「評定是否智障，是孩童的時期，可是人一輩子會不斷學習、吸收社會資訊，智障人士當然也有能力學習，小時智商七十分以下，是否永遠智商都不會超過七十分呢？」

醫學：「知情同意」？

而從醫學觀點，相對有彈性：精神科專科黃宗顯醫生表示評估一個人是否智障，並不只是看智商分數，還會根據國際診斷指引，看這人的適應能力。「所以有些人智商是七十多分，仍然會被評定是輕度智障，一些人六十多分，可能就是邊緣個案。」

他解釋智障人士能否為自己作醫療決定，關鍵是「知情同意」。香港醫生做任何醫療，都要得到病人「知情同意」，即是根據不是片面的資訊，作出同意的決定。病人有沒有能力理解資訊，有三個條件：保留信息的能力、利用信息的能力、溝通決定能力。

「如果一些智障人士即時明白，可是記不住，即是沒有保留信息的能力，可能就沒法『知情同意』。」他說。

根據《精神健康條例》精神上無行為能力的人，除了智障人士還包括一些認知障礙患者、精神紊亂、精神分裂症等病人，就算他們拒絕治療，醫生也可以替他們作出治療，例如精神上無行為能力的人牙齒壞了，就算不肯補牙，醫生為了他的健康，也會照樣補牙；還有急救，精神有行為能力的才可以拒絕心肺復甦術，沒有精神能力的，不能拒絕。反過來一些手術例如絕育，亦明文確定一定不可以在精神上無行為能力的人施行，就算他們提出要求。

「條例的寫法，是不想這些人的身體或精神健康及福利受損變壞，但這幾個字其實有相當闊的空間去演繹。」黃宗顯解釋在實際執行上，醫生還是會盡量與病人溝通，醫生會盡量溝通，例如簡單如吃一粒藥，智障人士肯張開口，已經暗示同意，複雜如開腦手術，要簽同意書，但這不是法律文件，一些輕度智障人士也可以自行簽署：「智障人士也可以知道手術的作用和後果，醫生清楚病人的意願，就可以替他作決定。」

雖然智障人士沒法正式簽署文件捐贈器官，《精神健康條例》更加禁止精神上無行為能力的人捐器官，可是實際也有智障人士捐出器官。「我問過醫院的同事，他們解釋一些輕度智障人士若果可以理解，就不是『精神上無行為能力』，可以按意願捐出器官。不過就像香港一般人，能否捐出器官還要看家人意願，智障人士有能力決定，也要家人同意。」

實際：家人同意？

家人是否同意？這就到了問題的核心——研究指出智障人士可以理解死亡，醫生亦同意智障人士可以溝通商量，但當智障人士能夠在協助下表達意願，親友以至身邊的人，會否尊重他們的意願？

實際運作並不只是法律，正如香港亦沒有法例授權家人代病人作決定——重點是社會是否尊重個人自主權，無論這一個人是否年老體弱智力較低。

「在北美講人權，大家會鼓勵智障人士可以決定，美國在二零零七年亦有指引，讓智障人士可以作出預設醫療指示。」香港大學社會工作及社會行政學系副教授周燕雯指出。

她引述二零零九年美國一項大型調查，訪問當地智障院舍的主管：「誰作決定？」發現一半以上的院舍主管，每月超過一次要為院友作決定。「可是他們作決定，是以院友最佳利益：八成人會首先聽醫生的意見，也有超過八成會看智障院友的意願，接著跟護士談、參考家人的意見。」她強調這是「協作決定」(Supportive Decision Making)，當事人沒能力，無論法律和醫學都是盡量幫當事人有能力作決定。

愛爾蘭等地亦設計了一些工具，可以幫助智障人士作醫療決定，有一些英文圖畫書，會介紹照胃鏡等整個醫治過程，讓智障人士或小朋友明白。

有能力作決定

周燕雯再三強調，智障人士是有能力的，她有一位學生博士論文研究智障人士的自決空間，發現智障人士會讓家人作決定：「小事例如吃什麼，他們會自己『話事』，但大事像拍拖、生病，他們會說由家人決定，可是這不是自己不話事，而是知道自己沒有能力，才讓家人決定。換言之家人作決定的權力，是智障人士給的。當智障人士和家人關係愈好，愈多事可由家人決定，相反關係不好時，智障人士會做和家人決定相反的事。」

周燕雯相信香港可以走多一步，協助智障人士面對陌生的醫療環境。例如看醫生，家長可以準備一些「貼士」或者「智囊表」，讓醫護人員知道智障子女有什麼地方不喜歡別人碰到，或者做什麼事會令他反應很大。

「我的兒子也是長期病患者。當年在私家醫院脫光他的衣服，騙他洗澡，其實是抽血，自此他以後就不肯洗澡；可是另一間政府醫院，房間掛著好多玩具，醫生說：『會有少少痛，不如你先看喜歡哪一件玩具，之後給你？』我的兒子掛住看玩具，就忘記抽血。」她說：「很多時只是硬件花少少心思，整件事就很不一樣，我們可否集合更多智慧？」

周燕雯並且爭取讓智障人士也可以使用二零一八年落成的兒童醫院：「智障人士不是小朋友，可是也有共同的需要，一樣怕陌生的環境、白雪雪的地方，見到白袍已經好大反應，兒童醫院既然顧及兒童的需要，難得有資源，可否也惠及智障人士？」

不同傾談方法

東華三院賽馬會社區復康學院一直用不同方法，協助智障人士面對生死決定。訓練主任盧耀文透露曾經在四、五年前試過請八位智障人成為一個小組：「當時要解釋搶救，很擔心能否理解，誰知其中一位馬上說：『我做過啦。』你不會知道智障人士經歷過什麼事，不能假設他們什麼都不知道。」

他說這小組大約舉行了六至八次，首先讓智障人士看鏡子，說對自己的看法；然後開始討論什麼是「老」？還有葬禮儀式，讓大家討論用什麼花，骨灰如何處理等。「講醫療意願那一堂，我們用公仔示範搶救。但就沒有講呼吸機、導管餵食這些。」他解釋由於智障人士無法簽署預設醫療指示，醫生要用傾談的方法去和個別病人溝通。

東華三院賽馬會復康中心有一位院友慕蓮，是輕度智障人士患有三期癌症，醫生跟她可以談得相當仔細。盧耀文說：「慕蓮可以決定是否接受化療，對於心肺復甦術問得很仔細：『會斷骨？好辛苦……打針可以嗎？……我唔答住，我想見到個仔先。』她有一個兒子，會考慮到兒子，問得很仔細，很有心思。」

另一位院友玉霞是嚴重智障，醫生就和她的姐姐一起談，姐姐知道玉霞平時連打針都不願意，一定不會喜歡侵入式的治療方法。姐姐是根據玉霞的意願，替她和醫生制定預設照顧計劃。

一

忽視

（扮沒事發生）

二

聆聽

（也有意願）

簡化醫療指示

盧耀文說每一個智障人士都不一樣，不是一個個智商數字或者輕度中度嚴重，當智障人士患上末期病，社工就會陪著和醫生談。

東華三院並且不斷設計小冊子，例如《預設醫療指示意願》，為長者簡單地解釋預設醫療指示，之後又為智障人士設計《星願家書》，其中有「醫護之星」可以填寫對於搶救的看法。「今年我們會再設計一本更加多圖畫的，希望逐步簡化。」盧耀文說其實很多智障人士能夠說意願，問題是「認受性不強」，院舍職員、醫護人員、家人親友等會否尊重。

例如由社會福利署社工出任監護人的個案，通常不會拒絕心肺復甦術，當病人無法作決定，社會福利署會寧願全部做足，包括插導管餵食。「這其實是很落後的死亡觀念。」盧耀文感嘆。

還有，目前院舍也不敢問智障院友是否願意在院舍離世，主要原因是救護車不肯送去合作的復康醫院，送到急症醫院就會有大量手續。盧耀文坦言：「智障人士會更希望留在熟悉的地方，院舍的照顧人手也肯定多過在醫院，可以在院舍內照顧到最後一刻是最好的。我們可以讓視障長者在院舍離世，可是智障院友還未試過。」

不談更痛苦

目前東華三院賽馬會復康中心正在推行的，是智障人士的生死教育，同時準備面對家人和自己的死亡。

社工鄭思允感受很深：「有些人以為智障人士不懂生死，其實他們也一樣會不開心。」她很記得有位智障院友四十多歲，爸爸過身已兩年，他還不斷哭鬧，有些職員以為他只是「扭計」。鄭思允耐心地跟他談了很久，才明白他的痛苦——爸爸自細湊大他，他不能走路，爸爸就揹着他走，雖然他住在院舍，但每個星期都可以跟爸爸回家。後來爸爸病了，他未能到醫院探望，卻突然要到火葬場送別父親。他是獨生子，要按掣送爸爸的遺體火化。

「爸爸無咗啦！爸爸被火燒咗啦！」他不斷重複，因為這畫面不斷在腦海浮現。「你覺得爸爸去了哪裡？」鄭思允解釋，不同人相信人死後會去了不同的地方，他們還是有盼望的。那位院友最後選擇相信：「爸爸上咗天堂。」

「如果我們不教，他們只會吸收電視機上的『死亡畫面』，會更不明白呢！」鄭思允於是為復康中心裡的十位五十歲以上的智障長者，舉辦生死教育工作坊。第一課是回憶人生，由童年喜歡的明星，談到庇護工場等的工作，慢慢地，有關「死亡」的概念開始出現。

做戲跳出恐懼

鄭思允用中心編製的繪本《小英的故事》說故事：「小英媽媽去醫院，所有病都會好嗎？」、「媽媽死了，小英會怎樣？」大家很踴躍地回答，還以為一談生死，氣氛就會好沉重。但大家坦白地說出想法，就像平時談生活上的事情。

大家一起做了一場『去醫院』的戲：職員扮病人，大家輪流出來探病。一個婆婆很開心地說：「我叫姑丈帶你飲茶，叫姑丈送好立克畀你吖！」另一個婆婆不懂說話，走上前錫了職員一啖，好溫柔！

「現在的家屬也許會讓智障人士去喪禮，可是一般都不會讓他們去醫院。然而讓智障人士去探病，他們跟家人連繫更緊密，可以一起面對。」鄭思允透過角色扮演，教大家在醫院探病時，可以為病人送上心意卡和幫忙用毛巾抹臉；並且明白，不是所有病，都會好起來。

工作坊最後一課，鄭思允帶大家去鑽石山火葬場，選不同款式的棺材，還有職員替大家拍照。其間，大家把已逝世家人的名字一一寫下。有位伯伯寫了爸爸、媽媽、阿叔；有位婆婆寫下妹妹。然後大家一起吹起肥皂泡，把思念送給天上的親人。

回來院舍，投影機再放出一張張當日拍攝的個人大頭相片。

杏容婆婆笑得好甜，還伸出「V」字手勢，這是她準備放在喪禮的遺照。「你滿唔滿意啊？」鄭思允問。杏容笑着大大聲答：「好靚！」

法律能保障照顧嗎？

阿梅說：「我希望有追思會，可以請好朋友來。我喜歡百合花，阿薇你呢？」「我也喜歡百合花，我還支持火化，不用錢。」阿薇答，阿娣說：「我鍾意紅色玫瑰。儀式想用基督教。」

聖雅各福群會在二零一五年十二月主辦的「智障人士生前規劃」研討會上，請了三位智障人談自己對身後事的意願。社工說，把這些寫下來，就是「生前規劃」。

研討會講者香港大學榮譽副教授律師林子絪卻猶豫這些意願是否有法律效力：「『平安紙』（遺囑）主要派錢，如果指定要什麼花，沒有用到，能追溯嗎？不能呢，你預了給一萬，少一蚊都可以追，但其他就難說。所以最重要是執行人可以信任。」那慈善機構可否是執行人？台下馬上有人問。

「不可以。因為執行人是一個人。父母可否授權社工？那要問對方意願，因為如果你寫了執行人是梁振英，他可以不做的，委派誰都可以，但要對方肯。」林子絪並且指出智商低於七十分，就不能簽署法律文件，也就不可以立遺囑：「七十分智商以上，才可以立『平安紙』，要有醫生證明有能力，最好就在同一天簽訂，避免日後被質疑是否仍有精神能力作決定。」

如果智障人士沒法或沒有立平安紙，就會按《無遺囑者遺產條例》分配。例如有些智障人士結了婚，也有孩子，配偶就會先根據法例先得到五十萬元，剩下的配偶分一半，其餘子女平分。

反過來，父母如何可以保障智障子女的生活？

現有機制是當智障人士超過十八歲，父母就自動失去監護權，有需要時要經監護委員會申請監護令。當父母離世留下財產給智障子女，監護委員會會委任一位非官方監護人，可以是其他家人或慈善機構社工等，或者官方監護人社會福利署署長，有法律監護人亦可能獲授予法律權力替當事人處理限量的金錢。二零一五年每月上限是一萬四千四百元，不能管理物業。

林子網指出：「現在的法例，是不能迫人做監護人，年老家長也不能透過任何法律途徑請人照顧遺下的智障子女，只能鼓勵信得過的人幫手照顧。」如果希望讓子女使用的金額超過這限額，或者擁有物業，就要用其他方法。

林子網指出有三個「工具」可以安排財產，但各有「不如意之處」：

一、產業受託監管人（Committee of Estate, COE）

由第三者管理金錢和物業買賣。獲授權的監管人，有法律責任管理受監護人的產業，並保存適當的記錄。「可是能否處理身後事？這是『擲界』，可能行，可能不行。」林子網指「產業受託監管人」主要是管理財產，例如父母可以指定五十萬去替授權人的智障子女辦身後事，錢會有，但是否執行得好，那就超越了監管人的責任。

而產業受託監管人可以投資、管理生意，但不能冒太大風險，目標是確保受監護人的生活，不過就算「低風險」，投資也有機會失利。

二、持久授權書（Enduring Power of Attorney）

授權親友在父母失去精神能力時，管理金錢。一般授權書會在授權人神志不清或逝世時自動結束，銀行可能會凍結戶口，這就直接影響父母作為授權人，去智障子女的生活或金錢需要。而父母在清醒時用持久授權書為自己和子女安排照顧，就算中風、患上認知障礙症，授權的親友仍然可以運用父母的財產。

獲授權的親友不能把錢拿去投資，一定確保用在照顧授權人，並且一般會在特定時間結束，例如子女完成中學課程，或者指定物業已經出售等授權處理的事情辦妥後，就會結束。「持久授權書的內容要公開，用以監管用得其所，有些人就會嫌沒有私隱，並且一定要有醫生和律師見證。」林子網說。

這授權人處理的財產沒有金額上限，暫時未能處理醫療事項。

三、平安紙（遺囑）

父母可以立遺囑按意願分派遺產，包括智障子女，但當他們沒法自行管理財產，就要委任監護人，可以在遺囑裡成立一個信託，由遺囑執行人兼任受託人，或者委任其他受託人，繼續管理指定遺產供養子女。

林子絪解釋最大是時間問題：「假如立書人六十歲，想照顧的子女四十歲，萬一子女活到八十歲，那四十年誰來執行？」而且平安紙處理的錢，先要扣除債務，到時或有官司，甚至物業的管理費等，實際餘下多少錢是不清楚的，而且可能愈來愈少。

香港政府和社福機構均在研究或試行公共信託機構，提供可靠和可負擔的信託服務，也把不同家長的資產集中管理和投資，減少管理費。

延伸閱讀

東華三院會服務科復康服務部：《香港智障人士對喪親經歷及生死觀念的教育需要及成效研究》，香港：東華三院，2013。

擁抱夕陽服務計劃工作隊：《小英的故事》，香港：東華三院，2013。

東華三院會服務科復康服務部：《小英耆遇》，香港：東華三院，2016。

跋

未了心願

這次採訪，不斷從醫護人員和社工聽到很多病人臨終前的「圓夢」故事，直至我自己也遇上一位。

象牙雕刻大師

二零一六年一月中醫學院的朋友打電話給我，希望我去訪問一位癌症晚期病人。「他雕刻象牙，超過六十年。」朋友說：「可以為他個人留一點紀錄嗎？」

他是梁利昌。

香港曾經是全世界象牙雕刻的主要生產地，七零年代超過七千人從事象牙雕刻。十五歲的梁利昌在一九五四年來香港，親戚介紹入行學，他和其他同行不同，特別醉心創作山水作品，一九七七年他的作品《大觀園》入選當代香港藝術雙年展，八七年作品《南極瀟湘》獲得香港總督優異設計獎狀。

一九九零年香港禁止象牙交易，梁利昌五十歲，他叫所有徒弟都轉行，自己住在大埔鄉村埋首雕刻。在網上找到「利昌象牙工藝廠」的網頁，網頁很簡陋，相片拍得很壞，一件作品可以分幾張拍，並且還失焦。可是那些作品認真驚人：人一樣高的山林亭閣，佈局優雅詩意，一小角落也可看好久。再在網上找他其他作品，相片有燈光拍得比較好，其中一件，輕巧如一朵雲，從來沒想過雕刻可以靈巧通透到這種地步。

梁利昌自稱「山水園林系列作者」，網頁還有一句摘自故宮文物月刊：「人生最高尚的娛樂是藝術，藝術最崇高的理想是創造。」

香港人無見過

二零一五年梁利昌發現患上癌症，已經蔓延全身。

「我前三十年，純粹是搵食，但慢慢就希望可以提升自己的造詣。」眼前病床上的梁師傅撐起身體話當年，他說因為喜歡山水，嘗試用中國山水畫的構圖，結合中國文學故事，創造出立體的象牙雕刻：「我的原創風格，香港無人做到，中國大陸都無人做到。」

他逐一數出曾經訪問的媒體：國家地理雜誌、無綫電視台、信報、東方日報……很快我就知道，他並不希罕記者來訪。他要的不是一篇報導。

「我不是一個懂做生意的人。」梁師傅突然咳嗽，勉強繼續：「我是一個，咳咳……醉心自己的工作，不懂推銷自己的人……好像這些咁大型的作品，我又不想賤賣出去。」

「牙雕是中國傳統藝術，有一千幾百年歷史。那些『保護份子』當我們是洪水猛獸，但我用的象牙都是禁運之前買的，也有合法擁有證，跟偷運那些有什麼關係？」

他愈說愈細聲，但還是打起精神：「講來講去，我最終目的，希望家裡那十件八件精品，能夠有公家的博物館收購，讓全香港的人知道：原來香港出過一個這樣的雕刻家。無論是香港博物館的館長、對象牙收藏好濃厚的人，都未見識過。這是我最大的心願。」

博物館要付錢嗎？他瞪眼：「他們要購藏！我全部心血白白送出來？我還有家人的……其他象牙是白菜，我這是人參！……這樣有代表的東西，香港人也不珍惜？難道當垃圾丟掉？不是博物館的損失，是香港市民的損失！」

梁師傅曾經寫信給香港藝術館，沒有正式回覆，他形容對方的電話回覆「不著邊際」；文化歷史館則要求他捐兩件作品……說到最後，他希望我當說客去找大學的博物館，還說出幾位私人收藏家的名字：「陳小姐，香港人無見過我的東西，象牙雕刻從此就沒落，沒有的了。」

我非常尷尬。這時臨床心理學家來到，聽了大概，竟然落力遊說我去辦展覽。

趁梁師傅上廁所，心理學家說：「你就答應幫他吧，讓他保持精神。」「可是他想把作品賣掉，其實想把錢留給家人，關鍵是家人吧？」我從醫學院的朋友知道，梁利昌與兒子關係較疏離，入院以來探的都是太太。

「這你不用理，負責辦展覽就行了。」心理學家說。我問有多少時間，心理學家帶我找醫生，醫生說：「要快，可能兩三星期後就有變化。」

這時梁師傅回到病床。他再次強調手上的象牙雕刻，都是精品，一定要香港人見識。他擁有的合法持有證書，每五年續期一次，在二零一七年十一月到期。

如果不續期，會給政府充公銷毀？「當然續期啦！你的東西都不珍惜？你的心血都不珍惜？！不會有人這樣蠢吧！」他聽了很生氣。

連忙打圓場：「這麼多作品，我也有點緊張呢。」

「陳小姐，你不用緊張。」他放輕語氣：「現在不是這個禮拜、這個月要做到，慢慢做，極其量就留給我太太。」

太太會保管？

「這是她的資產為何不保管？賣得一個仙都一個仙。」

「當然不想得個『仙』……」

「那賣得一蚊得一蚊。」他語氣放輕：「你從長計議啦，無需要急……」

一生的追求

離開醫院，很惆悵。在探望梁師傅之前，我亦收到環保團體邀請聯署，要求香港政府禁止象牙貿易和加工。

香港雖然限制象牙買賣，要有許可證才可以合法擁有禁售前的象牙儲備。可是有別於內地每件象牙製品都要有證書，香港只要求商戶持有牌照，於是一直有不法商人以合法象牙為名，從事非法象牙貿易。根據世界自然基金會香港分會的研究報告，香港是全球最大的象牙零售市場，走私猖獗。政府同意立法全面禁止象牙加工和買賣，當時環保團體就發起聯署，要求明確時間表。

打電話邀請我聯署的環保團體，那行動的負責人仔細地解釋香港監管有問題，而象牙雕刻除非用科學檢測，否則無法知道是否確實是禁運前的象牙，所以要爭取全面禁售。她聽了梁師傅的事，很為難：「我們當然不想大家覺得象牙雕刻很好看……」

可是，如果以病人的身份辦展覽？

一個人，花了一輩子的心血，連讚一句也不應該，實在太殘忍。

「藝術在醫院」的策劃人想幫忙，可是身在外地……打了好些文化界朋友電話，仍然沒什麼結果。我一定不會牽涉金錢交易，但看著梁師傅那簡陋的網頁，不斷想起他的意難平：「你睇熟那個網頁，等於剖開我一樣……這是我一生的追求，你明唔明？」那一張年少學師的黑白相片、和師傅師兄弟的合照、頭髮白了仍然埋首雕刻——是否連讓大家看到他的作品，都是「政治不正確」？

可以做什麼？

心願未成怎面對

一月底我還在問不同的朋友，有人介紹了象牙商會的人，有人提出醫院以外辦展覽的案例，又說稍後回覆。人人都在忙，難免擱在一旁。

二月初我依然周圍致電，並問醫學院的朋友梁師傅還好嗎？「我沒有具體回覆，不敢見他呢。」我說，朋友還問我拿電話，說讓梁師傅直接聯絡。

有天下午，朋友突然傳來短訊：「利昌上星期六主懷安息，有院牧及社工接觸他家人」

原來在一月底，他已經走了。

……

真是遺憾。突然對那些「圓夢」故事多了一份保留：沒達成心願的病人，怎樣了？他們的家人怎面對？讀到那些全是病人達成心願的小書，會否更難過？我只是遇見一位，那些醫護人員、社工、義工，怎去面對？

一位社工回答我：「任何一個人接受你訪問，都會講好的事、自己成功的個案，但無人會講一些正常的、失敗的個案給你聽，其實有千千萬萬……這就是現實。很多臨終者的心願是無法達成的，好多親友還會怪責家人『點解你做唔到？好心你啦，無錢咩！』」

生死教育學會創會會長謝建泉說，當病人心願無法達成，就要轉化：「臨終者後悔沒有去過其他國家，可以問他其實最想去什麼地方？瑞士？那就找曾經去過瑞士的義工來，給相片他看，甚至請他吃瑞士的食物。雖然他最後也沒法去瑞士，但會欣賞你這些努力。」

香港大學社會工作及社會行政學系教授陳麗雲說：「我的口號是：時間寶貴，『要當大肚婆咁縱』——懷孕時荷爾蒙轉變，臨終病人也是身體轉變，可以很情緒化。」現實裡很多臨終者不舒服，整天罵人，其實是不捨得，又說不出口，很怕家人會離開，卻表現得相當憤怒，終於離世，家人亦長期有心理陰影。

「最好當然是肉體沒有什麼苦，情緒可以放下，心靈富足沒遺憾，圓滿地離開，可是這樣是少數。」她坦言大家對住死亡，都是無助，有時遺憾無法避免，就要學會接受：「『圓夢』不是令臨終者的心願達成，而是『完美的句號』，生命結束就像人生的畢業禮，這一生要學的謙卑、踏實、關懷、感恩……這些學到了，就畢業。」

死亡不掩飾

耶魯大學教授Sherwin B. Nuland的著

去者善終

留者善別

作《How We Die: Reflections of Life's Final Chapter》是死亡學當中的經典。他在序言提到一位四十三歲的病人，媽媽剛剛過身。

「我媽媽死得很痛苦，無論醫生如何努力，都無法使她舒服些。這與我預期的平靜過世全然不同。我想像那該是精神上的一種結束，我們能談談她的一生，以及我們在一起的時光。但那些從未發生——太多痛苦，太多止痛劑了！」這位病人突然大哭：「Dr. Nuland，我媽媽死得一點尊嚴也沒有！」

Dr. Nuland說這病人要求他一再保證，她母親離世的方式是正常的，她沒有做錯任何事，使媽媽無法得到她預期「有尊嚴的死亡」。Dr. Nuland寫道：「我試著向她解釋，相信死亡應有尊嚴，是我們以及社會企圖去應付死亡真相的辦法；但這真相通常是一連串毀滅性的過程，本質上就會使死者的人性崩解。在我看過的死亡過程中，有尊嚴的並不多。」

他於是寫了《How We Die》解釋不同疾病臨終的情況。「我的意思不是想把死亡過程描述成充滿疼痛，令人厭惡的崩解可怕過程，只是想把死亡在生物學與臨床觀點上的真實面呈現出來，正如那些目睹過與經歷過的人所見的一樣。」他寫道：「只有在誠實討論死亡的詳細過程時，我們才能面對那些我們最害怕的事情。藉著了解真相，準備去面對，我們才能超越對未知之死亡世界的恐懼，免於自我欺騙與幻滅。」

就算香港有醫護人員、社工及各種專業人士多落力提供紓緩治療和臨終護理，並不會保證這些臨終者可以沒有遺憾，死亡的過程完全不痛苦，家人可以坦然接受。

他們告訴我的所有「圓夢」個案，並不是假的，相反，很可能是無數未如人意的情況當中，難得可以一直記著，提醒自己總有一些臨終者可以達到一點點心願，死亡時安詳一點點，家人難過減輕了一點點。

就是這一點點，讓大家可以繼續盡力。

合力一起面對

二零一三年出版《死在香港》系列報導時，曾經和製作團隊討論書名是否要避開「死」字，當時大家覺得如果連一本生死教育的書也不敢用「死」字，如何打破忌諱？可是這次出版，開始了解忌諱背後種種難以言喻的傷痛。

《香港好走》希望呈現香港人最後一程的處境。現實好像一個「大筲箕」（隔篩），香港紓緩治療服務和臨終護理什麼都有一些，但什麼都不夠，很多人甚至不知道，多個專業組織努力編織連線，但像「筲箕」一樣，洞比線更多，殘酷現實是：目前大部份香港人都沒有得到適合的紓緩治療和臨終關顧。

由臨終離世到期後的哀傷，亦不可能只靠專業人士，我們每個人都是彼此的親人、朋友、同學、同事……了解更多，才有能力承受更多。尤其香港家庭人數一直地減少，由八零年代的一家四口，到二零一一年平均住戶人數不足三人，四分一家庭並沒有子女。唯有大家一起合力，「筲箕」的洞口才有可能漸漸收窄。

我已經成立了一個善慈公共機構，並且根據《稅務條例》第八十八條可豁免繳稅，希望可以用不同媒體繼續報導，並透過讀書會、工作坊、社會創新行動以及創業，促成不同平台之間合作，自助互助。

需要人手，需要資金，有心人請找我，謝謝。

香港好走　怎照顧？

責任編輯　李安

協力　莊櫻妮、王嘉儀、陳杰、余京棠

書籍設計　CoDesign Ltd. / 王銳忠

主編及作者　陳曉蕾

出版　繼續報導 Journalist Studio.com
三聯書店（香港）有限公司
香港北角英皇道四九九號北角工業大廈二十樓
Joint Publishing (H.K.) Co., Ltd.
20/F., North Point Industrial Building,
499 King's Road, North Point, Hong Kong

發行　香港聯合書刊物流有限公司
香港新界大埔汀麗路三十六號三字樓

印刷　美雅印刷製本有限公司
香港九龍觀塘榮業街六號四樓A室

印次　二〇一六年十二月香港第一版第一次印刷

規格　十六開（170mm × 230mm）三二八面

國際書號　ISBN 978-962-04-4083-0

繼續報導 Journalist Studio 支持深度採訪，推動報導議題，引發社會討論。
www.journaliststudio.com

CoDesign 發起 I'MPERFECT Movement，以創意鼓勵人們抱擁生命中各樣不完美。
facebook: I'mperfect